JN331024

醫學博士吳秀三著

精神病鑑定例

太皞庵藏梓

小序

余ガ今回鑑定例集ヲ公ニセルハ其例案ヲ以テ完全無缺ノモノトシテ軌範ヲ世ニ示サントスルニアラズ世上ノ醫師法曹諸家ガ法醫實地上ノ問題アルニ當リ之ヲ參攷シテ精神病ニ關スル鑑定ニ正鵠ヲ得ルノ途ニ近ツカレンヿヲ冀望スルノミ抑鑑定ノ事件タル其診案甚ダ困難ナルモノニシテ此集收ムル所ノ例案ノ如キモ余自カラ不十分ナリト認ムル點少ナカラズ唯諸君ト共ニ益之ヲ考究シテ我國斷訟的精神病學上ノ鑑定ノ完備ニ至ルヲ期セントス之ニ由リテ或ハ諸君ガ

爲ニ幾分ノ裨補ヲナスヿヲ得ハ幸ナリ

明治三十六年四月

醫學博士　呉　秀　三

精神病鑑定例第一集目次

精神病鑑定例

第一集

醫學博士　呉　秀　三　著

第一例　放火犯人永吉力松精神狀態鑑定書

明治二十五年七月十三日福岡地方裁判所ニ於テ放火犯ヲ以テ死刑ノ宣告ヲ受ケシモノアリ八月中長崎控訴院ニ控訴シタルモ其理由ナキモノト認メラレテ其刑罰ハ遂ニ決定シ同裁判所ヨリ狀ヲ具シテ之ヲ司法省ニ出セリ而シテ司法省ニ於テハ右被告人ノ精神狀態ニ疑ヒヲ起シ同年十一月ヲ以テ遂ニ余ニ囑スルニ其鑑定ヲ以テシタリ

余ハ先ヅ之ニ關スル書類ノ一部ヲ擧ゲテ被告ノ罪狀及ビ事歴ノ如何ヲ示サントス

○福岡地方裁判所ノ判決書

福岡縣筑後國三池郡大牟田大字稻荷　平民農業

被告人　永　吉　力　松

明治二十五年七月齡滿二十六歳

右放火及ビ竊盜事件ノ公訴審理ヲ遂クル處被告力松ハ或ハ酒食ノ饗應ヲ受ケ或ハ村民ヲ騷動セシ

ムル目的ニテ所持ノ摺附木ヲ以テ左ノ數ヶ所ニ放火ヲ爲シ仍ホ其他數次左ノ窃盗ヲ爲シタリ

第一　明治十五年陰暦正月二十九日即三月十八日筑後國三池郡大牟田町大字永吉金五郎方肥料小屋ニ火ヲ放チ之ヲ燒燬シ

第二　明治十六年一月二十七日ノ夜右同斷永吉熊五郎方物置小屋ニ火ヲ放チ之ヲ燒燬シ

第三　同年三月八日ノ夜右同斷塚本岩五郎方住家ニ接續スル雪隱ニ火ヲ放チ其雪隱及ビ住家西側ノ屋根全面ヲ燒燬シ

第四　同夜同所下川初藏住家ニ接續スル雪隱ニ火ヲ放チ其雪隱及住家西側ノ屋根凡ソ二間横凡三間ヲ燒燬シ

第五　同年十月十七日右同所永吉茂八方馬小屋ニ火ヲ放チ其小屋及之ニ接續スル物置並ニ肥料小屋等ヲ燒燬シ

第六　右同月日不詳ノ夜同所永吉久平方馬小屋ニ接續スル肥料小屋ニ火ヲ放チ其肥料小屋及ビ馬小屋ヲ燒燬シ

第七　同年十二月四日ノ夜同所永吉清太郎方住家西側ノ屋根ニ火ヲ放チ該家屋半部ヲ燒燬シ

第八　明治十八年陰暦八月即九月中旬ヨリ十月上旬マデノ間日不詳ノ夜同所永吉惣太郎方肥料小屋ニ接續スル雪隱ノ屋根ニ火ヲ放チタルモ直ニ家人ニ消止メラレ遂ニ燒燬ニ至ラズ

第九　明治十九年二月二十二日ノ夜同所永吉茂八方稾等ヲ貯フル小屋ニ火ヲ放チ之ヲ燒燬シ

第十　同年十二月二十九日ノ夜同所永吉熊五郎方住家ニ接續スル物置小屋ニ火ヲ放チ其小屋及住家ヲ燒燬シ

第十一　明治二十年二月五日ノ夜同所永吉惣太郎方住家ニ延燒スルヿヲ豫知シ肥料小屋ニ接續スル雪隱ニ火ヲ放チ其雪隱幷ニ肥料小屋及ビ之ニ接續スル住家ヲ燒燬シ

第十二　同年四月十六日同所永吉乙松方住家ニ接續スル小屋ニ火ヲ放チ其小屋幷ニ住家及ヒ之ニ接續スル永吉茂八ノ明家ヲ燒燬シ

第十三　同年七月日不詳ノ夜同所永吉久平方住家ノ屋根ニ火ヲ放チ其西側凡九尺四方ヲ燒燬シ

第十四　同年九月二十九日ノ夜同所永吉茂八方住家ノ屋根ニ火ヲ放チタルモ他人ニ消止メラレ遂ニ燒燬ニ至ラズ

第十五　同年十月十七日ノ夜尙右茂八方住家ノ屋根ニ火ヲ放チタルモ直ニ他人ニ消止メラレ遂ニ燒燬ニ至ラズ

第十六　同年秋頃月日不詳ノ夜同所永吉市郎次方住家ニ接續スル釜屋ニ火ヲ放チタルモ直ニ他人ニ消止メラレ遂ニ燒燬ニ至ラズ

第十七　同年冬頃月日不詳ノ夜同所塚本孫四郎方住家ニ火ヲ放チタルモ前同樣燒燬ニ至ラズ

第十八　明治二十一年一月十五日夜同所永吉森次方肥料小屋ニ火ヲ放チ之ヲ燒燬シ

第十九　同月二十四日ノ夜同所永吉金七方住家ニ火ヲ放チ其北側ノ屋根凡ソ九尺四方ヲ燒燬シ

第二十　同月二十六日ノ夜同所長崎千代治方住家ニ延燒スルヲ豫知シ同方肥料小屋ニ火ヲ放チ其小屋及之ニ接近スル住家ノ屋根凡ソ半部ヲ燒燬シ
第二十一　同年三月三日ノ夜同所永吉利作方住家ニ接續スル物置小屋ニ火ヲ放チ其小屋及住家ヲ燒燬シ且ツ其他近隣ヲ延燒シ
第二十二　同年七月十九日ノ夜同所永吉乙松方住家ニ火ヲ放チ之ヲ燒燬シ
第二十三　右同夜同所松永榮造方住家ニ接續スル雪隱ニ火ヲ放チタルモ他人ノ爲ニ消シ止メラレ遂ニ燒燬ニ至ラズ
第二十四　同月二十日ノ夜同所吉田三郎方住家ニ接續スル雪隱ニ火ヲ放チ其住家及近隣森爲一方住家ヲ燒燬シ
第二十五　同年八月二十日同所松尾松平方住家ノ屋根ニ火ヲ放チタルモ直ニ他人ニ消シ止メラレ遂ニ燒燬ニ至ラズ
第二十六　同年十二月日不詳ノ夜同所永吉金三郎方住家ニ接續スル肥料小屋ニ火ヲ放チタルモ前同樣燒燬ニ至ラズ
第二十七　明治二十二年八月十七日ノ夜同所永吉茂八方收納小屋ニ火ヲ放チ之ヲ燒燬シ
第二十八　明治二十三年九月二十三日ノ夜同所松永榮太郎方住家ニ火ヲ放チ之ヲ燒燬シ
第二十九　同月二十六日同所塚本梅太郎方農具小屋ニ火ヲ放チ之ヲ燒燬シ

永吉力松放火事跡參考圖

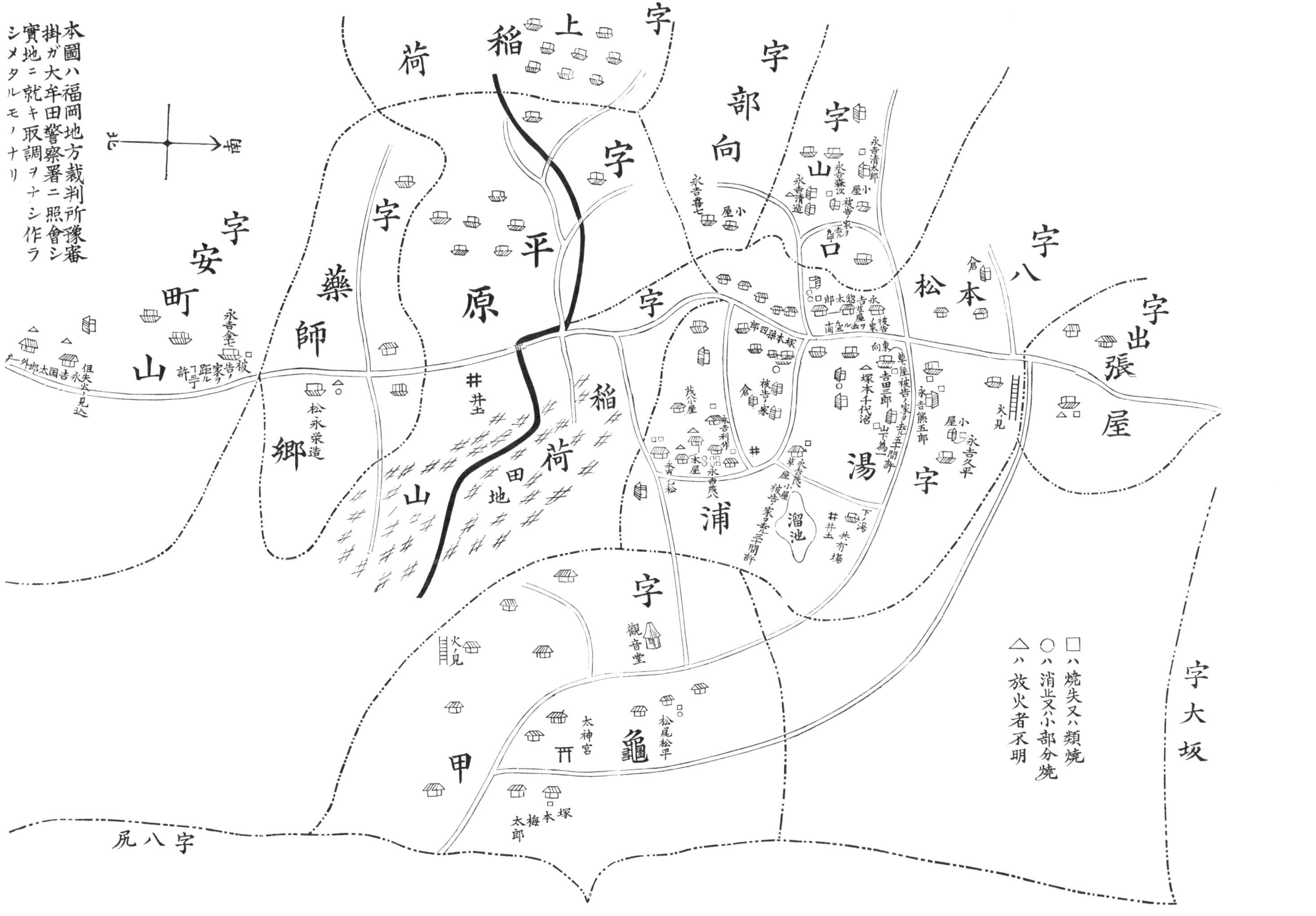

第三十　同年十二月三十一日ノ夜同所松尾松平方藁等貯フル小屋ニ火ヲ放チ之ヲ燒燬シ

第三十一　明治二十四年一月一日同所杉野四郎八方家外ニ於テ同家所有代價五圓未滿ノ鷄壹羽ヲ窃取シ

第三十二　同月日不詳同所熊本監獄出張所ノ柵外ニ於テ森田喜八郎所有代價五圓未滿ノ鷄壹羽ヲ竊取シ

第三十三　同月　七日同所坂井松藏方屋外ニ於テ同家所有代價五圓未滿ノ鷄壹羽ヲ竊取シタルモノナリ

而シテ被告ガ第一ノ所爲ハ犯時十二歳以上十六歳未滿ナルモ其所爲是非ヲ辨別シテ犯シタルモノ又其第二乃至第九ノ所爲ハ犯時十六歳以上二十歳未滿ナリ尚ホ被告ハ明治十八年五月二十五日山林盜伐ノ科ニ依リ重禁錮二ヶ月監視六月ニ處セラレシ者ニ付第一乃至第七ノ所爲ハ其餘罪ニ係リ第三十一乃至第三十三ノ所爲ハ再犯ニ係ルモノナリ

以上ノ事實ハ司法警察官ノ作リタル各火災檢視調書、復命書、警部渡邊素夫ノ申告書、之ニ添付スル圖面、各被害者ノ盜難屆、證人永吉由太郎、永吉金七、吉田三郎、永吉喜七、松永榮太郎、松永クミ、松永ハツ、松永テイ、塚本梅太郎、藤吉梅太郎、永吉伍一、梅崎豊治、永吉茂八、永吉熊五郎、下川初藏、塚本岩五郎、永吉久平、永吉清太郎、永吉惣太郎、永吉千代松、永吉乙松、永吉市郎次、塚本孫四郎、長崎千代治、永吉利作、永吉武七、松永榮藏、松尾松平、天野安太郎、森爲一、立花小島、永吉嘉七、

參考人永吉喜助、永吉ミツ、永吉彌三郎、永吉淺太郎ノ豫審調書、被告力松ガ警部及檢事ニ對シ爲シタル自白、並ニ豫審判事ニ對シ爲シタル自白ノ幾部、當公庭ニ於ケル陳述ノ幾部、既決犯罪表、押收ノ物件等ニ徴シ、證憑十分ナリ。之ヲ法律ニ照スニ、第一、第八、第九、第十八、第三十ハ刑法第四百四條ニ該リ、第二、第五、第六、第二十七、第二十九ハ同第四百三條ニ該リ、第三、第四、第七、第十九乃至第十七、第十九乃至第二十六、第二十八ハ同第四百二條ニ該リ、其内第八、第十四乃至第十七、第二十三、第二十五、第二十六ハ未遂ニ係ルヲ以テ、同第百十二條ニ依リ、一等ヲ減スベキモノ、第三十一乃至第三十三ハ明治二十三年法律第九十九號第一條、刑法第九十二條ニ該リ、又第一ハ刑法第八十條末項、第二乃至第九ハ同第八十一條ヲ適用シ、仍第一乃至第七ハ同第百二條ニ依ルベキ重輕罪併發ニ付、同第百條ニ則リ、一ノ重キ第二十八ノ罪ニ從ヒ處斷スベキモノトス

右ノ理由ニヨリ判決スル左ノ如シ

被告永吉力松ヲ死刑ニ處ス

押收ノ物件ハ永吉茂八ニ還付ス

公訴裁判費用ハ全部被告ノ負擔トス

明治二十五年七月十三日於福岡地方裁判所公庭檢事〇〇〇〇立會第一審ノ判決ヲ言渡ス

裁判長 判事 〇〇〇〇㊞

判事 〇〇〇〇㊞

判事 ○○○○○印

裁判所書記 ○○○○○印

○大牟田警察署巡査山口立花二氏ガ署長山本謹太郎氏ニ出セル報告書

福岡縣筑後國三池郡大牟田町大字稲荷千三十六番地平民農

永吉力松

慶應三年八月三日生

右ハ明治二十四年一月十六日三池郡大牟田町大字稲荷平民堺松藏ナル者ノ飼鷄ヲ窃取セシ事件ニ付事實取調ベキ旨貴下ノ命アルヤ種々探偵致シタル處果シテ力松ナルベシト考慮スベキ端緒ヲ得タルヲ以テ本人ニ就キ相尋ネタルニ其果シテ窃取セシ旨明言セリ究竟本人ガ性行タル平日ハ愚直ナルモノヽ如ク人ニ接スルモ言語ダニ事ノ半ヲ盡ス能ハザルモノナレドモ性來酒ヲ嗜ムコト猩々モ啻ナラズ鯨飲晝夜厭ヲ知ラズ場所ヲ論セズ時ヲ言ハズ人ヲ撰バズ吾ヲ顧ミズ心勞レ體惱ムモ猶ホ辭スルヲ知ラズ遂ニハ人事ヲ辨ズル能ハズ彼我ヲ別タズ愈飲酒ノ欲ヲ逞クセントシ人ヲ誘勸シテ酒ヲ齎ラサシメ店舗ニ就テ下物ヲ貪リ又盡クレバ他人ノ田圃ヲ求メ菜類ヲ掠メ或ハ他人ノ飼鷄ヲ窃盗シ曉ニ徹シ夕陽ニ及ブコト常ニ曠日ナキガ如シ斯ク他人ノ酒殽ヲ貪リ他人ヲ誘勸スルハ吾家ノ貧ナルノ故カ否本人ノ家素ヨリ匱窮セルモノニアラズ財産ヲ算スルニ舊稲荷村内ニ於テ兩三資産

ノ内ニ居リ衣食住ノ不自由ヲ感ズルモノニアラズ加フルニ家人ノ虐待ヲ受クルヿナシ殊ニ父母ハ隣祐合壁モ其人トナリヲ稱慕スル篤實ノ性ニシテ假リニモ他人ニ困難ヲ與ヘ迷惑ヲ來サシムルヿナク家庭嚴正注意甚勉メリ故ヲ以テ家庭ニ在リ恣ニスルヲ得ズ家人ノ目ヲ凌ギ他人ニ託シテ己ノ慾望ヲ專ニスル所以ナリ

又先ニ明治二十三年十二月三十一日ノ夜三池郡大牟田町大字稻荷平民松尾松平ノ火災ニ罹リタル其顚末ヲ思考スルニ其怪訝ニ堪ヘザルモノ多シ以下現場及以後汲々探偵ヲナシタル要項ヲ詳記シテ事實ノ取ルベキヲ表明セン

抑松尾松平ガ火災タル發火ノ場所ヲ檢スルニ如何ナル時ト雖火ヲ持チ行ク所ニアラズ又罹災者ハ他人ノ怨恨ヲ受クル等ノ條件アルニアラズ盜賊惡漢等ガ放火スル程ノ必要ヲ感ズル所ニアラズ實ニ奇異ヲ懷クノ外ナシ然ルニ茲ニ風説ノ取ルベキモノアリ即チ永吉力松ハ火事毎ニ火先キモ知レザルニ能ク火災ノ場所ヲ知リ必ズ先ツ自ラ報鐘ニ與ラザルナシト是ヨリ力松ガ素行ハ過去現在ヲ問ハズ探聞視察セシガ是迄放火ノ數甚多シト雖同字內ニ日ヲ隔テズシテ或數度ニ及ビ時刻或ハ盜賊等ノナス時刻ト異ナリ就眠ノ期ニ至ラザル𪜈又ハ曙ントスル時ナド失火ニアラザルヨリハ怨恨ノモノアルナラン怨恨ノモノナキニ於テハ誰ノ惡戯ニカ出タルモノナルベシ殊ニ力松ガ親戚ニ限リ貧富ニ係ラズ此災禍ニ罹ルモノナシ且又罹災者ハ貧者ト雖初メ鎭消セシモノハ重テ再三ニ及ビ終ニ燒失セザレバ止ラズ豫メ防遏スルノ術ナキハ衆人ノ切齒慨嘆スル所ナリト又力松ガ昏醉大酊

スルモノ往々目撃スル所ナリ然シテ力松ハ過飲スレバ心氣狂亂シテ殆ト瘋癲人ト異ナラズ人モ亦酒癲ノ綽名ヲ與フルニ至ル以上ノ事實ヲ探リ得タルヲ以テ更ニ間接ニ力松ニ就テ探ラシム即チ左項ニ別タン

一　三池郡大牟田町大字稲荷平民松尾松平ガ木屋ノ火事ヲ發見セシモノハ誰ナルヤ如何ニシテ速ニ知ルヲ得シヤ

力松答テ曰ク自分ハ明治廿三年十二月三十一日ノ夜、八尻ノ塚本嘉三郎方ニ午後七時頃行キテ一酌ヲ催シ九時頃同人方ヲ立去リ八尾ノ永吉熊吉方ニ泊スル樣定メテ寢臥セントスルヤ龜ノ甲ニ當リ火事〳〵ト婦人ノ叫ブ聲アリ熊吉方ノ老母ハ直ニ起キ出デ見テ急ニ自分ヲ喚ビ起セシニ因リ出見ルニ已ニ發燒セリ思フニ八本松ニ方位スル時ニ永吉熊吉ハ惰弱ニモ消防組員ナルニモ拘ハラズ現場ニ赴クニ意ナキガ如シ因テ自分ハ憾ヲ彼ニ遺シテ馳セ赴テ八本松ニ至リ見レバ八本松ニアラズシテ龜ノ甲ナル故火ノ見ニ登リテ警鐘ヲ鳴ラシ報ズト

二　松尾松平ガ火災ノ際ハ力松ハ龍吐水ヲ昇キ行クニハ與ラザリシヤ又昇キ行キタル者ハ知ラザルヤ

力松答テ曰ク自分ハ未ダ水ノ搬路充分ナラザル故ニ速ニ龍吐水ヲ持來レト叫ビ一面ニハ消防ニ盡力セリ

三　力松ハ火ノ見ニ行クニハ八尻ヨリ何レノ路ヲ馳セ來リシヤ又其途中永吉勘治ガ家ニハ消防

組員ノ居ルヿヲ知リナガラ何故ニ呼起サズヤ又途中火事ナルヿヲ叫ビ行カズヤ
力松答テ曰ク人ノ知ラザル前ニ警鐘ヲ鳴ラシ報ゼント思ヒタリ八尻ヨリ馳セ來ル途ハ大坂ノ東ナル石橋ヲ渡リ畠ノ中ヲ斜ニ馳セ來リタルガ鐘ヲ打ツノ器ナキヲ以テ墻ノ竹ヲ引壞シテ撲チタリ又捌治ノ家ニ聲掛ケザリシハ稲荷ノ消防組員共ハ皆不熱心故呼ビ起ス𪜈直ニ起出ザルベシト思ヒシニ因ルノミ

以上力松ガ答辯ノ模様タルヲ以テ疑念愈固結シ探緒漸ク確カナリ

以下力松ガ虚罔ナルヲ順次述記スベシ

第一　松尾松平ガ火災ノ日ハ八尻ノ塚本嘉三郎方ニハ決シテ行キタル事ナク又八尻ノ永吉熊吉方ニハ鶏ヲ屠ルナドノ事ハ言ニ及バズ未タ姿ダニ見ヘシ事ナシ永吉熊吉ハ警鐘ノ聲ニ驚キ直ニ火先ヲ標トシテ龜ノ甲ニ馳ケ付ケ專ラ消防ニ盡力セリ殊ニ最モ怪ム可キハ龜ノ甲ニ當リ婦人ノ聲云云ナリ龜ノ甲ト八尻トノ距離ハ大凡四丁ニ近シ大聲强呼スルモ其或ハ達セサルノ疑ナシトセズ況ンヤ男女ノ音聲ヲ判別スルヲ得ンヤ尚且婦人ノ音吐ハ普通男子ノ音聲ヨリ低微ナリ殊ニ遠方ニ響カサルヤ極メテ明ナリ

第二　力松ハ松尾松平ノ火災ノ際ニハ成程消防ノ場ニハ來リ居レ𪜈龍吐水ナドノ心配ヲナセシ事ナク已ニ運水ノ場モ定マレリ龍吐水ハ永吉伊五郎永吉熊吉永吉千代松永吉彌三郎永吉嘉吉等ガ龜ノ甲ノ火災ヲ聞クヤ直ニ舁キ行テ他人ノ指揮ヲ受ケシ事ナシ然ルヲ力松ハ他人ニ語ルニ自分誰々

ニテ舁キ行キタリト言ヒ又誰々ト云フ人ハ皆時ニヨリテ其人ヲ異ニセリ卽チ現時舁キ行キタル人ヲ列記シテ其虛ナルヲ證スルナリ

第三　力松ガ八尻ヨリ大阪ノ東手ナル石橋ヲ渡リ來レリト雖モ火ノ見ノ下マデ痕跡ヲ印セシヲ見ルハ草履ノ痕ニシテ大神宮ノ方角ヨリ來リタルモノヽ如シ而シテ力松ハ草履ヲ穿チシ如クハ云ハズ然シテごめん（ごめんトハ木履ノ上面ニ粗末ナル表ヲ裝シタルモノ）ヲ穿チシ事ハ自モ言且擣鐘ノ際モ竹片及ごめん（前段ごめんニテ擣チシ事ハ漏シタルヲ以テ玆ニ記載ス）ヲ以テ撲チシト言ヒタリ然シテ又途中火事ト呼ハサリシハ今度ニ限ラズ常ニ默走シテ警鐘ヲ報スル迄ハ決シテ豫メ呼ビ走ル事ナシ故ニ消防組合員ヲ起サヾリシハ口實ヲ構フレ𪜈事實決シテ然ルニアラズ一方ヨリ見ルモ同組合員ニ對シ實ニ不信切ノ誹ヲ免レズ況ンヤ警鐘臺ニ昇ルノ時間アルヲヤ是レ事實ト口實ト照合スルニ符スル能ハザルハ力松ガ虛僞ノ然ラシムル所ナリ

然リ而シテ又之ニ怪ム可キモノアリ明治二十三年十二月三十一日ノ夜ハ明治二十三年十一月ニ開始セル稻荷靑年輩ノ企圖ニ係レル夜學會場ニ行キ夜學終リテ後十一時ニ近キ頃稻荷八本松江口利三次方ニ至リ冷酒一合ヲ飮ミテ今ヨリ大牟田町ニのすかい（のすかいハ密賣淫ヲ唱フル俚語ナリ）ヲ買ヒニ行カントト金五拾錢出シ戯言ニモアラズ言ヒ出デシヨリ江口利三次ガ妻娘等ヤ小兒モ待チ居ルベケレバ速ニ歸ルベシト勸メシカバ其儘立去リ翌日卽チ明治二十四年一月一日又江口利三次方ニ來リ利三次ガ妻ニ云樣若シ八尻ノ永吉熊吉カ問ヒ來ラバ江口利三次方ニテ明日卽チ明治二十

三年十二月三十一日ノ夜ハ鷄ヲ屠テ一杯ヲ傾ケシト答ヘ呉レヨト語未ダ終ラザルニ利三次ガ妻ハ憤然答ヘテ曰ク自分ハ斯ル僞ヲ言フヲ好マズ來ラザルモノハ誰ノ尋ネアルモ事實ヲ答ヘント於此カ力松鬱々トシテ立去リタリ

而シテ風評尙ホ止マズ力松ガ嘗テ罪科ニ依リ幽囚トナリシ間ハ火災更ニナカリシガ復已ニ今日モ先年ノ如ク慘境ニ陷ラントスルカト本職等此言ヲ耳ニスルヤ益探偵ヲ周密ニシ各罹災者ニ就キ當時ノ模樣及ビ以來尙意見ノ存スルモノアラバ能ク其心思ヲ叩キタルニ最モ參考トナルベキモノアリ即チ先年塚本孫四郞方ノ厠ノ屋根ヨリ發火セシカバ消防組等相集テ防遏シ漸ク安堵シ衆人ノ苦勞ヲ犒ハントテ永吉一郞次方ニテ飯ヲ炊キ居テ表ノ方ニハ消防組員等休息シ居ル際裏ノ炊事場ノ屋根ヨリ發火シタリ然ルニ此火災タル屋根ノ上面ヨリ燃ヘ上ルコトナクシテ現ニ下面ヨリ發火シ顯然放火タルニ疑ナシ又此際力松ハ暫時何レヘカ行キテ見ヘザリシ事ハ皆知リ居ル所ナレドモ放火シ居ルヲ確認シタルモノナキ故取調ブルニ由ナク衆心疑ヘドモ衆口皆噤キ憾ヲ呑デ時機ノ至ルヲ待ツト

十日斯ク已ニ注キ十指斯ク已ニ攢ル所トナリ力松モ漸ク覺悟センコヲ憂ヒ本職等遂ニ直ニ力松ニ就キテ問答スルノ承諾ヲ得タリ依テ飼雞竊取事件ヨリ始メタリシガ堺松藏外二ケ所即チ熊本監獄支署瓦燒(稻荷ノ內)ノ杉野內藏ノ分ヲ自白セリ前段種々記載セル事實ニ就テ問答セシガ放火事件ニ就テハ容易ニ答ヘザリシモ理ヲ分ケ情ヲ盡シテ相尋子シカバ躊躇良久シク始メテ明言セリ尤モ

龜甲松尾松平方ノ木屋ニ放火セシ已ナリ時ニ本人モ亦大牟田警察署ニ出頭シテ尚ホ自白スル所ヲ述ブ依テ本職等相伴テ出頭セリ茲ニ探偵シタル顚末ヲ述記シ謹テ貴下ニ報告候也

明治二十四年一月廿六日

大牟田警察署詰巡査　○○○○

同　署詰巡査　○○○○

○大牟田警察署ニ於テ警部○○○○氏ノ永吉力松ニ對スル問答書（拔要）

九問　其方は駐在所巡査に向て其事實を白狀せし由なるが斯る大事のことを犯しながらなぜそー安すく／＼と眞直に白狀を爲したるや

答　白狀はなさぬ積にて初め○○巡査樣より御尋に付色々な虚言を申述置きし處○○樣は自分が申したることに付ほか／＼にて餘程御探索ありし由の處皆虚言と云ふことの分り切り尚御尋に相成りしを以て最早逃れぬことと諦らめ眞直に白狀したり

十問　然らば放火せし顚末を逐一申立よ

答　其夜午後九時頃ならん稻荷に設けある夜學校の仕舞になりし頃自分は稻荷字江の浦に揚酒屋をなす江口利三次方へ一杯呑みに參り酒四錢かつを桝の隅より角打ち爲し一杯元氣にて不圖

放火をなさんことを思ひ出し兼て懐中に所持し居るオランダ附木を持ち龜甲なる松尾松平方に行き其家の前にある小屋の中に忍び入りし處幸ひ藁の積みありしを以て携へ居たるオランダ附木に火を摺り其藁に移し燃え上るを見るや自分は直に其處を去り其處よりは凡十間計り距りたる鐘樓に上り火事〳〵と呼び鐘を打ちし處大勢のもの馳せ集りしを以て自分も鐘樓を下り共に消防に盡力せり

十一問　松尾松平は平生其方と心易きものなりや

答　同村のことなれば兼ねて心易く致し居れり

十二問　何の怨ありて松平方に放火せしや

答　怨みも何もなかりしも其夜は内にて一杯相傾け倘角打をなしたるを以て大分酩酊致し居りしを以て何氣なく斯る事をなしたり

廿四問　其方は定めて知り居るならん其方が居住即稲荷村は昨年中數回の火災あり而して其形跡皆放火に出たるものなり其方が松尾松平方へ放火せし所爲より其他に推測を下せば昨年中稲荷の火災は或は其方が所爲に出でたる者にはあらざるやと本官は之を疑へり否特り本官の疑ふのみならず稲荷の村民は皆疑を其方に掛け居るものゝ如し果して其方の所爲なりとせば有樣に白狀致すべし如何

答　松尾松平方を除くの他は自分一向存じ申さず

廿五問　其方は存じ申さずと申すも其發火の摸樣なり又は發火の時刻なり大略松尾方と同一にして村民の云ふ處を聞くに村中火災の時は何時にても其方は第一番に走せ付け居りし由此等の點より考ふるも其方の所爲としきや思はれず又其方が今日の法律に暗きから事實を白狀せぬものと思料するに付其方が心得迄申聞くるか今日の刑法に犯罪は何度犯にても其事の一時に發覺せば數罪倶發の例に依り其內重き犯罪に就て處分を受るものにて假令十回二十回犯し居るも犯したる度數の多きからと云つて別々に處分を受くるものにはあらず故に其方に於ても其邊を能く考へ實際松尾方より外に放火をなし居るものなれば今日一度に申し立る方宜からん如何

答　最早斯くなれば致方はありません有體に申上げます實際昨年中稻荷の火災は自分が放火せしものに相違ござりません（と云ふて一々燒きたる箇所を述べたり）

廿八問　永吉國太郎方は如何

答　あすこは自分ではありません其節は自分は風邪にて內に寢て居りました而して永吉方は時間も夜明けでありました

廿九問　其方は宵の口計に放火し夜明には放火せぬと申すか

答　然り

三十一問　松永榮太郎方に放火せし始末を申立よ

答　何年何月頃でありましたか覺ませんが何でも粟の植てある時分の闇みの夜の晚でありまし

たが午後の十時か十一時頃一杯元氣の餘り放火せんことを思ひ立ち自宅用に使用するオランダ附木を懷中し藥師郷の高まりの家に行き窺ひし處最早寢て居りしを以て其家の後ろに廻り下屋の軒先にオランダ附木より火を移つし其家の前の下なる往還の側に井戸のある處に潛み窺ひ居りし處忽ち火の打揚げしを以て走せて自宅に歸て居りし處誰人か火事〱と呼はり走せ來るものあるに付自分も亦火事〱と呼はり後に引還し火事場に至り消防に盡力せり

三十五問　榮太郎方には二人の娘あるが其方は右の娘と心易く致しては居らざりしや

答　一向左樣なことはありません

三十八問　其夜鎮火せし後は如何致したるや

答　自宅に歸り休みたり

四十五問　元來塚本梅太郎は懇意にするものか

答　兼て懇意の中なり

四十六問　放火せし始末を申立よ

答　其夜は梅太郎方向への家に演説會の始り居りたり自分は午後第十時右演説會に參り不圖放火のことを思ひ出し梅太郎方幸ひ寢て居る摸樣なるに付同家の横にある小屋の後に至り持合せ居るオランダ附木より小屋の軒に火を移し其儘向への演説を聞に參りし處演説も直に閉會に相成りしを以て演説場に來り居る永吉武七（武七方は梅太郎方より七間計隔りし處）の悴淺太郎同道

にて同人方に至り宿泊致し居りし處忽ち火事〳〵と呼はる聲聞へるを以てさてこそ打揚たるかと心中に思ひ其儘武七方を駈出し消防に盡力せり

四十九問　火事後には定めて目的通り酒のフルマヒに遇ひしや

答　鎮火後梅太郎方下なる塚本善三郎方にてフルマヒを受けたり

鑑定書（本文）

明治二十五年十一月二十五日司法省ヨリ福岡地方裁判所ノ取調ニ係ル放火犯人永吉力松ノ精神狀態ノ檢診ヲ囑托セラレタルニヨリ同十二月三日ヨリ三週間福岡縣下ニ出張シ福岡縣監獄拘置監ニ就テ其現今ノ狀態ヲ診察シ大牟田警察署及ヒ大牟田町字稲荷ニ於テ其既往ノ狀態及事跡ヲ尋求シ同署詰巡査立花小島力松ノ父母離婚セシ妻（小島トメ）親戚四人（永吉治六、塚本忠次郎、藤吉梅太郎、柴田善治）朋友二人（永吉伊五郎、永吉鹿太郎）及ビ近隣人ノ言ニ據リ又福岡地方裁判所及ビ其支部並ニ大牟田警察署ノ諸調書ヲ參考シ其要領ヲ掲ゲテ鑑定書ヲ作ルコ左ノ如シ

福岡縣筑後國三池郡大牟田町大字稲荷平民農

永　吉　力　松

慶應三年八月三日生

（甲）病　歴

（一）遺　傳

(イ)父母ハ從兄弟ニシテ力松ハ其間ニ生レタル唯一子ナリ
(ロ)父ハ本年六十五歳天資頗ル癡鈍ニシテ飲酒不堪アリ二三杯ヲ傾クレバ既ニ頭痛怔忡ヲ發ス又年々陰寒ノ候ニハ往々胃痛ニ惱ムヿアリ當今ハ老後ノ爲重聽ナリ
(ハ)母ハ本年五十四歳跛ニシテ盲瘦瘁憐ムベキノ老媼ナリ其跛ナルハ二歳ノ時外傷ニヨリテ左髀臼關節脫臼ヲ致セシ爲メ其盲ナルハ六年前兩眼ノ膿漏症(?)ヲ患ヒタル爲ナリ臟躁症ハナシ
(ニ)力松子一人アリ年五歳健康ナリ
(ホ)父ノ伯兄ハ平生大酒一日ニ五合ニ至リ酒後ハ愉快トナリ睡リ易シ老後卒中症ニ罹リ臥病四五年四十九歳ニシテ死セリ
(ヘ)父ノ叔兄モ亦甚酒ヲ好ミ一日ニ飲ムヿ一升ニ至リ酒後大聲放歌シテ村中ヲ徘徊スルヿ常ナリ炭鑛工夫タリシガ鑛穴ニ陷イリテ壓死セリ其女ノ生ム所男子癲癎アリ
(ト)母ノ伯姉ハ今猶ホ存命ナレモ頭痛眩暈多ク嘗テ狂疾ヲ發シ自殺ヲ圖リシヿアリ
(チ)內祖父ト外祖父トハ兄弟ニシテ內祖父ハ大酒量ヲ知ラズ耕耘ノ間ニハ酒ヲ飲マザルヿナク七十六歳ニシテ遂ニ卒中ノ爲ニ死セリ
(リ)外祖父モ亦酒ヲ好ミ醉後狂躁激忿罵詈家人ヲ毆打セシヿ屢ミナリ
(ヌ)內外祖父ニ一兄アリ其事詳ナラズ其子ハ癲癎病者ナリキ
(ル)內外祖父ノ第一人アリ年六十餘ニシテ一夜入寢後遂ニ永眠セリ

其他本系副系中精神病遺傳ニ關係アルベキ疾病ニ罹リ又死セシモノナシ曾祖以上ハ死因ヲ詳ニスルヿヲ得ズ

（二）　既往症

力松ハ公生兒ニシテ胎ニ在ルヿ十ケ月其間母體ニ異狀ナカリシ臨產二日夜ニシテ母親頗ル苦惱セシガ分娩ハ極メテ輕滑ナリシ

力松ハ豐熟ノ兒トシテ出產產後一ケ月劇熱痙攣眼球上竄アリ（腦膜炎？）四十餘日ニシテ治セリ齒牙步行言語等ノ發生ハ尋常ナリシモ顋門ノ縫着ハ少ク遲ク時々夜中驚悸アリ痲疹痘瘡ニハ罹ラズ十歲未滿ノ頃兩脚ニ慢性發疹アリシヿアリ爾來頗ル壯健ニシテ記スベキノ疾病ナシ唯七八年來ハ時々結膜炎ヲ患フ春情初メテ發動セシハ十七八歲ノ頃ニ在リ廿一歲ニシテ父母ノ議ニヨリテ妻ヲ向フ情交ハ薄ク交錯肉ニハ倒症ナシ手淫房事ノ過度モナカリシト云フ遺精症ニ罹ラズ

生殖器病ヲ患ヒシヿモナシ

廿二歲徵兵檢查ヲ受ケシモ身材少ク短キヲ以テ免セラル

幼時ニ於テハ他兒ト遊戲ニ善ク交リテ異常ノヿハナカリシ動物虐待ナドノ習癖ヲ見ズ

其小學校ニ在ルヤ（十一歲ヨリ十四歲迄）記憶惡ク文字ヲ好マズ大抵末席ニアリテ落第セシヿ度々日常通學ヲ嫌厭シ學校ニ登ラザルヿ多ク父母モ亦農家學問ヲ重ゼサレバ遂ニ退學セシメ家庭敎育ニモ固ヨリ更ニ意ヲ用キザリシ

十七八歳ヨリ馬ヲ役シ田ニ耨リ一人前ノ業ヲナシ平生(酒ナキ𬼀)業ヲ勉ム遊蕩賭博セシヿナシ平生ハ寡言温順ニシテ人ニ對シテハ忸怩言ヲ發スル能ハサルノ狀アリ又容易ク人ノ言ヲ信ジ人ノ言ニ左右セラレ自ラ考察スルノ能薄ク自制自裁スルヿ能ハズ村中ニテ組織セル消防組合ニ入リシ𬼀ノ如キ年若キ人ニモ劣リ酒ヲ餌トシ使役サル丶ヿ往々ナリ甚キハ之ヲ教唆シテ爲ス可ラザルヿヲ爲サシムルヿアリ又力松ハ他人ノ喜戚ニ關シテ感覺薄ク親族ニ對スル考察悔悟ナク故ニ酒ニテ交ハル人ハアレ𪜈其モ深ク交ハルニアラズ他人モ決シテ交際ヲ求ムルヿナシ

其戇愚ナルヿ此ノ如キモ一度其酒氣ヲ帶ブルヤ性行忽チ一變シテ平生爲ス能ハザルヿヲナス蓋シ其酒ヲ好ムヿ過甚養育不至ノ漸此ニ至リタルモノナリ初メ力松ノ伯父某(父ノ伯兄)甚酒ヲ嗜ミ自ラ飲ムヿ五合飯ヲ廢スルモ且酒ヲ絶ツ能ハズ而シテ其善ク人ヲ待ツヲ以テ人又之ヲ厚遇シ來ル毎ニ酒食ヲ饗セリ某甚力松ヲ愛シ出遊必ズ之ヲ負ビシ故常ニ之ニ酒ヲ飲マシメ其醉舞スルヲ見テ興トセリ是ニ於テ力松ハ二歳ニシテ酒ヲ嘗ムルヲ喜ビ五六歳ノ頃ハ父母負ビテ耕スニ酒氣ナケレバ號泣スルヲ以テ之ニ小酒瓶ヲ授ケタリ此ノ如クニシテ七八歳ニ至リ嘗テ父母ノ在ラザルニ乘ジ鑰ヲ啓キ燒酎ヲ差ヘ飲ミテ醉倒シ醫治ヲ受ケシヿアリ酒アレバ嬉遊シ之ヲ戒ムルモ肯セズ父母亦之ヲ嚴待セザリシカバ因襲性ヲナシ平生順和ナルモ酒アル𬼀ハ或ハ怒リテ父母ノ言ニモ背クヿアリ

十一二歳ヨリハ飲ムヿ二合半許ニ至リ其量次第ニ多ク酩酊嘔吐セシヿ度々ナリ十七八歳ニ至リテハ一升ニテ足ルヿモ足ラヌヿモアリ近時平常飲ム所日ニ五合一升許ナリ而メ其酒ニ於ケル之ヲ貪ルニシテ

之ヲ樂ムニアラズ大抵獨酌鯨飮ニシテ交際上トシテ人ト共ニ飮ムヿハ甚少シ其酒ヲ好ムノ甚シキ平生醉ハザルノ時ハ甚稀ナリ其家ニ釀ス所アルヤ朝夕引飮度數ヲ定メズ或ハ其未ダ釀成セザルヲ竊ミ家ニ獲ザルトキハ出デヽ酒家ニ飮ミ爲スベキヿヲ半ニシテ路旁又畑中ニ眠ルヿアリ

酒後開話言談モ多ク發シ氣充チ力盈ツルノ感アリテ恐ルベキモノナキニ至リ所々ヲ徘徊シテ深夜ニ及フヿアリ其外ニ在ルヤ人ト爭フヿ少シト雖ドモ家人ニ對スルヤ最モ酒ヲ戒ムルヲ怒リ物具ヲ投毀シ妻ヲ毆チ父ヲ推倒シ從兄某トハ爭フヿ最多ク某其暴劇ヲ他家ニ避クルヿ屢ナリ又酒家ニ於テ父母ノ請ニヨリ酒ヲ授ケザレバ激忿シテ自ラ進ミ樽ニ就テ恣ニセントスルヿアリ

酒後往々怔忡(胸中苦悶)ヲ發シ電光ノ如キモノヽ眼前ニ現セシヿアリ或ハ全身震戰シ言ヲ發セントスルモ澁滯シテ意ノ如クナラザリシヿアリト云フ然レドモ妄覺妄想等ノ起リタルヿハ一回モナカリキ

力松ガ狀行ニ就テハ福岡地方裁判所ノ判決書類ニ詳載スル所アリ其主ナルモノ一二ノヿヲ擧ゲン

力松ハ明治二十二年中官林盜伐ノ爲ニ柳川區裁判所ニ於テ重禁錮二ヶ月監視六ヶ月ニ處セラレタリ

三四年前一魚商ノ稻荷村ヲ過グルアリシニ力松之ヲ追尾シ人ナキ所ニ至リ其飯臺中ナル小行李ニ錢ヲ入レタルヲ奪ヒ去リシガ魚商知リ得テ來リ詰ルニ及ビ力松ハ憤然トシテ色ヲナシ『をれがとつたがどーだ』ト罵リシカバ魚商ハ強奪ナリトテ大ニ怒リ出訴セントセシモ親戚等力松ノ平生ヲ語リ謝シテ事ナキヲ得タリ此時力松ハ酒後醉中ナリト云フ

明治二十四年一月中他人ノ敎唆ニヨリ杉野某坂井某熊本監獄出張所等ニテ鷄ヲ竊ミ又之ト併セ食ハン

ガ為メ他人ノ田圃ニ就テ葱春菊ナドノ蔬菜ヲ窃ミタリ而シテ坂井某ノ鷄ノ如キハ兒童數輩ノ傍ニ遊戯シ居ル前ニテ捕ヘ去リタルニテ數多ノ放火罪ハ之ヨリ發覺シタルナリ

初メ力松居住ノ稲荷ニ於テハ明治十五年以來火災甚多ク一年或ハ數囘ニ至リ十數年猶ホ止マザリシヲ以テ人皆之ヲ異ミ或ハ窃ニ力松ヲ疑フモノモアリシガ明治二十四年一月十六日同村坂井某ノ飼鷄ノ窃取セラルヽニ及ビ警吏遂ニ探偵シテ其力松ノ所業ナルヲ知リ諸事鞠問スルニ及ビテ十五年以來三十餘ケ所ノ放火ハ皆己ガ手ニ出ツルヿヲ告ゲタルニヨリ遂ニ捕ヘラレテ獄ニ繋ガレ福岡地方裁判所久留米支部ノ豫審ヲ經明治二十五年六月八日福岡監獄署拘置監ニ入リ同年七月十三日福岡地方裁判所公廷ニ於テ死刑ノ宣告ヲ承ケタリ

福岡監獄署拘置監ニ於テハ廿五年六月入監以來監獄醫長〇〇〇氏ノ診視ヲ受ケ居レモ同氏ノ言ニヨレバ其擧動ハ常人ニ異ル所ナシト云フ

（二） 現在

（イ） 身體證候

身幹ハ年齒相當體格榮養共ニ中等脂肪ハ多カラズ體重ハ四七三六八瓦身長ハ一四八仙迷體溫脈摶共ニ尋常ナリ

頭蓋ヲ檢スルニ外傷等ノ瘢痕ナク其形ハ大都尋常ナレモ顱頂部少ク壓平後頭ノ穹窿右ハ左ヨリ强シ左右徑ハ十四仙迷前後徑ハ十九仙迷ニシテ其形ハ長頭ニ屬ス

顏面ハ長圓形ニシテ額短ク狹ク平ナリ眼瞼破裂ハ左右均ク開鎖ノ能又充分眼瞼結膜ハ少ク貧血ノ狀ヲ呈シ虹彩ノ瞳孔部毛樣體部ノ境界分明ナリ耳朶善ク發育シ上顎ノ齒槽突起少ク出デ脣色ハ尋常ニ其厚ミモ常ナリ齒列整然舌上苔ナシ創痍ノ痕ナシ其左右緣及尖端ノ肉嘴ハ皆烟煤色ヲ帶ブ頸腺肘腺ハ腫脹セズ

胸部ヲ診スルニ打診上肝濁音ハナキ丆多キモ又二指ノ幅ヲ有スル丆アリ心肺ニハ異常ナシ

腹部ハ柔軟ナルモ少ク膨起シ壓スルモ疼痛ナシ然レ𪜈自覺症ニヨレバ胃痛嘈囃呑酸アリ胃音ハ臍上二指横徑ヲ距ツル所ニ至ル

皮膚ハ蒼黃褐色ニシテ潤ヒ四肢ニハ疹痕夥多アリ右上膊屈曲ノ上三分一ニ徑六仙迷ノ圓形瘢痕アリ右肩胛骨外下角ニ徑凡四仙迷ノ同樣痕アリ並ニ三四年前馬ノ爲ニ嚙マレシ創痕ナリシト云フ

分泌ノ異常ハ液臭アルノミ

腦神經ニ異常ナク其他ニモ知覺運動ノ障礙ナシ

音聲ハ低ク濁リ言語ハ解スベキモ流暢ナラズ

其他四肢生殖器等ニ變質畸形ト看做スベキモノナシ但手爪ノ(指長軸ニ從ヒテ)彎曲甚ク殊ニ兩示指ニ著キヲ見ル全身ハ都テ刺衝性ナリ故ニ瞳孔ハ左右均中等大ナルモ反應ハナキ丆多クアルモ極メテ鈍シ舌尖ハ少ク震戰シ膝蓋腱反射ハ亢激シ四肢軀幹ノ筋肉ハ輕キ機械的刺戟ノ爲ニ著ク收縮ス但四肢ニハ震戰ナク談話ノ際面上ニ瞤瞤等ナシ

前便ハ一日七八回後便一日一回尿ハ薄黄ニシテ殆ト色ナキガ如ク反應酸性異臭ナク溷濁ナク比重一〇
○七糖分蛋白分ナシ
睡眠狀態異常ナシ

（ロ）　精神證候

顏貌ハ所謂不管無內容ニシテ眼光懵乎定視スル所ナク姿態屈伏顏面モ傾キテ地ニ向ヒ之ト對話スルニ虛平ニシテ管セザル如ク犯罪宣告ノヿヲ語ルモ哀痛不平ノ狀ナク言語終始一調音ニシテ抑揚ニ激易ナク言ヲ發スルニ更ニ感情ノ面ニ溢ル丶ヲ見ズ放火竊盜セシヲ詰ルモ慙ヅル樣モ悔ユル色モナク只聲ニ從ヒテ答フルノミ或ハ却テ笑ヲ含ムヿアリ意思界ニ於テハ自制ノ力薄シ且ツ人ノ言ニヨリ左右セラレ易シ觀念ノ興奮ノ速度ハ尋常ニシテ人ノ言ヲ理解シ遲緩ナク返對シ或ハ時ニ自ラ言ヲ發ス
記憶ハ十分ニ存スルガ如ク時所ノ意識十分ナリ文字ヲ知ルヿ甚少ク之ヲ書スルハ遲ク且ツ甚拙ク舛誤脫漏多シ算用ハ時ヲ要スルヿ甚ク且二三度反覆セザレバ正キ答ヲ得ズ加法三段以上ハ難ク減法二段ニ至レバ誤多シ
感應ハ甚薄ク殊ニ道德（法律）ニ關スルモノヲ較著トス例ヘバ物ヲ竊ムノ惡キ所以ヲ問フニ『人の物を取るからだ』ト答ヘ猶ホ之ヲ詰レバ『それでも見付からんと云ふとがないからいけん』ト曰ヒ或ハ他ノ問ニ對シテハ『規則（即チ法律）があるからいけないと思ひます』『それがなければかまわぬ』ナド曰ヒ宗教上ノ考慮ニ就テ佛ノ最有難キヲ知ルモ其故ヲ問ヘバ『自分が參るから』ト答フルガ如キモノナリ然レ

モ父タリ子タルノ情ハ全ク之ナキニアラズ之ニ對面センヿヲ請求セシヿアリ
其雞ヲ盜ミタル故ヲ問フニ平然トシテ即チ答テ曰ク『食たかつたから竊みました』ト放火ヲ起スニ至ル所以ヲ問フニ怨恨アルニアラズ盜竊セントスルニモアラズ放火ハ皆大醉後ニ於テシ諸方ヨリ多人數集リ來リテ叫喚雜閙スルガ面白ク又鎮火後ニハ消防慰勞ノ爲メ諸家ヨリ酒ヲ出スヲ以テ之ガ飲タサニ火ヲ放ツナリ而シテ其大醉後自體感覺何似ヲ問フニ平生從順言ヲ出ス能ハザルニモ似ズ開活爽快トナリ勇氣常ニ倍シテ恐ルベキモノナキニ至ルト云ヒ放火ノ所行ノ善惡ヲ尋ヌレバ其惡キ所以ハ深ク知ラズ『人の大切な家を焚くから』ト云フニ過キズ且其言ニヨルニ醉後諸所徘徊スル內放火ノ念圖ラズモ起リ自制ノ念ナキニアラヌモ人ノ居ラザル所ニ至リ『誰も知るまいからと思ひひよいと氣が變り』テ此ニ至ルナリ又或ハ懵然トシテ自ラ制スルノ念モ起ラヌヿアリトゾ

放火ノ際ニ當リテハ誰人モ力松ニ之ヲ命ズルモノハナク（幻聽ナシ）又火炎等ヲ視シヿナシ唯此時怔忡甚タシク眼前往々電光ノ如キモノ、閃々タルヲ見タレモ之ヲ認メテ何ゾノ暗號ト思ヒシヿナシ（幻視ナシ）其放火ノ方法ヲ問フニ前後殆ト皆一轍ニ出デ吹烟ノ爲メ平生懷中ニ藏スル燐寸ヲ取リ二三本乃至十本許ヲ合セ擦リ之ヲ軒尻又ハ積藁ノ間ニ挿置シ身ヲ二三十間又猶遠キ外ニ避ケ火ノ揚ルニ及ビ叫喚急ヲ報ジ馳セテ之ニ赴クヲ常トス而シテ焚エ上ラヌ前ヨリ衆人ニ先チ消防ニ盡力セシヿモ二三度半鐘ヲ打チ急ヲ報ゼシヿモ二三度アリ

其火ヲ放チシハ前後三十回ニシテ小屋ニ十四回雪隱ニ六回住家ニ九回釜屋ニ一回ナリ其大抵小屋雪隱

ニ放チシハ人ノ往ヒ居ラヌ故ナリ又消防ニ赴クハ烈キニ至ラザラシメント欲シテナリ

其放火ノ跡ヲ問フニ大抵皆近隣ニシテ左右前後ノ家ニ最多ク遠クハ數家ニ過キズ最モ遠キハ二丁半ヲ距ツルニ過キズ（實跡ヲ檢スルニ其言ノ如シ）

（乙）說明

（一）遺傳歷ヲ尋ヌルニ父ハ癡鈍ニシテ母ノ姉ハ一タビ精神病ヲ發シタルヿアリ祖父ノ兄弟及ビ父ノ兄弟ニハ强飮家多クシテ多クハ卒中ニテ死シ殊ニ外祖父及ビ父ノ叔兄ハ狂醉ノ癖アリ祖父ノ兄ノ子及ビ父ノ兄ノ孫ハ癲癇病者タリ抑酒精ナルモノハ精神病遺傳ニ大關係アリ其濫用ハ子孫ノ體質ヲ薄弱ニシ之ヲシテ重症神經病ヲ患フルノ傾キ多カラシメ殊ニ白癡癲癇ハ多慾家ノ血統ニ多キモノナリ今力松ノ血統ヲ見ルニ善ク之ニ稱ヒテ其族中ニハ癲癇者發狂者アリ之ニ由テ是ヲ見レバ力松ノ一家ハ酒精ノ爲ニ沈淪シツヽアリテ力松ニハ遺傳（卽チ精神病ヲ惹起スヘキ素因）ノアルヿハ明ナリトス

（二）力松ガ產後一ヶ月ニ劇熱痙攣眼球上竄等ノ症ヲ發シタルハ其醫學上ニ腦膜炎ト稱スル疾病ニ罹リタル爲ナルヿ殆ト確實ナリ且幼時ニ於テ夜中驚魘等アリシヨリ考フルニ力松ハ產後久カラスシテ腦髓ニ禍累ヲ殘スベキ疾病ヲ患ヒシモノナリ

（三）力松ハ少時小學校ニ入リタルモ學問ヲ嫌ヒ通學ヲ怠リ成績劣等ナリシガ加之半途ニシテ退學シ爾後家庭ニ於テモ更ニ訓戒ヲ受ケザリシ爲メ其敎育ハ極メテ不完全ナルモノト知ルベシ

（四）酒精ノ精神病ニ關係アルヿハ既ニ述ベタレモ猶ホ少ク詳記センニ其濫用ハ全身ノ神經殊ニ腦髓脊

髓ニ頗ル有害ニシテ其久シキニ及ブヤ遂ニ其變質ヲ來シ其結果ハ身體精神ニ發呈シ全身ノ榮養ヲ障礙シ之ヲシテ廢滅ニ傾カシメ其精神上影響ハ殊ニ叡智道德ノ二ツニ著ク意思ハ衰耗シ感覺ハ消滅シ之ガ爲ニ職業義務ヲ放擲シ他人ノ痛憂困苦ヲ顧ミズ己ガ財產ヲ蕩盡シ己ガ名譽ヲ毁損シ犯罪ノ所業等ニヨリテ一家一鄕ノ風俗安全ヲ壞敗スルニ至ルモノナリ今力松ハ二歲ノ頃ヨリ護育ノ失當ヨリ飮酒ノ癖ヲ生ジ父母モ亦嚴ニ之ヲ止ムルノ方ヲ講ゼザルヨリ自恣ノ心事ト相合シテ因襲其性ヲナシ多飮度ナク一日ノ內醉ハザルヿ殆ンドナキニ至リ一時ノ結果ハ家內ノ暴行ニ發ハレ經久ノ結果ハ放火竊盜官林盜伐强奪等ノ所業ニ發ハレタルモノナリ且其他全身ノ剌衝性ニシテ慢性腸胃症アルガ如キ皆常習飮後ニ多ク存スルノ證狀ナリ

(五)其精神症候ニヨリテ察スルニ力松ハ精神薄弱ニシテ殊ニ道德上感覺ノ極メテ薄キモノナリ而シテ此證候ハ前段ニ述ベシ酒精ノ濫用ニ基キ旁ラ敎育不完全ノ爲ニ發生シタルモノナルベシ精神病學上ノ解釋ニヨレバ道德ノ感覺ナキモノハ惡事ノ惡キヿハ自ラモ口ニゼザルニアラザレ𪜈之ヲ惡トスルハ唯人ノ之ヲ惡ト云フガ故ニ然ルノミニシテ其何ノ爲メ何ノ故ニ惡キカヲ知ラズ又惡事ヲナスモ之ヲ悔悟スルヿ更ニナキモノナリ力松ノ精神證候ヲ見ルニ大ニ之ニ適合スルモノアリ力松ハ此感覺全ク缺損スルモノトハ認メズト雖𪜈甚薄キモノト信ズ

(六)然レ𪜈其叡智ハ未ダ甚ダ衰弱セシニアラザルヿハ放火犯ノ將ニ發見セントスルニ當リテ近隣ニ依賴シ虛言ヲ以テ其跡ヲ掩ハントシ第一豫審以後ニ於テ放火犯數ヲ減シテ己ガ刑ヲ輕クセントセシヲ以

テ推知スベシ然レ𪜈其發シ易キ虛言ヲ構ヘ又他ノ告諭恐嚇ニヨリテ容易ク其僞言ナリシヲ告グルガ如キハ智力完備ト看做ス可ラザルナリ而シテ法律上ノ考慮モ亦甚微ナリ

（七）夫レ放火ノ所行ハ犯罪中最モ施シ易ク且自體ニ危險ナルヿ少キモノニシテ幼者又精神薄弱者ガ偶然ノ事時（便宜ノ場所焚エ易キ物料）ニ際會スルヤ其事ヲナスノ考慮卒然胸内ニ萌起シ殆ト抗抵（我心ニ於テ制止スルノ力）ナクシテ直ニ行爲ニ從ヒ懷ヲ探リテ燐寸ヲ取リ日間夜間ヲ論ゼス火ヲ放ツニ至ルハ從來醫人ノ多ク實驗スル所ナリ而シテ成長人ノ火ヲ致スハ過失報仇竊盜等ノ爲ナレ𪜈幼者癡者ニ於テハ恐懼不滿足遊戲愉樂等ノ爲ニシ其理由ノ僅微ニシテ其犯罪トハ相當セザルモノ多トス今力松ノ放火ニ至ル所以ノモノヲ見ルニ怨恨アリテナスニアラズ盜竊セントテナスニアラズ別ニ十分ナル理由ハナク皆酒醉後勇氣常ニ倍シ自制ノ力殊ニ大ニ減スルノ時ニ當リ消防人ノ多ク鼃集シ鎭火後慰勞酒ノ出ヅルヲ樂ミ之ヲ見之ヲ獲ンガ爲ニスルナリ是レ平生智力乏ク道德感覺ノ微ナルモノ時々ノ飮酒ニヨリテ益其行爲ヲ抑ユルノ能ヲ失シテ自家ノ徽慾ノ爲ニ犯罪ノ輕重及ヒ其結果ノ大小ニ想到スル能ハザルモノナリ其火ヲ放ツハ甚巧ニシテ十餘年來能ク人ニ發覺セラレシヿナキモ其方法ハ極メテ簡單ニシテ常ニ同一轍ニ出デ敢テ他ノ效果ノ速ナルモノヲ取ラズ且其放火スル所殆皆近旁ニシテ決シテ貧富ニ擇ブ所ナキガ如キハ叡智不十分ナルノ證跡ニシテ亦他意ナキノ證跡ナリ

（八）又力松ノ犯罪タル他者少クシテ放火ノ多キヲ見ルハ如何、抑吾人ノ精神作用ハ神經ノ行路ニヨリテ外發スルモノニシテ神經ノ行路ハ一度興奮スレバ二度以上度每ニ興奮シ易キヲ致スノ性ヲ有スルモ

レバ某々ノ機會ニ遇ヒテ一思慮浮ビ出デ甚シキ妨碍ナクシテ實行ニ至レバ次ノ時同一機會アルヤ其思慮復浮ビ之ヲ却退スルニ及バズシテ又實行セラレ第二度ハ第一度ヨリモ第三度ハ第二度ヨリモ易ク終ニハ殆ンド知リ得サル程ノ事ニテ彼ノ思慮彼ノ行爲ノ興奮スルニ至ルモノナリ力松ノ犯罪ニ放火ノミ多キハ蓋シ此理ニヨルモノナラン飼鷄窃盜犯ノ廿四年一月ノミニ倶發セルガ如キモ多少此理ニ合ヒタルモノアルヲ見ルナリ

以上ノ説明ニヨリ鑑定ヲ下スコト左ノ如シ

鑑　定

(一)永吉力松ハ幼時腦膜炎ヲ患ヒシ爲メ腦髓發育ノ矢常ニ隨伴セル精神ノ發育障礙アルモノナラン而シテ酒毒ハ益々其障礙ヲ加ヘ腦髓ハ遂ニ之ガ爲ニ變質ヲ來シタルモノナリ

(二)此種ノ變質ハ精神衰弱睿智殊ニ道德心ノ薄弱ヲ呈シ精神ノ激動シ易キ性ヲ致シ之ニヨリ僅微ナル慾望ノ爲ニ之ト相當セザルノ擧動ヲ惹キ起スベキモノナリ

(三)是ニヨリテ力松ノ嘗テ放火ノ犯罪ヲナシタルハ酒毒ニ起因シタル睿智殊ニ道德心ノ薄弱ニ基キタルモノト推測ス

右之通及鑑定候也

明治二十六年一月十三日

鑑定人　醫學士　吳　秀　三

被告永吉力松ハ右ノ鑑定書提出後明治二十六年三月四日遂ニ前裁判ノ宣告ニヨラズ特ニ死一等ヲ減ゼラレテ無期徒刑ニ處セラレタリ

第二例　放火犯人清水清丸精神狀態鑑定書

明治二十六年四月二十七日余等ハ東京地方裁判所判事名越勝治ヨリ放火犯人清水清丸ノ精神狀態ニ關スル鑑定命令書ヲ受領セリ

一清水清丸ハ性來知覺精神上ノ疾病ニ罹リ居ルモノニテハナキヤ

一若シ性來ニアラズンバ不時ニ發明スルモノニテハナキヤ

一殊ニ同人ガ犯罪當時、即チ明治二十五年七月以降ニ於ケル觀察如何、要スルニ刑法第七十八條ニ所謂罪ヲ犯ス時、知覺精神ノ喪失ニ因テ是非ヲ辨別セザリシヤ否ヤヲ問フ是ニ由テ余等ハ同裁判所ニ至リ、被告ノ身體及精神ノ狀態ヲ診察シ、其父母及兄ヲ招致シ既往ノ事ヲ尋問シ、豫審取調書類、宮地警部ノ被告事件聞取書、榊原巡査ノ探偵復命書、警視廳監獄醫ノ容態書等ヲ參考シテ左ノ鑑定書ヲ作レリ

病　歴

東京市麻布區笄町百五十八番地平民

清　水　清　丸

明治六年十一月生

（一）遺　傳

實父〇〇〇〇〇ハ今年五十六歲平生胃疾アルノミ他病ナシ酒客ニアラズ

實母〇〇〇〇ハ今年四十七歲臟躁性ニシテ時々眼疾(?)アリト云フ

祖父ハ酒客ニシテ死セル𪜈六十一歲祖母ハ四十歲ノ𪜈難産ノ爲ニ損シ外祖父ハ胃病ニ死シ外祖母ハ今猶ホ健存ス

兄弟ハ七人アリ第一ハ女子ニシテ三歲ノ𪜈拘急症《ヒキツケ》ニテ死シ第二ハ即チ被告第三ノ女子ハ今年十八歲第四男ハ實扶的里ニ死シ第五第六ハ女子第七ハ今年一月ニ生レシ男子ナリ七人中今健存セルハ被告ヲ除クノ他皆身體精神ノ發育ニ異常ナシ

其他ノ血族中精神病神經病其他遺傳ヲ殘スベキ疾病ナシ但シ實母ノ弟即被告ノ外叔父ハ竊盜ノ罪ヲ以

テ獄ニ入リシヿアリ

（二） 既往症

胎生時出産時ニ於テハ異常ナシ

小兒時ニ於テ歩行言語等ノ發生ハ尋常ナリシガ生齒ハ少ク常兒ニ後レタリ最幼時搐急症アリ夜中驚魘アリ夜覺《トマドヒ》迷歩アリ其後ハ痲疹ヲ經過セシ他學稱スベキ程ノ疾病ニカヽリシコトナシ年十二ノトキ水車ニ觸レテ外傷性髀臼關節脫臼ヲ致セシガ月餘ニ治シテセリ

其精神發育ノ程度如何ヲ問フニ被告ハ生來ノ癡漢ニシテ幼ヨリ放恣自擅甚ク常ニ父母ノ言ニ從ハス激厲暴怒シ易ク少ク意ニ滿タザレバ乃チ忿悶《ジレル》シ其度每ニ尋グニ號泣ヲ以テス父母モ其蠢愚ナルヲ憐ミテ敎誨ニ心ヲ盡セ𪜈寸效ナク九歲ヨリ十五歲迄小學校ニ居リシモ初級ニ入ルベキノ知識ヲモ得ザリキ此ノ如クシテ精神ハ終ニ發生セス年破瓜ヲ過グルモ思慮極メテ淺ク才器甚タ薄ク擧動モ粗雜ニシテ自ラ己ガ事ヲ處治スル能ハス言語ハ意ヲ表スルニ充分ナラス行爲ハ常兒ノ如ク整然タラス錢價ヲ知ラザルヲ以テ二枚ノ二錢銅貨ト二枚ノ五厘銅貨トヲ同視シ或ハ物ヲ購フニ常ニ手中ノ錢ヲ盡シ器具等ニ就テハ彼我ノ別精粗ノ差ヲ辨ヘザルヲ以テ常ニ屢之ヲ遺失シ又ハ放棄シテ顧慮スルヿナク或ハ己ノ精良ナルヲ措テ他ノ粗惡ナルヲ取リテ顧ミザルヿアリ糞便ノ汚穢ナルヲ知ラザルニヤ失シテ拭ハズ或ハ厠ニ上ルニ間アラズシテ衣ヲ汚スヿ度々ナリ要スルニ其重要ノ生活ハ主トシテ食欲ニアリ他人之ヲ制セザレハ飽食ニ至ル迄ハ止メズト云フ三四年前ヨリ農業ニテモ習ヒ得サセントテ之ヲ六七里隔テタル親族

ニ托シタレ𪜈其業ニモ任ヘズ故ナキニ時々出奔シテ家ニ歸リ父母モ其化育ニ困ミ纔ニ頤使シテ草取掃除ノ用ヲナサシムルノミ然レ𪜈人傍ニ在ラザレハ則チ廢シテ遊戯ヲ恣ニスト云フ

被告ハ以上ノ狀態ノ他ニ別ニ一惡習アリテ家人近隣ノ煩累ヲナスヿ多シソハ即チ其屢人家ニ火ヲ放チタルヿナリ被告ノ放火ノ處行ハ前後五回ニシテ第一次ハ去年五月頃己ガ家ヲ距ル四五十間許ノ貸長屋ニ於テシ(未遂)第二次ハ今年一月六日畑ヲ隔テ九丁許ナル岡田某ノ家ニ於テシ(全焼)二月四日近傍ノ某練兵場ノ芝生ニ於テシ同八日一丁程隔リタル某寺ノ物置ニ於テシ(半焼)又月日ハ詳ナラザルモ某林ノ傍ナル堆藁ニ於テシタルモノ即是ナリ而シテ被告ハ遂ニ之ガ爲メニ捕ハレテ警視廳監獄ニ入レリ

其放火ノ方法タルヤ或ハ燐寸ヲ取テ直ニ庇ニ點シ或ハ竹ニ綿ヲ挿ミ之ニ石油ヲ灌ギタルヲ用ヒ或ハ一把ノ藁ヲ取リテ土臺下ニ挿入シ之ニ石油ヲ點シタルノ類ニシテ注意ノ綿密ナラズ思慮ノ周到ナラザルノ徵ハ充分ナリ又放火セシ理由ヲ自ラ説明スルノ語ニ曰ク『火事があれば御馳走を食ふとが出來るから』『騷ぐのが面白いから付たのです』ト而シテ喧嘩騷擾人々相弔スルモ相憐後悔ノ狀ナク警察官ニ對シテ『近所の者が大勢集り龍吐水にて水を灌ぎ消止めるとが出來ず誠に面白く見物致しました』ノ答アル位ナリ且ツ其擧ノ當時ニ在リテモ自ラ省ミテ憚ルノ念ナキニヤ我長屋ニ放火セシトキノ如キハ其家人ノ不在ニ乘シテ火ヲ置キタルニ適家人ノ外ヨリ歸ルヲ見ルヤ乃チ呼ビ懸テ『今に此の長屋より火が燃え出す』ト云ヒ『どーゆー譯だ』ト問ハレ『今私が土臺の隙てある所へ藁を入れそれに火を付けたから今に燃え出す』ト云ヘリト云フ

入監以來ノ證候　明治廿六年二月十九日放火犯被告事件ヲ以テ入監セリ爾來日夜興奮ノ狀アリ言行悖戾シ飲食ヲモ廢シテ悲號已マズ夜中モ不眠ナリ同房ノ妨害トナルヲ以テ廿一日ニ至テ病監別室ニ移サル不眠不食叫號シテ家ニ歸ランヿヲ求ムルヿ累日或ハ父來レリト誤想シテ『此處に居るよ〳〵』ト連呼シ或ハ『氏子總代さん此處に居るよ』ト呼ビテ晝夜ヲ分タズ同月末ニハ監內ニ於テ自縊ヲ謀リシヿアリ其後ハ次第ニ靜穩トナリタルモ衣服ヲ扯裂シ陰具ヲ弄ビ又幻視幻聽アルガ如ク父親又ハ氏子ノモノヲ呼ブヿ屢ナリ近頃ハ連ニ食慾增進シ絕エズ(夜中スラモ)食ヲ望ミ食前ニハ大聲之ヲ呼ビ飯至レバ菜ヲ待タズシテ先ヅ之ヲ盡スト云フ

(三)　現在症

身材矮小ニシテ羸瘦シ頭ハ形狀常ノ如ク所謂長頭ニ屬シ創痍ノ痕ナシ瞳孔ハ或トキハ反應ヲ呈シ或トキハ然ラズ○齒ハ左右共犬齒ノ後ニ居リ(重齦)左胸ハ薄ク縮マリ其肺下界ハ左ヨリ少ク高シ(肋膜炎後?)背上數多ノ灸灼痕アリ腋毛及陰毛ナシ膝蓋腱反射ハ亢激シ血行不整ニシテ上衝四肢厥冷手中鬱血ナドアリ體溫脈搏ハ尋常ナリ

精神證候　顏貌擧措共ニ放恣ノ狀ヲ呈シ箕踞シテ陰ヲ蔽ハズ常ニ之ヲ弄シ記憶薄ク思慮淺ク觀念ハ形而下目前ノヿニ限リ言語ハ寡少不明ニシテ宛トシテ頑兒ノ如ク精神ノ反應一體ニ鈍ク之ニ應對スルニ意ニ滿タザレバ再三ニ至ルモ應セス答フルモ不完全ナル數語ニ過ギズ單一ナル動作(衣ヲ解ガ如キ)ハ命令ニ從ヒ之ヲナスヿヲ解スレドモ亦整然タルヿ能ハズ其最モ恐ルヽ所ハ獄中死ヲ免レザルヿニシテ其

余等ニ對シテ常ニ望ム所ハ放チテ家ニ歸スニアリ而シテ卒然之ヲ父母ノ前ニ致スモ喜悦ノ色ナク應接ノ狀ナク別ニ望ム所モナクシテ我意ヲ恣ニセントスルノミ其考察ハ極單一ナルモノニテモ自家一定ノ主張ナク計算ノ能ハ殆ントナク又試ニ放火ノ惡キ所以ヲ問フモ更ニ其要領ヲ得ズ

今左ニ其問答中ノ一節ヲ抄シ出サン

問　阿父と阿母と孰れがよきや

答　阿父の方がいゝ

問　何故

答　何か呉れるから御膳や何か呉れるからいゝんです

問　阿母だつて御飯位くれるだろー

答　阿母も何か呉れる

問　それでは阿母の方がよかろー

答　えー

問　二と五で若干

答　三です

問　二と三とでは

答　四つです

問　五錢で鹽煎餅を一錢買えば殘《ツリ》は若干

答　七錢

問　一錢の銅貨五つでいくら

答　五十錢です

又指ヲ以テ數フルヿモ確ナラズ四指ヲ以テ問フニ十ナリト答ヘ六指ヲ示スニ其幾何ナルヲ知ラサルガ如シ

問　火を放て面白かつたかい

答　ちつたー面白かつた

問　何度許放けたい

答　三度許放けた

問　何故火を放けたんだい

答　御飯を呉るから

問　家でも呉れるたろー

答　家でも呉れるが腹一杯くれないんです

問　此處へどーして來たのだえ

答　惡いことをすると此所へ來るんです

問　火を放つは何故悪いえ
答　火を放けると火炙りになるからいけないんです
問　他に悪き譯があるだろー
答　悪いとは他には何もないんです
而シテ患者ハ常ニ『神主さんが來た』『上に大勢いるだろー』『氏子のものが大勢いるだろー』ナドト云フヲ以テ誰カ來リ呼ブニヤト問フニ『呼んでいます』ト答ヘ他四ノ來往スルヲ說明シテハ『私が殺されはしまいかとて皆此所へ來ているんです』ト云フヲ見且監獄醫員ノ言ヲ參スルニ被告ハ近來妄覺殊ニ幻聽幻視症ヲ患ヒ居ルモノヽ如シ

説　明

被告ノ遺傳史ニ於テハ唯實母ノ臟躁症アルノミナレド被告ガ幼時ニ於テ拘急夜中驚魘等アリシヲ見ルニ被告ハ遺傳素因ニヨリテ生來ノ腦疾患ノ傾アリシヨリ最幼時ニ腦質若クハ其被膜ノ焮衝少クモ發育ヲ止ムべキ腦髓ノ榮養障礙ヲ來シタリ其後精神ノ發育中止シタルハ即チ此腦病ノ證狀ナルべシ而シテ其身材ノ短小ナル齒列ノ不整ナル陰毛ノ發生セザル色慾ノ未ダ萌起セザルガ如キハ此精神障礙ニ伴ヒタル身體ノ發育不全ナリ此ノ如キノ症ハ之ヲ生來ノ精神薄弱症ト云ヒ白痴ニ屬スべキモノニシテ其輕重ハ種々ナレ圧甚キモノニ在リテハ精神作用ハ極メテ淺劣ニシテ唯目前具形ノモノニ限リ理義等ノ考ハナク自家目前ノ利損ニ就テハ思慮薄キ行爲ヲ以テ抵抗ヲナスモ他人又社會ニ對シテハ忖度ノ心相憐

ノ情ナシ従テ美術道德法律上ノ理解判斷ヲ缺キ法律ニ違犯スル非行ヲナスモ後悔ナク警官法律等ハ却テ彼ニ取テ無用有害ノモノタリ而シテ此ノ如キモノ、犯罪ト其智慧思慮ノ缺乏アルニヨリテ繁雜ニシテ熟慮ヲ要スルモノハ少ク放火ハ爲シ易キ非行ノ一トシテ割合ニ白痴者ニ多キモ之トテモ報讐惡意等ノ爲ニスルヨリモ輕率ノ兒戯賭火ノ快樂ヨリ出ツルモノ多シ今被告ノ精神狀態ヲ察スルニ其精神作用ハ頗ル淺劣ニシテ其發育ノ程度ハ恐クハ凡ソ七八歳前後ニ在ルモノナランカ何トナレバ今日此年齡ノ兒輩ハ簡單ナル應對自家ノ處治一位數ノ計算位ハナスコヲ得ベキモノナレバナリ而シテ被告ガ犯罪ノ所爲タル全ク此精神薄弱ニ基クモノナルハ其放火ノ用意ノ周到綿密ナラズ又之ヲ陰蔽スルノ心ナキヲ見ルモ明ニシテ罪ノ罪タル所以ヲ知ラズ又之ヲ悔フルナキヲ見レバ其道德法律上ノ判斷極メテ不完全ナルヲ知ルニ足レリ即チ被告ハ犯罪ノ大小輕重ヲ詳ニセザルモノニシテ其行爲ハ全ク遊戯ト愉樂トニ制セラレテ發シタルモノナリト信ズ被告ガ入監以來ノ擧動ニ付キ騒擾幻覺等ノ證候アルヲ察スルニ被告ハ現時精神發揚症ニ罹リ居ルモノニシテ此症ハ屢白痴ニ發呈スベキモノナリ

鑑　定

以上ノ證狀及說明ニヨリテ鑑定ヲ下セバ左ノ如シ

一清水清丸ハ現今生來ノ白痴症ヲ患ヒ居ルモノニシテ精神發育ノ制止ニヨリテ是非ヲ辨別スルノ能ナキモノナリ

一白痴患者ハ時々精神發揚シテ暴行ヲナスコアルガ故ニ清水清丸モ亦不時ニ此證狀ヲ發シ得ルモノ

ト看做サヽルヲ得ズ

一清水清丸ガ明治二十五年七月以降ノ放火犯罪ハ総テ是非ノ辨別ナクシテ爲シタルモノト推測ス

右ノ通鑑定候也

明治二十六年四月二十八日

鑑定人　醫學博士　榊　俶

同　醫學士　呉　秀三

被告清水清丸ハ右ノ鑑定書提出後明治二十六年五月五日刑法第七十八條ニヨリ罪ヲ犯ス時知覺精神ノ喪失ニ因テ是非ヲ辨別セザル者ト認メ其罪ヲ論ゼズ放免セラル

第三例　毆打致死犯被告人鹿島森藏精神狀態鑑定書

明治二十七年四月二十三日東京地方裁判所豫審判事〇〇〇〇ヨリ鹿島森藏毆打致死被告事件ニ付左ノ事項ノ鑑定ヲ命セラル

一鹿島森藏ハ瘋癲ナリヤ若シ瘋癲症ナリトセハ如何ナル症狀ナリヤ其詳細

一森藏ハ瘋癲症ナリトセハ其症ノ爲メ場合ニヨリ人ヲ毆打シ若クハ殺害スル如キ所爲ヲ爲スヿアリヤ

一森藏ハ明治二十七年四月十一日宗仙寺徒弟高〇市〇ヲ毆打シテ死ニ致シタリトノ被告事件ニ付豫審ニ付セラレタリ右兇行ハ森藏ノ所爲ナリトセハ其當時知覺精神ノ喪失セシヤ否

是ニ於テ余等ハ親ク被告ノ身體精神ヲ診査シ其豫審調書類、宗〇寺院代高〇隆〇ノ上申書、南足立郡西新井村醫師鈴〇昌〇ノ診斷書ヲ參考シテ鑑定書ヲ作ルヿ左ノ如シ

埼玉縣北足立郡平柳村大字領家百十六番地平民

與左衞門長男

鹿　島　森　藏

明治八年一月生

（甲）病　歷

（一）遺傳

被告森藏ノ父母ハ共ニ强健ニシテ重病ニカヽリタルヿナシ内外祖父母モ亦老後ノ衰弱ニ死ス唯内祖父ノミハ吐血ニテ急死セリ兄弟都テ六人皆母ヲ同フシ其内死セルモノ二人一ハ腐骨疽ノ爲メ一ハ胃病ノ爲ナリ

外叔父某（母ノ弟）ハ曩ニ狂疾ヲ發シテ治ヲ小石川柳町瘋癲病院ニ受ケ五ケ月ニシテ全治セシカ明治二十五年九月其病再發シテ遂ニ之カ爲ニ死セリト云フ

外從祖父某（母ノ内叔父）モ精神病ニ罹リ數年治セス其症ノ狂暴ナル嘗テ出刄庖丁ニテ其父ノ頭ニ傷ケ浦和地方裁判所ニ捕ヘラレシガ疾ヲ以テ免訴セラレ其後（二十五年中）病癒エスシテ死セリト云フ

（二）旣往症

被告森藏ハ出産以來發育尋常ニシテ身體亦强健ナリ從來夜中驚悸、痙攣、人事不省等ナク重病ニカヽリシヿナク平生又頭痛、眩暈等ノ腦症狀アラズ氣質正直柔和ニシテ言ヲ食ムヿアラズ十五歲ニシテ小學ニ入リ二十五年十一月之ヲ去ル其間才學漫ニ人後ニ落チス最モ讀書習字ニ長シ能ク文章軌範十八史略蒙求等ヲ讀ミ字ヲ作スヿ殆ント老成人ノ如シ

然ルニ明治二十四年八月以來、神情常ノ如クナラズ二十五年ノ末ニ至リ其症益明ニ讀書習字ヲ廢シ且宇態大ニ壞ルヽニ至リ沈默語ラズ（三度問フテ一度返事ヲスル位）其語ルヤ時々人ノ解スル能ハザルヿアリ友ト途ヲ行クモ脚下ヲ俯視シテ徐歩シ人ト前後スルニ關心セス其間或ハ卒然外出シテ他ニ一泊シ

或ハ疊間ニ尿シテ顧ミズ或ハ頻ニ嗽キ口中ヲ弄シ食物ヲ擇フヿアリ或ハ其友ノ責問ニ遇ヒテ『余ハ天子ナリ汝等ノ知ル所ニアラズ』ト對ヘタルヿナトアリ(鈴〇昌〇ノ診斷)二十六年七月中父之ヲ携ヘ下總ノ中山法華寺ニ至リ祈禱シテ治セントス此頃ニ方リ家ニ在リシトキヨリ以來頻リニ屋上ナド高所ニ上リテ仰望スルヲ好メリト云フ後チ事アリテ下總ニ歸リ八月七日遂ニ之ヲ宗〇寺ニ托ス、既ニシテ卒然出奔一夜露臥シテ後父母ノ家ニ歸リタルヿアリ嘗テ一日其跡ヲ失セシガ後其二階ニアルヲ知リ之ヲ出セシニ煤塵ヲ滿身ニ被ムレリト云フ十一月一日復タ宗〇寺ニ托ス其宗〇寺ニ至リテヨリ初メハ鬱閉沈默自ラ語リ出ヅルヿハナカリシガ本年一月以來言談稍發シ少シク經文ヲ暗ズルニ至リ春暖ノ候ニ及ヒテハ少シク發揚性トナリ夜間大聲詩歌ヲ唫フルヿアリ書籍ヲ破毀塗抹シ障子ノ紙ヲ扯裂スルヿアリ同輩ヲ怒罵スルヿモ時々之アリ其談話スル所時ニ序ヲ失シ笑フベキニ笑ハサルヿ往々ナリ或ハ潔汚ノ觀念ナクシテ雨後墓間ノ潦水ヲ掬シ又手水鉢ノ水ヲ飲ムヿアリ時トシテハ又竹籔ニ入リ川端ニ赴キ終日躊躇シテ動カズ爲ニ晝飯ニ歸リ來ラザルヿ度々ナリシト云フ其師ト共ニ堂ニ上リ勤行スルヤ森藏常ニ鼓ヲ打ツヲ例トス平常鼓聲整々タレ𪜈時トシテハ急遽ニ亂鼓シ忽チ又止メテ天井ヲ仰キ矚視シテ目瞬セザルヿアリ後就テ其時ノ心地ヲ問ヘ𪜈彼レ常ニ笑テ答ヘストニフ

明治二十七年四月十一日午後主僧出テ、他ニ在リ森藏等小僧三人晩ニ堂ニ上リ勤行平日ノ如クセントス森藏其一人ト爭フ所アリ皷枹ト擂木トヲ以テ其頭ヲ亂打シ之ヲ殺ス遂ニ捕ヘラレテ獄ニ下ル而シテ其殺傷ノ後彼更ニ驚恐ノ狀ナカリシト云フ

森藏ノ常ニ患フル所ハ胸中苦悶ニシテ爲ニ往々擾亂ニ至ルヿアリ中島判事ノ豫審廷ニ於テモ亦一タヒ此發作アリ爲ニ調書ニ署名セサリシト云フ

入獄以來ノ狀態ハ、獄丁ニ就キテ之ヲ訊問シタレモ其獄中ニアルヤ寡默ニシテ人之ニ語ルニアラザレハ自ラ談シ出タスヿナシ醫ヨリ藥ヲ受ケタルヿハ前後二三回皆『胸ガ惡イ』トテ求メタルモノナリト云フ

（三）　現在症

身體症狀　身體稍小ナリ筋肉肌膚尋常頭形正頭ニ屬シ瘢痕等ヲ認メス面色常ノ如ク上衝ノ狀ナシ眼ニ異常ナク瞳子ハ左右均、中等大ニシテ反應或時ハアリ或時ハナシ脈搏ハ七十八至、大、急、整、腺ノ腫脹ナシ胸膛稍壓平セラレ動悸アリ肺ニ疾病ナシ腹部ヲ檢スルニ三瘢痕アリ其二ハ右方ニ在リテ（一ハ乳房線下五仙迷許ノ少シク外方ニ在リ長二仙迷幅一仙迷、一ハ其ノ下凡ソ七仙迷ノ處ニアリテ長サ五仙迷幅二・五仙迷ナリ）其ノ一ハ左方ニ在リ（乳房線下十四仙迷ニ在リテ長二仙迷幅一・五仙迷ナリ）、膝蓋腱反射ハ尋常ナリ

精神症狀　態度少ク屈抑シ行歩逡巡然レモ他人ニ對シ關心スル所ナキカ如シ言談微ニシテ寡ク時ニ應對ヲ缺ク之ト接スルニ自ラ談スヿ甚タ稀ニ之ニ問ヘハ則チ相當ノ對辭ヲ出ス而モ大低皆二三語句ノミ感情ノ發動ハ澁滯シテ容易ニ外界ニ調應セズ記憶ハ最近時ニ關シテ稍曖昧ナルカ如ク能ク其入獄ノ月日ヲ記セス追想ノ障礙モアリテ入獄中ニ經歷セシヿヲ已カ家ノヿトナスアリ

妄覺ノ有無甚詳ナラサレ𪜈其ノ『四月十九日の夜家で貉の樣な化物を見た』ト云フハ或ハ幻視ニテアルヘシ又一定ノ妄想アリ而シテ其種性ハ誇大ノモノナリ曰ク我能ク空中ニ飛揚ス此室中ノ如キ容易ノミ曰ク我腹部ノ瘢痕ハ說堂ノ上ニ翔空セシ𪜈異邦ノ天子等五人許南方ヨリ飛ヒ來レル燒鎌ヲ持シ衣ヲ發キテ横腹ニ刺シタルナリト試ミニ其罪ヲ責ムルヿ嚴峻、聲色厲キモ莞爾トシテ笑容ヲナシ我能ク吾首ヲ接グヿヲ得死ストモ何ゾ恐レントㇳ云フヲ見、之ヲ其態度擧止ニ比シ從前嘗テ自ラ天子ト稱シ高處ニ登リ仰望スルヲ好ミタルニ考フレハ其誇大ノ妄想ヲ懷抱スルヤ蓋シ明ナリ

(乙) 說明

(一)遺傳ハ精神病ノ素因中緊要ナルモノナリ森藏ニハ父母ヨリ直ニ遺傳セシニアラザルモ母ノ血統ニハ精神病少ナカラズ外叔父及ヒ外從祖父即チ是ナリ

(二)明治二十四年八月以來ノ病症ハ既往歷ニヨレバ幻覺性偏執狂ト稱スル精神病ナルヿ殆ント疑ナク偏執狂トハ主トシテ觀念界ヲ犯スノ狂症ニシテ妄想ヲ主症トスルモノナリ夫レ人ノ一事ヲ想ヒ一事ヲ爲サントスルニ當リテハ常ニ反對觀念アリテ誤リタルヲ正シ其曲レルヲ矯ムルヿアルモノナレド狂疾ニヨリ妄想ノスルモノニハ此反對觀念ハ抑制セラレテ爲ニ意思ノ失當ヲ致スモノナリ故ニ妄想アルモノヽ意思ハ初メヨリ疾病性ナリトス

(三)其現症ヲ察スルニ又其偏執狂ナルヿハ明ニシテ其懷抱スル妄想ノ誇大妄想ナルハ現在症中ニ述ベタルガ如シ

（四）既往症ニヨレバ明治二十四年八月以來本年春ニ至ルマデ精神病アリタルヿ明カニシテ今又現症ニモ其疾病ト認ムベキモノアリ然ラバ其間即チ本年四月ノ頃ニモ亦精神病ニ罹リ居リタルモノト推測シ得ベキナリ

（五）又森藏ニハ大ニ匿狂ノ疑アリ匿狂トハ精神病者ガ其症狀ヲ隱蔽スルヲ云ヒ殊ニ編執狂ニ多キモノニシテ其健全ヲ裝フハ人ノ精神病ヲ裝フヨリモ容易ナルモノナリ被告ハ其言動中ニ誇大妄想アルノ狀アルニモ關ハラス其兇行ノヿヲ述べザルハ之ヲ述ヘントスレバ其妄想ノ全體ヲ發カル丶ノ恐アルガ爲ナラン此ノ如キヿハ精神病者ニ多ク見ル所ナリ

（丙）鑑定

以上ノ説明ニヨリテ鑑定スレバ

一　鹿島森藏ハ精神病（瘋癲病）ニ罹リ居ルモノナリ而シテ其症ハ即チ幻覺性編執狂ナリ

二　鹿島森藏ハ右ノ精神病アルモノナレバ場合ニヨリテハ人ヲ毆打シ若クハ殺害スルヿアルヘキ者ナリ

三　鹿島森藏ハ明治二十七年四月中モ右ノ精神病ニ罹リ居リタルモノト推測ス

右之通及鑑定候也

明治廿七年五月八日

東京市本郷區西片町十番地

醫學博士　榊　俶

東京市本郷區西片町十番地
醫學士　呉　秀　三

第四例　放火犯被告人高橋トセ精神狀態鑑定書

東京控訴院判事○○○○○ハ明治三十年二月十日同法廷ニ於テ余ニ左ノ鑑定ヲ命令セリ

一　放火犯被告人高橋トセニ就キ精神病ニ罹リ居ルヤ否ヤノ鑑定ヲ命ス

依テ豫審調書中鑑定ニ必要ナル事項幷ニ法廷及監獄ニ於ケル狀況入監以來ノ經過本人檢診ノ成績等ニ基キ鑑定書調製ニ從事セリ

（甲）事　歷

明治二十八年七月十八日龜田警察署ニ於テ參考人山○末○陳述

『本朝一時頃と思ふ時分隣家の阿○○一郎が自分を呼起し只今怪しきものが竹籔に這入りたるに付

き來り吳れと申しました故直ちに起き出たるに同人の云ふには駒込より藤山へ通する往來の角即ち其竹藪の脇に居て吳れ云々間もなく竹藪より出て來るものあるに付誰れかと云ふも答へさるに付き取り押へたるに彼は何をする自己は一人の道樂の子の爲めに其子を押へる爲め茲に來りし處灯提の火が消へたる爲め此藪に迷ひ込みしものなるに付き勘辨して吳れ云々　○一郎始め現場に來り姓名を尋ねたるに高橋とせと申し早通村のものなり云々と云ひました』

明治二十八年七月十八日同警察署ニ於テ參考人田○九○○陳述

本朝一時頃高橋とせなるものを取押へました最も其事蹟は明治二十八年六月以來隣家阿○○一郎方へ屢〻放火するものあるに付き自分共每夜の樣に番を致し來り云々

明治二十八年七月二十日同警察署ニ於テ高橋トセ陳述

自分は阿○○一郎方に放火したることはありませんけれとも人が自己を放火したるものと云ひますれは自己は其罪に落ちます故可成輕くなる樣にして貰ひたい

自己が火を付たのでありますから罪の輕くなる樣にして貰ひたし

放火したのは何の爲めでもありません只何となく火を付けたのであります

明治二十八年七月二十八日新潟地方裁判所豫審廷ニ於テ高橋トセ陳述

自分は馬鹿か起て火を付けたかも知れませんされども少しも分りません只今殺されても分りません故殺されても能くあります

（乙）病歴

（遺傳及既往症）殆ト不明ニ屬ス然レ氏和○某ノ前鑑定書ニ依リ參酌スルニ家系中被告ノ父母兄弟並ニ祖父母等ニ精神病的遺傳ヲ認知スルヿ能ハズ

被告ハ幼少ニシテ痲疹及痘瘡ヲ經四歳ノ頃左右ノ耳共ニ耳漏ニ罹リ以來聽力ヲ損ス其他記スヘキ疾病ニ罹リシヿナク十七歳ニシテ嫁シ爾來強健ニシテ藥餌ヲ用ヒシヿナシ分娩十一回第二回分娩ノ際產蓐經過不良ニシテ病臥スルヿ凡ソ四十餘日ニシテ治シタリト云フ嗜酒セズ耳皷膜ハ左右共ニ消失シテ痕ナシ嘗テヨリ心臟病ニ罹レリ

梅毒ニ罹リシヿアリヤ否ヤハ不明ナリ

（現在症及經過）明治三十年二月十日現在症左ノ如シ　身體症狀　體格ハ中等ニシテ頭顱ノ形狀尋常ナリ眼鼻口腔齒牙等ニ畸形ヲ認メス耳殼ハ單一ナリ瞳孔ハ左右同一ニシテ反應アリ榮養不良ニシテ全身衰弱虛羸ヲ呈ス動脈硬變アリ脈搏整百二十至小ニシテ弱ナリ顏面左右不均ニシテ右半ハ著シク腫起シ左右眼瞼ニちあの一ぜヲ呈ス下腿浮腫ヲ來タシ膝蓋腱反射亢進セリ又呼吸困難心悸亢進胸內苦悶等ヲ起スヿアリ呼吸ノ際ハ喉間ニ笛聲ヲ發ス其數三十至ニシテ深シ右肺尖呼吸音銳利ナリ其他ノ部ニ於テハ聽診及打診上異狀ヲ認メサルモ左肺下部ハ心音ノ爲メ被ハレテ聽取スルヿ能ハス心臟ハ稍肥大擴張ヲ呈シ心尖ハ左方乳線外四仙迷ニ達シ第六肋間ニアリ右界ハ右副胸骨線ノ部ニ至リ上界ハ左第三肋骨上緣ニ及フ其他身體諸部ニ疾病ヲ認メス耳邊浮腫アルヲ以テ耳鏡ヲ用ヒ檢スルヿ能ハス左肘腺腫脹

ヲ認ムルヲ以テ被告ニ尋ヌルモ敢テ梅毒ニ罹リシヿナシト云フ
精神狀態ヲ檢スルニ感觸感情稍亢進シ强頑自恣ニシテ罪ナクシテ入獄セルヲ恨トシ切リニ熱衷ヲ吐露シテ止マス然レ𪜈觀念ノ發生及經過ニ於テ遲滯奔逸スル等ノヿナシ認識神識記憶注意判斷理解等ノ力ニ至テモ殆ント尋常ナレ𪜈叡智ハ大都稍尋常以下ニ在リ意思ノ發呈モ亦敢テ健康ノ調度ヲ失ハス言語障礙ヲ認メス要スルニ感覺界ニ於テ稍亢進ノ狀アルモ疾病ノ爲メニ然ルモノト認ムヘキ程ナラズ意思界ニ於テモ異常ヲ認メス但被告ハ幼少ヨリシテ聽力ノ障礙アリ從テ又尋常一般ノ敎育ヲ受クル能ハス加フルニ家人モ之ヲ訓ユルニ力メザルカ爲メ多少叡智界ノ狹隘ヲ呈スルヲ以テ時ニ或ハ幾分癡愚者ニ接スルノ感ナキ能ハサルナリ例ヘハ之ニ問フニ金錢算用ノヿヲ以テスルニ現今ノ貨位ニ據リ圓錢厘ヲ以テスレハ少シモ答辯スル能ハサルモ往時ノ貨位ニヨリ兩貫文ヲ以テスレハ割合ニ能ク加算減算ヲナシ答フルカ如シ是レ從前ノ知識ハ稍備ハリシト雖モ時勢變遷ノ影響ハ餘リニ精神內ニ及フ能ハサルニ因ルナリ
明治三十年二月二十日現在症　身體症狀前同斷ナリ脈搏九十六至强大ナリ然レ𪜈一般ニ衰弱ヲ增シ全身浮腫ヲ呈ス尿利減少シ食思良ナラズ
精神狀態他ニ變常ヲ見ズ自ラ頻リニ罪ヲ犯サヾルヲ訴フ然レ𪜈殆ント身體ノ疲勞ヲ呈シ既ニ檢索ニ堪ヘズ
明治三十年三月十日現在症　身體症狀　病狀增不良脈搏稍不正ニシテ百至ニ及フ弱小ナリ心尖第一音

甚敷雜音ヲ呈ス呼吸困難淚液分泌多ク身體汚穢ニシテ浮腫シ室外ニ出スコ難ク檢診ニ堪ヘズ因テ爾後一時鑑定ヲ中止シタリ
明治三十年四月十日被告ヲ臨檢スルニ一般症狀幷ニ身體狀態前同斷ナリ全身高度ノ浮腫ヲ呈シ殊ニ眼瞼ニ甚敷殆ト瞼裂ヲ沒シ開瞼スルコ能ハス呼吸促迫胸內苦悶ヲ訴ヘ言語微弱トナリ且時々斷續シ每常訴フル處ノ不幸ヲ充分ニ漏スコ能ハス氣息奄々增ミ鑑定上檢索ノ困難ヲ來セリ
明治三十年四月十二日午前二時三十分死亡ス
以上ニ因リ遂ニ鑑定ヲ遂クルコ能ハズ

明治三十年四月十五日

本郷區森川町壹番地

鑑定人　吳　秀　三

第五例　禁治産宣告取消原告河〇長〇〇鑑定書

明治三十五年二月十五日東京控訴院民事第四部判事〇〇〇〇ヨリ禁治産宣告取消事件ニツキ河〇長〇〇ハ精神病者ナリヤ否ヤ若シ精神病者ナラハ其病ノ程度ハ如何此二點ニ付キテ精神狀態鑑定スヘキ命ヲ受ケ明治三十五年二月二十六日及二十七日東京市小石川區駕籠町東京府巣鴨病院ニ於テ診察ノ結果左ノ如シ

〇〇縣〇〇郡川〇町大字野〇百三十一番地士族

河〇長〇〇

四十五歲

（甲）既往症

（一）遺傳　血族中脳脊髓ノ疾病ニ罹リタルモノナク大酒家自殺者奇人罪人等アルヲ聞カズ

父現ニ健在一日獨酌一合ヲ傾クノ酒量ナリ青年ノ時梅毒ヲ受ケタルコアリ

母亦健在別ニ病ミタルコナシ

父系ノ祖父七十歲ニシテ不明ノ疾病ニテ死シ祖母亦既ニ死ス

母系ノ祖父六十歲ニテ死シ祖母若キ時死シ死因不明

父ノ兄弟七名アリ一名ハ卒中ニテ死シ一名ハ鄉里ヲ出走シ他ハ不明ナレモ精神病等アリシコヲ覺エズ

母ノ兄弟ハ皆小兒ノ折死ス

長〇〇ノ兄弟五人アリ長男二十一歳ノ折俗間ニ唱フル癪ニテ死スト云フ他ハ皆健在其他流産ハナシト云フ

(二)本人ノ病歷　(い)胎內ニアリシ时母ニ別ニ故障アリシヲ覺エス

(ろ)十ヶ月ヲ以テ生ル豐熟シ產ハ重シト云フニアラズ

(は)小兒期　生來虛弱三歳ニテ初メテ物ニ寄リテ步クヿヲ得タリ齒牙言語ノ發生稍遲キカ如シト覺ユルモ判明セズ幼ヨリ重聽視力不十分ニシテ才智常人ノ如クナラズ

敎育、目ニ一丁字ナシ

(に)成年期　廿九歳ニシテ妻ヲ娶ル卽現在ノ河〇ひ〇是ナリ

三十一歳ノ时不明ノ熱性病ニ罹リ

三十九歳ノ時腸窒扶斯ヲ患ヒ經過約四十日許中耳炎ヲ合併シ重聽益〻加ハル

生活史　職業トシテ甞テ菓子商ヲ營ミシヿアリシモ金錢計算上頗ル困難ヲ極メ過剩ノ金錢ヲ支拂ヒ損失セシ例尠シトセズ會〻利潤アラハ浪費シ盡クルニ到リテ初メテ止ム後機業ニ轉スト雖モ到底之ヲ以テ糊口ノ途トナス能ハス專ラ父ニ養ハレ月ニ金一圓ヲ與ヘラレ自ラ機ヲ織リテ得タル收入ヲ以テ生計ノ足シトナシツヽアリ其織ル所ノモノハ出來甚タ宜カラズト云フ

智力甚タ癡鈍ナレ𪜈氣質痀癖アリ從前醫師ノ診斷ニヨルニ事ニ因リ怒ヲ發シ器物ヲ擲チ或ハ妻ヲ毆打

スルヿアリト云フ又時々獨語ノ癖アリテ喃々一時間ニ涉ルヿアリ或ハ夜中卒然褥ヲ出テ飯ヲ食ヒ飯ナキ𪜈ハ新ニ之ヲ炊キテ食フヿアリ又ハ茶ヲ煎シテ之ヲ喫ス凡テ傍人ヲ顧ミスシテ己ノ意ヲ滿タサヾレハ慊ラサルノ風アリ

(乙) 現在症

一、身體的症候

體格大ナラサレ𪜈(四尺九寸八分)榮養可ナリ頭形ニ變狀ヲ見ズ

頭蓋ヲ測定スルニ

周圍	五六、七	耳前頭圍	三〇、五
耳後頭圍	二三、六	耳顱頂圍	三二、五
耳下顎圍	二八、〇	前後徑	一九、〇
左右徑	一五、五	鼻根後頭圍	三四、五
耳高	一三、五	前頭骨顴骨突起徑	一〇、五
耳孔徑	一三、〇		

變質畸形トシテ著シキモノヲ見ス一般ニ頭蓋骨ハ顏面骨ニ比シ著シク發育シ鼻根陷沒瞼裂小ナリ兩眼殊ニ右眼ニ於テ角膜白斑ヲ見ル鞏膜部ニ於テ結膜充血ヲ呈シ眼瞼輕度ノ炎症ヲ顯ハシ顏面ニ數多ノ稍ヤ陷沒セル淺小ナル暗褐色ノ瘢痕ヲアラハス父ノ口供ニヨル𪜈ハ皮膚病ノ爲メナリト云フモ本人ハ損

傷ノタメナリト云フ右額面ニ新鮮ナル皮膚剥脱アリ去月九日上圊ノ際誤テ負傷セシモノナリト云フ
耳ニ奇形ナク舌ヲ出サシムルニ稍振顫アリ齒列ハ上顎左第一齒左右犬齒右第二臼齒ノ他ハ皆乳齒ナリ
其他口及口蓋ニ異狀ナシ生殖器ヲ檢スルコヲ得サレ𪜈陰毛ハ極メテ少ナシ脈搏心臟肺臟異常ナシ肝臟
濁音右副胸線ニ於テ第六肋骨ノ上縁ヨリ初マリ第十肋骨ニ終ル
五官機ニ於テ視力ハ一間ヲ離レテ手指ノ運動ヲ認ムニ過キス（6/f）光覺ハ檢スルコヲ得ス聽力右ハ
甚シク犯サレ二仙迷離レテ時計ヲ聞クコヲ得ル位ニテ左ハ皆無ナリ
齅覺味覺共ニ異常ヲ認メズ
運動ノ障碍トシテ顏面ノ神經ニ異常ナシ聲音嘶嗄言語澁滯歩行不整足蹠常ニ床上ヲ摩スルカ如シ時ニ
卒倒セントス殊ニ廻轉ノ𪜈然リ歩調濶大水兵ノ濶歩ノ如シ足踵ヲ以テ他側ノ膝ヲ觸レシムルニ不整巧
ニシテ且ツ緊張性ナリ又指端ヲ鼻尖ニ向ケ動カサシムルニ同シク不調ナリ水ヲ器ニ盛リ飮マサシムル
ニ注意振顫ナシ痛覺觸覺溫覺異常ヲ認メス膝蓋腱反射亢進ス

一、精神的症候

問　何時生れたか

答　安政五年午年なり

問　何時養子に行たか、叔父の宅に

答　ナシ只口ヲ動カスノミ

問　叔父の名は
　答　叔父の名か叔父の名は河○新○
問　何歳の時か
　答　えーなんですよ二十……二十七位のときです
問　叔父の宅に行つたはいつか
　答　小供の時です
問　では二十七とは何か
　答　いや其時は何ですよ……えー…
　ト云ヒ答フルコヲ得ズ
問　二十七歳とは何を曰ふか家内を持つたとを曰ふのか
　答　ヘス恐ク了解セサルナラン
問　嫁を貰たのは何時か
　答　家内ですか……え何ですよ十七八歳のときです
問　夫は明治何年か
　答　（暫ク考ヘタル後）　えー夫は何ですよ……明治かへ夫は少し分り兼ます
問　生れたのは何時か

答　私かへ……三月の……二十……二十……二十……二十七日かと思ます

問　嫁を貰つた日は

答　ひろを貰つたのかへ貰つた月日夫は……えー

ト云ヒ同シ丁ヲ繰返スノミ明答ヲ得ス

問　一年は何月あるか

答　ヘズ分ラヌ様ナリ

問　何月か暑きか

答　（暫ク考ヘタル後）　五六月かと思ふ

問　七月は

答　一番暑ひかと思ひます

問　一番寒ひのは

答　私の考へますには一月や二月かと思ひます

ト甚タ不安心ニテ自ラ疑フ所アルガ如シ

問　一月は何日か

答　三十日あり

問　二月は

答　間違ふてるかも知れませんが二十八日かと思ひます

問　耳の悪くなつたのは何時からか

答　生れつきなるも三年前病氣をして一層悪くなりました

問　其病氣のことを覺えて居るか

答　始は頭が痛み風邪と思ふて居つた中にからもう夢中になり親類にも親にも世話をかけました

答ノ中ニ同言語ヲ繰返シ各其間數分間ヲ費シ顔面ヲ歪メ一語ヲ洩スニ頗ル苦勞ノ觀アリ

問　十錢中三錢五厘買物をなし何錢剰餘あるか

答（何回モ問ハレタル後）　六錢五厘

問　一圓の中三拾五錢遣ふときは

答　七拾五錢殘る

尙一回同シコトヲ問フニ『六拾五錢』ト答ヘ尙『何分目と耳か悪ひため人樣に御苦勞をかけます』ト謝スル色アリ

問　四拾五錢を二ツよせると幾何となる

答　九拾錢になるかと思ひますが間違ふて居ますか

ト怪ム色アリ

五圓紙幣一、一圓紙幣一、五拾錢銀貨一、一錢銅貨三、五厘銅貨一、一厘錢四、二厘錢二、五錢白銅貨一ヲ出シ計算セシムルニ得ズ次ニ拾錢銀貨五、五錢白銅貨五、一錢銅貨三ヲ計算セシメシニ暫ラク經テ拾八錢ナリト答フ之ニ凡ソ一分半時ヲ費ス

問　此所は何所か

答　東京かと思ひます（再三尋問ノ末）ト恐々タリ

問　途中は何て來たか

答　鐵道なり

問　鐵道とは何か

答　明ナラズ終ニ『船の如きものなり』ト答フ

問　どー云ふ譯で汽車は船に似るか

答　明ナラス後『家の樣なり』ト答フ

問　其賃錢は

答　知らず

問　汽車は何により動くか

答　知らざれども人の言葉によると石炭の力なりと思はる

問　拾圓金を借り利足は何程拂ふか

答　利足のことは借たことなければ知らず

問　汝の家に金子何程あるか

答　一文もなし

問　何か他にあるか

答　屋敷と地所あり

問　屋敷は何位か

答　四畝ばかりあり

問　一畝とは何位か何坪か

答フルコトヲ得ズ

問　家の廣さは

答　ほんの狹し（ト云ヒ體ヲ固クシ只モジ〱スルノミ暫クシテ）

奥行四間位間口二間程なり（ト答フ）

問　疊の數は

答　なし（マゴ〱シテ後疊ヲ了解シタルト見エ一笑シ）

よくもわるくも八疊よりなし（ト答フ）

問　常に何をなすか

答　渡世ですか機を織りますか當年は不景氣でいたしませぬ

問　機織るに道具は何を用ゆるか

答　私の用ひますのは當今の道具ならず私は「ひ」を用ゆ「ひ」の外には「はたくさ」「おさ」「おさひき」「あとひき」を用ゆ

問　然らは何を織るか

答　一昨年までは糸織をおりました

問　糸織を十反おるときは何位の利があるか

答　一應には申兼ますが十二反おるときは一圓二十五錢貰ひます

問　汝の村に巡査さんが居るか

答　居ります

問　巡査は何の爲に居るか

答　丁牛か何かするものゝ爲に居ます

問　誰れが之をおくか

答　よくは分りませんが監獄署て御抱なさるのでしやう

問　縣廳てはなきか

答　知らず

問　縣廳とは何か

答　知らず

問　汝の宅は何縣か

答　野田の境村なり何の縣とは知らず

陰部ヲ檢セントスルニ耻チ終ニ涕泣スルニ到ル顏貌空虛時々對話ノ節空笑ヲ洩ラス言語寡弱ニシテ考慮單一ナリ

以上ノ問答ニヨリ猶直接ノ診査ニヨリテ河野長三郎ハ智力ノ發育甚不完全ニシテ形而上ノ概念ハ殆ト之ナク形而下ノヿト雖モ極目前ノヿ又ハ平生慣熟セルヿノ他ハ之ニ明答スル所以ヲ知ラズ殊ニ月日ノ指南力缺乏シ自己嘗テ經歷セシヿノ何歳ノ𪜈ノヿナルヤヲ知ラズ計算ノ能力ハ殆ト無クシテ纔ニ之アリ其他都テ日常ノヿスラモ十分ニ返答スルヿ能ハス之ヲ答フルモ自ラ信シテ之ヲ確言スルヿ能ハズ記憶確實ナラズ理解明亮ナラズ（固ヨリ視聽ノ不十分ナルハ之ヲ顧慮シテ）之ヲ要スルニ其智力ハ著シク發達ヲ妨碍セラレタルモノナリ

說明

右ニヨルニ河野長三郎ハ特ニ揭クヘキ程ノ遺傳史ヲ有セス幼時身體精神共ニ發育遲滯シ五官ノ感覺缺

乏セリ爾來智力常人ニ及ハス又教育ヲ受ケシヿモナク親ク當人ヲ診スルニ身體上ニ於テハ重聽弱視ノ他頭ト顔トノ發育不平均アリ齒牙發生ノ不全アリ歩行蹣跚確實ナラズ皆身體發育ノ不充分ヲ表ハスモノニシテ之ヲ上記ノ精神狀態ニ併セ考フルニ河野長三郎ノ疾病ハ白癡ナリ白癡トハ精神發育ノ尋常度ニ達セサルモノヲ總稱シ精神病中ニ算入スヘキ病症ニシテ其精神ノ薄弱ナルニハ許多ノ程度アリ極甚キハ言語サヘモ爲シ能ハサルモノヨリ輕キハ所謂魯鈍ニ及フモノナリ而シテ其程度如何ハ最モ容易ニ且適切ニ之ヲ子供ニ比較スヘシ故ニ今試ニ之ヲ比較センニ河野長三郎モ亦白癡者ノ一人ニシテ其精神發育ノ程度ハ九歳十歳ノ子供ト相ヒ似タリ即河野長三郎ハ智力ノ發生種々ノ點ニ於テ缺乏シ形而上ノヿハ固ヨリ形而下ノヿニ付キテモ想像理解ノ力甚弱ク計算等ニ於テモ其能力ノ頗ル幼稚ナルヲ見ル加減ノ二法ハ例ヲ金錢ニトリテ問フテスラ遲疑シテ容易ニ對フルヿ能ハス彼カ業ヲ營ミ職ヲ完フスルヿ能ハス生父ノ補助ニ生ヲ送ルモ故アルナリ又彼ハ過去ノ經歷ニ於テ時間上ノ順列ナク己カ他ニ養ハレシ妻ヲ娶リシ𪜈子ヲ擧ケシ𪜈ノ如キヲ擧ケテ云フヿ能ハス寒暑曆日ニ就キテ疎キヿヲモ能ク辨ヘスサレハ記憶能力充分ナラス從ツテ何カ事アリシ𪜈考察判斷ノ能力ニ於テモ甚不完全ナリトセサルヘカラズ加之彼ハ其性(少ナクモ余ノ診察セシ𪜈)順柔溫良ニシテ人ヲ信シ易キカ故ニ其智力ノ不十分ト合セテ最モ他人ニ乘セラレ易シトス以上述フルカ如キノ有樣ナレハ彼ヲシテ獨立治產セシムルヿハ殆ント全ク望ムヘカラサルヿナリトス

鑑定

一、河野長三郎ハ白癡者ニシテ即チ精神病ニ罹リ居ルモノナリ
二、其白癡ノ程度ハ稍重クシテ幼者ノ九歳或ハ十歳ノ精神發育ト程度ヲ同クシ治産ノ能力ヲ大ニ無ミスルモノナリ

右之通鑑定候也

明治三十五年三月十六日

鑑定人　呉　秀　三

※　※　※　※　※

因ニ記ス河野長三郎ハ該裁判中途明治三十五年九月二十日午後七時腦出血症ニヨリ死亡シ同時ニ民事訴訟法第百九十條ニ依リ訴權消滅ニ歸セリ

第六例　監視違犯被告人平松甲鑑定書

明治三十五年四月廿三日東京區裁判所判事〇〇〇〇〇ハ平松甲ガ監視違犯被告事件ニ付キ余ニ

一平松甲ハ目下精神病ニ罹リ居ルヤ否ヤ
一若シ精神病ニ罹リ居ルトスレハ其病症ハ一時性ナルヤ恒常性ナルヤ
一平松甲ハ監視違犯ノ當時既ニ精神病ナリシヤ否ヤ
ノ三項ニ付キ鑑定スヘキヿヲ命セリ依リテ監獄ニ於ケル病床日誌本人ノ診査等ニヨリ鑑定書調製ニ從事セリ

東京市〇〇區〇〇町二丁目五番地〇〇〇〇方士族紺屋職
平　松　甲
明治四年九月生

（甲）犯罪歴

被告平松甲ハ明治三十年四月竊盗犯ニヨリテ重禁錮五ヶ月監視六ヶ月ニ處セラレ同三十年十二月廿四日竊盗再犯ニテ重禁錮八ヶ月監視六ヶ月ニ處セラレ同三十一年九月十三日竊盗犯三犯ニテ重禁錮一年六ヶ月附加監視八ヶ月ニ處セラレ警視廳巣鴨監獄署在監ノ後明治三十三年三月十二日ヨリ神田區黑門町五番地安間龜吉方ニテ監視執行中同三月二十日ニ至リ卒然逃亡シテ往ク所ヲ知ラス仍テ明治三十三年四月廿四日缺席裁判ニテ重禁錮二ヶ月ニ處セラル爾來凡ソ二年三十五年四月四日ニ至リテ淺草警視管內ニ於テ逮捕セラレ明治三十五年四月十六日東京區裁判所公廷ニ於テ同人監視違犯事件公判中精神病者タルノ疑アルヲ以テ鑑定ノ必要アリト認メラルヽニ至レリ

（乙）　既往症

被告家族及ヒ其實姉ナル安○龜○ノ妻共ニ所在不明ニシテ其詳報ヲ聞知スル能ハサルヲ以テ従テ既往症ヲ確定スル能ハズ即チ最モ必要條件タル遺傳關係等ハ悉ク不明ナリ甲ノ余ノ診察中ニ於テ陳述セル言ニ由レハ其父ハ精神病ヲ發セシヿ自己ハ幼時ヨリ一定職ニ在ル能ハス處々ニ彷徨シアリト然レ𪜈是レ現時ノ精神病者タル甲ノ言ナルヲ以テ信據スルニ足ラズ

今回甲カ監視違犯ニヨリテ警視廳鍛冶橋監獄署ニ拘留セラレシヨリ以來ノ監獄醫務所ノ症狀日誌ニ由レバ入監ノ當時已ニ精神病ヲ發起シ居ルヿ明カニシテ其症狀ハ現在症ト同一ナルヲ以テ之ヲ略ス

（丙）　現在症

身體症狀

榮養體格共ニ中等、皮膚黄褐色、顔貌少シク羸瘦スルモ頗ル盛鋭ノ狀ヲ呈シテ衰弱ヲ認メス

身長五尺一寸六分

頭圍	五十六仙迷	耳前頭圍	二十九・五仙迷
耳後頭圍	二十一仙迷	耳顱頂圍	三十五・五仙迷
耳下顎圍	二十六・五仙迷	前後徑	十八・五仙迷
左右徑	十五仙迷	鼻根後頭圍	三十六仙迷
耳孔徑	十三仙迷	前頭骨顴骨突起徑	十四・五仙迷

耳孔鼻棘徑　　　十・五仙迷（左右同長）耳高　　　左右十三仙迷

頭形示數　　　八十一・八（短圓頭形ニ屬ス）

耳形ニ於テハ

耳殼長徑　右六十五、左五十八密迷（左右不同）

橫徑　左右三十五密迷、　　　耳根長　徑左右五十密迷

耳殼下長徑　左右二十八密迷、　　　同橫徑十八密迷

迎珠上緣ヨリ耳尖ニ至ル距離　　　右二十七密迷、左三十密迷

耳垂長　左右十七密迷、　　　八相耳牽　右五十三、八五密迷、　左六十、五密迷

外形耳牽　右百八十五密迷　　　左百六十六密迷（左右不同ナルヿ如斯）

眼瞼及ヒ眼球ニ於テハ異常ヲ認メサルモ其右虹彩膜下部ニ小斑點ヲ現シ瞳孔反應ハ異常ナシ而シテ口腔ニ於テハ懸雍垂右側ニ傾斜シ齒列ハ不整ナリ上顎前齒四個ハ唇面ニ向ッテ著シク突出シ其中前齒ノ隣接面ニ於テ大間隙ヲ有シ下顎左右犬齒モ亦脣面ニ向ッテ突出シ右側第二小臼齒ハ頰面ニ向ッテ突出シ其他二三ノ齲齒ヲ認ム、　腱反射ハ著シク亢進スルモ運動及ヒ感覺ニ障礙ヲ認メス睡眠ハ不足ニシテ或ハ全ク眠ラス目下ハ毎夜二三時間ナリト云フ

精神症狀

（一）知覺力　被告ハ知覺ニ於テハ侵サレサル者ノ如ク能ク諸刺戟ニ對シ反應ス余ハ試ニ其喃々喋語ス

ル間ニ於テ小聲ヲ以テ諸々ノ語ヲ囁キシニ被告ハ正シク之ヲ解シ之ニ對スル言語及ヒ擧動ヲナシ或ハ其室外ニ人ノ通行スルヲ認メ彼レハ典獄ナリト云ヒ著シク注意亢進ヲ呈シ鑑定醫ノ病監ニ近ツクヲ見レハ『洋服を着た人が來た』等ノ言ヲ放チ診察室ニ至ルモ諸物ニ對シテ能ク注目ス而シテ知覺ノ轉導機能ハ最モ著シク亢進シ試ニ被告ノ歷史ヲ物語ルニ際シ卒然他事ヲ言フニ直チニ話柄ヲ彼ノ內容ニ屬スル事項ニ移シ其速ナルヿ健康者ニ讓ラズ余ハ對話中竊ニ針ヲ以テ其足ヲ刺セシニ『痛い己を刺しやがつたな』ト云ヘリ

(二)觀念聯合　甚タシク障礙セラル即チ健康者ハ意味ノ關係ニ於テ觀念考慮ヲ進行セシムルヲ常トスルモ被告甲ニ於テハ然ラズ只類似ノ語ヲ列ネ或ハ語尾ヲ執リテ語ヲ重ネ間々何カ一語ヲ口ニスレハ其ヨリシテ右ノ聯合方ニヨリテ間斷ナク十數語ヲ發シ尙ホ數多ノ語ヲ聯續シ遂ニ其根本ノ考慮ヲ失却スルヿアリ然レドモ時トシテ根本ノ內容ヲ喚起シ聯續スルヿアリ其饒舌ノ中ニモ多クハ多少ノ意味ノ聯續アリ例ヘハ『かばん』ト云ヘバ『其かばん中には金がある其金は何某より貰ひたり其人は己のチーハーの中間で芳原に居た時此の野郎と何處へ行きたり』云々ト云フカ如ク其內容ノ變移甚シト雖モ其意味ハ多少連續シナガラ常人ヨリモ甚早ク進行スルニテ決シテ他病ニ於ケル如ク無意味ノ言語ヲ聯續スルモノニアラズ全ク聯想速度ノ亢進セルモノニシテ此ノ如キヲ意想奔逸ト云フ

(三)意識及ヒ認識(指南力)

問　此所は何處なりや

答　此處は鍛治橋の監獄た

問　本日は何日なりや

答　四月十八日　又タ四月廿四日トモ答フ（五月十五日ナリ）

即チ場所ノ指南力ハ正ニシテ時間ノ指南力ハ確實ナラス

（四）判斷力　甚シク淺薄ナリ即指南力ノ試問ノ後ニ

問　本月は何月なりや

答　四月十八日なり（其實五月十五日）

問　入監は何日なりや其日より在監の日數を加ふれは今日の何日なるかを知らん

即チ其計算法ヲ敎へ入監ノ日ハ被告明答セルヲ以テ之ヲ算シ得ルヤ否ヤヲ待チシニ

答　四月二十四日なり私は警察より何も盜まないのに捕はれて此の監に打ち込まれたから日數も何も知らぬ

是レ計算スル能力ヲ缺クト同時ニ其非ヲ辯解セント欲シテ以上ノ理由ヲ附シ答ヘタルナリ

（五）記憶力　概シテ缺損ナキカ如シ能ク入監ノ日月鑑定醫來診ノ何日頃ナリシヤ或ハ嘗テ所刑セラレタル月日ハ明答スルヿヲ得又往事ニ就キテノ追想ハ能ク保存シ往事ヲ語リテ或時ハ眞ニ近キ者ノ如シ記銘力ハ之レニ反シテ大ニ障礙セラル即チ一旦敎ヘタル月日モ數分時間後ニ於テハ旣ニ答辯スル能ハス是レ蓋シ注意過多ノタメ之ヲ一點ニ集合スル能ハサル結果ナラン

(六八)妄覺　被告甲ハ頗ル多數ノ妄覺アルモノ、如シ彼ハ狐、狸、猫等ガ自己ノ前ニ現出シ或ハ春日ノ局、或ハ三八ノ女ガ夜間監室ノ周圍ニ來リ形ニ於テ聲ニ於テ何事ヲカ甲ニ示スモノ、如ク或ハ西郷隆盛ト女トガ室隅ニ立チ居レリト云ヒ或ハ幽靈ヲ看テ且其者ノ甲ニ大便ヲ自カラ顏ニ塗ルヘシト命スルヲ聞キ之ヲ叱咤スルタメ大聲ヲ發シ幻聽ト應對ヲナスヿ甚シ監獄醫ノ言ニ由レハ甲ハ終夜不眠ニシテ大聲ヲ發シ約一町ヲ離ル、醫務局ニスラ其聲ヲ聞クト云ヒ其發スル言語ノ内容ハ主トシテ叱咤惡口或ハ憤怒ニ堪ヘサルノ言ナリト云フ被告ハ又床下天井ニ何者カ常ニ己ヲ窺フモノアリトナシ米飯ヲ板ノ間隙ニ塗リ或ハ天井ヲ破リテ之ヲ搜索シ或ハ馬丁ガ來リテ汝ハ無罪ナリト言ヒタリナド幻聽アルヲ示スノ症狀列擧スルニ遑アラズ錯覺ニ於テハ症狀著明ナラズト雖モ往々典獄、監視員等ニ向ツテ舊來知己ノ名稱ヲ以テ之ヲ呼フヿアリト云フ

要スルニ如斯幻覺、錯覺ハ多クハ其内容不定ニシテ腦裡ニ固定セス次第ニ新内容ト交換スルモノニシテ被告自己ノ口外スル如ク多數ナラサルモノ、如シ

(七〇)妄想　時トシテ追跡ノ意味ヲ有シ時トシテ誇大ノ内容ヲ有スルモノ、如シ是レ全ク幻覺ニ續發スル結果ニシテ自己ハ常ニ女、或ハ諸動物等ヨリ追跡セラル、モノトシ或ハ自己ハ豪傑ナリト稱シ鑑定醫ノ被告ヲ呼フニ對シ無禮ナリト憤リ或ハ自己ハ法官ナリト云ヒ其眞似ヲナシ或ハ西郷隆盛等ノ名稱ナドヲ唱ヘ頗ル傲然タルヿアリ

(八〇)情調　概シテ爽朗愉快ノ分子ニ富ミ爽快ノヿヲ間斷ナク談シ一見愉快ヲ極ムルノ狀ヲナス然レモ

言談一タビ彼レノ罪狀處刑ノヿニ至レハ一變シテ憤怒ニ移リ『私は何某(朋友)が一寸と一所に來いと言つたから一所に或る家に行き彼つか之を持つて行けと渡した包を持つて出掛けた處が刑事の野郎が己を捕へやがつて、をまけに判事の奴が重禁錮にしやがつた』ト恨ムカ如ク憤ルカ如ク前清朗ノ情調ハ一變シテ憤怒トナリ顔貌獰猛眼光凄然トナル

(九)行爲　擧動ニ於テハ急迫ニシテ診察中ト雖モ少シモ靜止セス或ハ窻ヨリ室外ニ飛出シ或ハ椅子ヲ上下シ或ハ板ノ間ニ或ハ草履ヲ弄シ之ヲ履キ或ハ身體ヲ動カシ或ハ神佛ヲ禮拜スルノ狀ヲナスナド寸時モ休止スルヿナシ

言談ハ時ニ多クハ芝居ノ語調ヲ以テシ恰モ被告自己ガ其舞臺ニ演シツヽアルノ觀アリ

被告ノ病監ニアルヤ衣服ハ悉ク寸斷シ寒冷ノ日ト雖モ常ニ裸體トナリ其室ハ彼レノ糞尿ヲ以テ塗擦セラレ身體モ亦糞臭ヲ放ツ監吏ノ言ニ由レハ時トシテ尿ヲ以テ洗顔スルヿアリタリト云フ

食物ヲ喰フニ器物ヲ以セズ常ニ必ス一タビ器物ヨリ板ノ間ニ移シ然ル後指ヲ以テ之ヲ喰ヒ殘飯ハ悉ク床板ノ間隙ニ塗擦スルト云フ近時ニ至リ好ンテ沐浴ス

(丁)　說　明

(一)精神病ヲ鑑定スルニ最大要件タル遺傳關係ハ其家族ノ所在不明ナレハ之ヲ知ルヿ能ハス但被告ヨリ其父カ精神病ヲ發セシヿアリト聞クノミ然レモ身體徵候即チ頭形ノ變狀(小圓頭)耳殼ノ左右不同、虹彩ノ斑點、齒列ノ不整、懸雍垂ノ傾斜等ノ變質徵候ヨリ推考スレハ本人ニハ身體上ノ變質徵候アリテ

即チ精神病ニ罹ルベキ素因ヲ有スルナリ
(二)被告ハ既ニ竊盜七犯ニ及ヒ一定ノ職業ニ從事シテ之ヲ貫徹スル能ハズ惡風ニ染ミテ其非ヲ悟ラザル等ノ〓アリ是又先天性精神變質徵候トナリテ來リ得ヘキモノニシテ前項身體上ノ變質徵候ト併存スレハ多少然カ看做スヘキ理由アリトス
(三)明治三十三年三月十四日安○龜○方ニ於テ監視執行當時ノ狀況ニ付キテ明治三十五年五月三日余カ東京區裁判所ニ於テ右龜○自身ニ付キテ問ヒシ所ニ由レハ龜○ハ毫モ被告ニ精神異常アルヲ認メサリシト云フト雖モ一ハ法官ノ審理ニシテ病狀診查ノ爲メニ問答セシモノニアラズ一ハ凡常俗人ノ視察ニ基ク考案記憶ナレハ固ヨリ皆參考ノ資ニ供スヘキモノタルニ過キズ
(四)監視違犯アリテヨリ今度ノ入監マテニ約二ケ年ヲ經過シ其間ノ精神狀態ハ之ヲ知ルニ由ナシ
(五)現在症タル知覺過敏、注意過多、轉導機能ノ亢進、妄覺觀念聯合ノ急速及ヒ奔逸、判斷力ノ淺薄、記銘力ノ衰退、情調ノ朗爽及ヒ憤怒ノ傾キアル〓、擧動ノ躁暴ナル〓等ニ由リテ被告ハ目下躁暴狂ニ罹リ居ルモノト診斷ス而シテ其症狀ニ於テ指南力ノ薄弱幻覺ノ夥多ナルニヨリテ躁暴狂中ノ譫妄性ナルモノニ屬スト認ムベシ
躁暴狂ナル病症ニハ病勢ノ弛張アリ經過ノ長短アリ故ニ充分ニ病勢經過ノ視察スヘキ材料時日ヲ有スルニアラサレハ各一病人ニ付キテ發病ノ時期等ヲ推言スル〓難シ且被告甲ニ關シテハ既往ノ〓ヲ探ルヘキ參考人參考書類殆ント之レナシ故ニ監視違犯ノ當時既ニ被告ニ精神異常アリシヤ否ヤノ問題ニ對

シテハ余カ百方苦心セルニモ關ラズ之カ答辯ヲナス能ハズ

（戍）鑑定

右ノ陳辯ニ由リテ左ノ如ク鑑定ス

第一　平松甲ハ目下精神病者ナリ

第二　其病狀ハ經過ニ弛張アルモ久キニ亙ルベキモノナリ

第三　其監視違犯ノ當時ニ既ニ精神病者タリシヤ否ヤハ不明ナリ

明治三十五年六月三日

鑑定人

醫學博士　呉　秀　三

六月三日〇〇判事ハ右ノ鑑定結了ノ通知ヲ得タルニヨリ其鑑定書ニ基キ檢事代理意見ヲ聞キ刑事訴訟法第百八十三條ニヨリ被告平松甲ニ關スル辯論ノ停止ヲ命セリ

※　※　※　※　※

明治三十五年九月十一日東京區裁判所檢事代理〇〇〇〇ハ左ノ通ノ指　書ヲ鍛冶橋監獄署ニ發シ同署ハ明治三十四年六月内務省令第七號ニヨリ被告平松甲ヲ出監セシメタリ

（寫）

被告人　平　松　甲

右監視違犯被告事件ニ付拘留中ノ處醫師鑑定ノ結果精神病者タルモノト思考候條便宜出監可有之候也

明治三十五年九月十一日

東京區裁判所檢事代理　〇　〇　〇　〇

第七例　鑑定書

原籍石川縣金澤市○町○十○番地現時住所不定平民
無職業　坪田利兵衛
嘉永四年六月九日生

坪田利兵衛ハ一昨年二月頃ヨリ本郷四丁目三十番地ニ古物商ヲ營ミツヽ居住シタルモノナルガ昨年十二月中野○仙○○ナル者新ニ同家ヲ買取リシヲ以テ爾來屢〻同人ヨリ其立退キ方ヲ督促セラレシモ利兵衛ハ之ヲ肯ゼザリシヲ以テ本年三月七日野○仙○○ヨリ東京區裁判所ニ出訴シ同月十七日利兵衛ハ其家屋ヲ明渡スヘキノ判決ヲ受ケ同月三十日遂ニ同所ヲ立退キタリ
然ルニ立退後被告ハ猶ホ其家ヲ己レノモノヽ如クニ思ヒ屢〻野○ノ住所ニ至リシモノニシテ野○ノ口供左ノ如シ

『利兵衛ハ立退後屢〻私ノ家ニ來リ前後凡四十囘モ來レリ多キトキハ一日中五六度ニモ及ビシコトアリ私方ニテハ何分其煩ニ堪エズ遂ニハ門口ヲ閉チテ同人ノ入リ來ルヲ豫防セシコトモアリシカ若シ少シニテモ門口ノ明キ居ルトキハ忽チ入リ來ルナリ或時ハ何時迄モ居リテ困却セシ故本郷四丁目派出所ニ訴ヘ出テヽ巡査ノ引致ヲ乞ヒシコトアリ』

三十五年九月二日午後四時二十分本郷警察署市○警部ハ利兵衛ノ本署ニ引致セラレタルヲ以テ之カ取

調ヘヲナシタリ同警部ノ陳述シタル所次ノ如シ
『坪田利兵衛ハ借財ノ爲メ自分所有ノ家屋ヲ野〇ニ賣渡シタルモ立退カサルヲ以テ法廷ニ於テ立退ヲ命セラレタリ然ルニ利兵衛ニハ別ニ懇意ノ者モ無キヲ以テ野〇ノ家ニ入ラントセリ野〇ノ家人之ヲ拒ムモ無理ニ闖入シ主人ノ居ラサル時抔ハ數時間モ其儘居ルヿアリ依リテ野〇ヨリ本郷四丁目派出所ヘ訴ヘ出テシニヨリ巡査出張利兵衛ニ說諭セシニ一時之ニ服シテ立去リシモ三時間許ヲ經テ復タ來リシトテ野〇ノ再訴ニヨリ本署ニ引致ノ上取調ベ私事ノ所爲ヲ以テ他人ニ對シテ妨害ヲ加フルモノト認定シ拘留十日ノ處分ヲ執行セリ』
『滿期後倘屢〻野〇方ヘ立入ルヲ以テ同人方ニテモ大ニ困ルトノ事ニ付引致ノ上說諭セシヿアリ』
五月二十二日被告本人ハ近隣ノ者等ノ好意ニテ金若干ヲ貰ヒ受ケ其金員ヲ以テ歸國スルコト丶ナリシモ何故カ鄕里ニ留マルヿ五六日ニシテ出京シ其レヨリ安宿ニ泊リ居レリ
次テ六月三日朝四頃時本鄕四丁目三十番地內共同井戸ヘ隣人ノ見居ル所ヲ井戸繩ニ懸リテ井戸ヘ身ヲ投ジタリ近隣ノ者之ヲ援ヒ出シ本人ハ被護人トシテ巡査ヨリ本鄕署ヘ引致セラレタリ當時片〇警部ノ取調ニヨレハ
『利兵衛家屋明渡後知己友人ノ救助金ニヨリテ一旦歸國セシモ(加州金澤)國許ナル實弟ハ貧困ニシテ致シ方ナキヲ以テ再ヒ出京セリ然ルニ職業モナク生活スルニ困難セシヲ以テ決心シテ井

戸ニ投身セシナリ』

翌四日午後三時比又亦野○ノ門口ニ至リ其戸締リアルニモ關ラズ樫棒ヲ以テ雨戸ヲ衝キ倒シ家宅內ニ侵入シタリ同日野○仙○○ノ告訴文左ノ如シ

（前畧）『兩三日以前ヨリ私方附近ニ徘徊致居リ候ニ付重ネテ侵入セラルヽヲ厭ヒ晝ノ間モ表格子及ヒ勝手口ノ雨戸ヲ掛金ヲ以テ締リヲナシ置キタルニモ關ラズ被告訴人利兵衞ハ本日午後六（三？）時頃亂暴ニモ勝手口雨戸ノ掛金ヲ櫂形ノ棒ヲ以テ打チ折リ家宅ニ侵入致シ如何樣ニ諭スモ立去ラズ實ニ迷惑ノ次第ニ付何卒相當ノ御處分被成下度此段及告訴候也』

之ニヨリ利兵衞ハ鍛冶橋監獄署ニ留置セラレ東京區裁判所判事○○○○ノ係ニテ取調ヲ受ケ居リシガ其精神狀態ニ異常アルヤ否ヤノ點ニ付キ疑ヲ生シ同判事ハ明治三十五年六月十一日ヲ以テ東京區裁判所刑事第二號法廷ニ於テ余等ニ命スルニ『坪田利兵衞ハ明治三十五年六月四日家宅侵入罪犯ノ當時精神喪失ノ狀態ニ在リタルモノナルヤ否ヤ』ヲ鑑定スヘキコトヲ以テセリ余等ハ之ニ由リテ同日ヲ以テ之カ鑑定ニ從事シ爾來數囘鍛冶橋監獄署ニ臨ミ親シク同人ヲ檢診シ且ツ同人カ法廷ニ於テノ陳述、野○仙○○カ東京區裁判所ニテノ陳述、本郷警察署員ノ陳述、坪○治○○カ金澤區裁判所ニテノ證言等ヲ參照シテ玆ニ此鑑定書ヲ調製セリ

（甲）　既往症

既往症ニ就キテ其詳細ヲ尋ヌルヿ叶ハズ只遺傳ニ就キテ被告本人ノ父ハ中風症ニテ死セリト云フヿヲ

知リ又本人カ過去ニ就キテハ生來愚直ノ方ニテ物事ヲ憂慮スル氣風ナリシト云フヲ知リ得タルノミ

（乙）現在證

（一）身體狀況

體格中等榮養稍〻不給身長五尺一寸體重十壹貫四百匁皮膚ハ帶褐黃色ニシテ僅ニ濕潤シ彈力稍〻減セリ皮下脂肪組織ハ少シク缺乏シ筋肉ハ瘦削ノ傾向ヲ有ス關節運動ニハ障礙ナク脈搏ハ整然中等大ニシテ緊張適度ナルモ少シク遲徐ナリ（五十四至）睡眠ハ十分ナリト稱ス

頭部ハ其形稍〻長圓形ニシテ左右均等ニ發育シ瘢痕ナク毛髮ハ疎ニシテ半白ナリ今方式ニ從フテ之ヲ測定スルニ

周圍	五三・〇仙迷	耳前頭圍	三〇・〇仙迷
耳後頭圍	二二・〇仙迷	耳顱頂圍	三五・〇仙迷
耳下顎圍	二九・〇仙迷	前後徑	一八・五仙迷
左右徑	一四・五仙迷	鼻根後頭圍	三三・五仙迷
前頭骨觀骨突起徑	一二・〇仙迷	耳孔鼻棘徑	一二・五仙迷
耳孔徑	一四・〇仙迷	耳高	一二・〇仙迷
橫經示數	七八・三七八	即チ中顱ニ屬ス	

顏面ハ其形稍長ク左右殆ント均等ニ發育シ所々ニ褐色ナル痘痕散點セリ額ニ皺襞ヲ現ハシ鼻下、兩

頬及ヒ頤部ニ疎ナル鬚髯ヲ生セリ感覺ハ鈍麻シ針刺スルモ僅ニ疼痛ヲ訴フルノミ顏面神經ニ異常ナシ
眼球運動ハ尋常ニシテ結膜ハ少シク蒼白色ヲ呈シ瞳孔ハ左右均、中等大、調節反應ハ尋常ナルモ光線反應ハ稍〻遲鈍ナリ視能ハ遠所ニ向フテハ能ク調節シ得ルモ近物視（讀書）ノ際ニ視野朦朧ヲ訴フ（老視眼）
耳ニアリテハ右外耳輪ノ少シク壓扁セラレタルヲ見聽能ハ尋常ナリ
口唇暗紅色ニシテ乾燥セリ少シク口臭アリ口蓋弓ハ稍〻紅色ヲ帶ヒ齒列ハ稍〻不整ニシテ齲齒ノ爲メ脱落シタルモノ數箇ニ及ベリ
音聲ハ少シク低調ニシテ稍〻嘶嗄セリ構音ハ徹ニ明亮ヲ缺クモ是レ脱落齒ノ爲メナリ其他言語ニ障礙ナシ
胸廓ハ其形尋常胸椎部兩側ニ三ケノ大灸痕アリ呼吸ハ腹式ニシテ肺ニ異常ナク心濁音部ハ右界ハ殆ント中線ニ及ビ心音ハ第二音皆ナ少シク鏗響ヲ帶ヘリ（殊ニ肺動脈並ニ大動脈口ニ於テ）
腹部ハ一般ニ柔軟ニシテ胃ノ下界ハ臍上一半横指徑ノ所ニアリ食慾ハ尋常ナリ肝及脾ハ觸知スルヲ得ズ上腹反射提睾筋反射ハ普通ニ存シ前後便通異常ナシ
上肢ハ其發育左右共殆ント均等ニシテ兩側共尺骨側手腕關節ノ近部ニ於テ方四仙迷ノ間ニ疎ナル生毛部アリ手指ニ輕キ震顫アリ爪甲ハ總テ扁平ニシテ左示指ハ畸形ヲ呈セリ（負傷ノ爲ナリト自告ス）感覺

ハ鈍麻シ辛フジテ尖鋭物ト扁平物トヲ差別シ得ヘク痛覺ハ減弱シ溫冷覺筋覺等ハ之アリ上膊反射常ノ如シ

下肢ハ發育狀態左右均整ニシテ左下脚內側ニ圓形ノ大灸痕アリ又右下脚內側ノ中部ニ於テ皮下靜脈ノ蜒蜿蟠屈セルヲ認ム爪甲ハ左右共第四、五趾ノモノハ稍不正形ニシテ他ハ皆扁平ナリ感覺ノ鈍麻セルコ上肢ニ於ケルニ同シ運動作用ハ凡テ尋常ナリ膝蓋腱反射ハ兩側共頗ル亢進シ足蹠反射ハ微ニ存在ス

（二） 精神狀態

先ツ被告本人ハ月日所在地、周圍ノ事物ニ付キテ之ヲヨク指南シ居ルヤ否ヤヲ檢センカ爲ニ之ト問答スルニ

問　汝は何と云ふか

答　私は坪田利兵衞なり

問　描者は何者ぞ

答　お醫者樣なり

問　此處は

答　鍛冶橋監獄なり

問　此場所は（監獄內療治所）

答　手術場

問　今日は（六月十七日）

答　六月十七日

問　今の時間は（午前九時十分）

答　時計なくては分りませんが十時頃で

即チ自、他、場所、時、ノ指南力ハ尋常ナリ随テ被告本人ノ〔知覺力〕モ亦殆ント尋常ニ存在シ試ニ鍵、小刀、錐、剪刀、鉛筆、聽胸器、燭蠟、摺附木、履物等ヲ示スニ一々之ヲ領會シテ其名ヲ擧ケ得ヘク立テ、臥セ、帶ヲ解ケ、衣服ヲ脱セヨ、外ヲ見ヨ、閉目セヨ、擧手セヨ、等命スルニ亦速ニ之ニ相當スル擧動ヲ呈ス此ノ如ク被告本人ハ能ク我身邊ノヿヲ辨識スレ𪜈然レ𪜈其〔注意力〕ハ尋常程度ニ存セサルモノヽ如ク獄吏ノ檢診室ニ入リ來ルアルモ又余等ガ被告ト談話シツヽ竊カニ手ヲ遣テ被告ノ手背ヲ針刺スルモ殆ント之ニ注意ヲ致スヿナク針刺ノ場合ニ於テハ纔ニ其疼痛ヲ覺ユルニ由リテ初テ之ヲ悟リ得タルニ過ギス

〔記憶力〕ニ就キテハ被告本人ニ著シキ障礙アルヲ認メズ

問　出生年月日は

答　嘉永四年六月九日

問　居所は

答　本郷四丁目三十番地
問　出生地は
答　加州金澤片町六十七番地
問　同胞は
答　長は私、次は治○○次ハ七○○○次はま○次はや○
問　皆何處に居るか
答　皆國許に居ります
問　妻は如何
答　私の十九歳の時迎へました
問　今は如何
答　六年前に死ました
問　子ありや
答　實の子なき故に家内の甥を貰ふて他に預けてあります
問　何處にか
答　横濱○○町二丁目二十一番地遊廓取締青○作○方に預けてあります
問　本年何歳か

答　十歳になります

問　近頃拘留に處せられしことなきや

答　あります警察に八日巣鴨監獄に二日間位

問　月日は何時頃か

答　能く覺えて居りませぬ

問　本郷の家を樫棒を以て破壊して亂入せしと云ふ如何

答　決して左樣の事は致しません只外して入りし迄なり

〔妄覺〕犯罪當時ハ多少ノ妄覺ヲ徵スヘキヿアリシモ現今ニ於テハ殆ント其徵候ナシ

〔妄想〕被告本人ハ比年不遇ニ沈淪シ近時其店宅ヲ立退カサルヲ得サルニ至リ精神身體ノ榮養強健ニ適宜ナラヌヿアリシカ曾テ居宅ノ一隅ニ同居セシ一患者カ稻荷ニ化身セリトノ妄想ヲ抱クト共ニ此稻荷ヲ信仰スルニ於テハ稻荷ノ加護ニヨリテ嚮キノ住所ガ再ヒ我手ニ入リ得ルモノヽ如ク妄想セリ然レ𪜈該妄想ハ敢テ固ク被告ノ精神内ニ固着セス又系統ノ存スルナク以前ノ妄覺ニヨリテ續發シタルモノヽ如シ本人ガ是等ニ關シテ余等ノ問ニ應シテ陳フル所ノ大意ヲ揭クレハ郎左ノ如シ

『某知人の依賴により三十五年二月下旬來奥の一間を大學附屬醫院通療の一患者に貸し置きしことあり其病人は其三月十六日に死亡せしか其後彼は稻荷に化せり』

『曾て患者の所に一賣卜者來り其者より私に日輪樣を信心すへき旨を告けられたり』

『病人附添の看護人が屢〻狐だ〳〵と云ひしことあり』(何ダカ分ラヌガ斯ク聞エシト)

『曾て日と月と雲の畫が見えしことあり』

『病人の紋所は私は菊の紋と思ひ居りしに實は花菱なりと聞きたり或時天道樣の光りに混して花菱の紋が家の引窗より現れ其れを見當に埼玉縣○○郡○○町なる病人の家に達したり』

『飯○にて其晩は立派の宿屋に案内せられ翌日病人の宅なる中○と申す家へ行きしに『夫では祀り呉れるかと尋ねられたり其時私は庭の内に祀ると答へたり』

『曾て本鄕の住所の表にて一の鑛石を拾ひしに其の石の內に親狐と子狐とを其石の窩狀をなせる所に能く認め得たり由りて此事を他人に見せしに是は何でもなし只たのカナクソなりと笑はれたり』

『天道樣の影が私の家の障子に映せしことあり』

『私の居りし家は天道樣が買戻して私に與へて下されたるものならん』

彼告人ハ即チ我家ニ寓セシ患者ノ死亡後幻聽又幻視等ノ同發ニヨリテ其患者ノ死亡後稻荷神トナリ甞テ我家ニ寓居セシヲ德トシテ己レニ其家ヲ授ケタリトノ妄想ヲ起シタルモノナリ右ノ外被告本人ハ考慮ノ缺乏判斷ノ不備ノ明カニ徵知スベキモノアリ被告本人ハ既往ニ就キテモ十分ニ其事ヲ辨セサルモ殊ニ近時ノ事ニ付キテハヨク其經驗セル所ヲ明確ニ判辨スル能ハズ我身邊ニ何事ノ起リ居ルヤ己ハ如

何ナル事態ノ中ニ送生スルヤ等ニ就キテ空漠タル想像ヲナシ又之ニ就キテ考察ヲ廻ラシ之ガ説明ヲ試ミントスルヿナシサレバ被告本人ガ其妄想ノヿヲ陳述スルニ當リテ其委細ヲ尋ネ問フ𪜈ハ自ラ茫然トシテ確答ヲ與フル能ハズ『其れは困りました私には分りませぬ』ト云ヒ又余ガ別ル丶𪜈『次回には能く考へ置きて返事せよ』ト云ヒシニ『そんなことを云つても仕方がない考へろのなんのと云つても無理だ罪なら罪でさつさと遣つて下すつた方がい丶』ト云ヒ憤激ノ餘リ遂ニ啼泣スルニ至リタリ猶又數回ノ尋問ニヨリテ之ヲ稽考スルニ被告本人ハ其考慮深カラズ亦廣汎ナラズシテ其言フ處多クハ常ニ同シキヿニシテ妄想ナラサレハ一身一家ノ事ニ過キス且之ヲ數回反問スレハ遂ニ自ラ答フル所ヲ知ラズ却テ忿激スルニ至ル是レ考慮貧弱ノ為メナリ

（觀念ノ經過）試ミニ被告本人ノ氏名年齢生年月日出生地等ヲ尋ヌル𪜈ニハ殆ント遲滯ナク應答ヲナスモ更ラニ其ガ犯罪前後ノ事或ハ其經歴等ヲ糺問スル𪜈ハ往々ニシテ之ヲ論理的ニ秩序ヲ立テ丶述フル能ハス其談話ハ初ノ問題ノ點ヨリ次第々々ニ他ニ移リテ數分ノ後ハ全ク他ノ事ヲ談シ居リ診者ヨリ再ヒ同一問題ヲ提出シテ之ヲ引返スモ又次第ニ他ニ移リテ暫時ノ後ニハ復全ク關係ナキヿニ談ジ到ル是レ尋常人ノ如クニ一定ノ問題ニ接スル𪜈之ニ對シテ相當ノ答ヲナス能ハスシテ考思力（觀念聯合方）ノ常ヲ失シタルガ為メナリサレド其談話ノ一ヨリ他ヘ移ルハ次第々々ニシテ全ク關係ナキヿヲ前後矢鱈ニ列ヘ立ツルニハアラズ又問題ニヨリ又問ヒ方ニヨリテハ適當ニシテ約マリ付キタル談話ヲナスノ能力アルヿハ左ノ對話筆記中ノ一節ニ據リテ徴知スヘシ

問　家屋明渡後は如何に身を處せしか
答　山に寢ねたり親類に泊りたり諸所を彷徨ひたり
問　夫れは何時頃の事なりや
答　五月二十二日國許に往き一晩泊りて直くに東京へ來ました
問　路銀は如何にせしか
答　國許から金を十圓貰ひ一日に出京し夫れより安宿に泊り間もなく玆（監獄）に來れり
初めに巴町へ行きました

數日ヲ經テ後再ヒ經歷ニ就テ詳密ニ述ヘヨト問ヒ掛ケシニ答フル所前回ト大同小異ニシテ而カモ聯想ノ不充分ナル言談ヲ爲スヲ以テ更ニ反問セシニ『何分にも私には分りませぬから腹でも裂きて試驗して下され抔』語ル是レ蓋シ考慮ノ貧弱ニ基クモノニシテ且ツ又其考慮方ノ常人ニ異ルヲ見ルヘシ

猶ホ一言スヘキハ其觀念方考慮方ノ此ノ如ク奇異ナルヿニシテ或ル事柄ニ付キテ被告人ハ甲時ニハ正當ノ解答ヲ與ヘナカラ或時ニハ又全ク之ニ反スル如キヿアリ假令ハ計算ノ能力如何ヲ檢センカ爲ニ一日問ヲ發シタルニ左ノ如キ答ヲナシ

問　十を十乘すれば
答　矢張り十
問　十を百乘すれば

答　矢張百

問　十を千乗すれば

答　矢張り千

更ニ一日ヲ隔テ、次ナル問答ヲナセリ

問　十を五乗すれば

答　五十

問　十を十乗すれば

答　百

問　十を千乗すれば

答　一萬

或時ハ全ク正シキ答ヲナシ或時ハ全ク違ヘル答ヲナス其誤レルト云フニモ其誤リタル均等ニシテ考ヘ違ヘヨリ出テシカ如クニ見ユルナド是レ甚タ異様ノ事ニシテ尋常人ノ決シテ平然ナシ得ル事ニアラズ猶又余ガ五日ヲ隔テ、検診セシ際ニ前囘ニ診察セシハ何日ナリシカヲ問ヒシニ一昨日ナラント答辯シ又一日此處ニ居ルハ既ニ何日間カト問ヒシニ能ク分リマセント答ヘタルカ如キハ前段述フルガ如ク月日ノ指南力充分ナルニ比シテ實ニ異様ノ返答ニシテ是即チ前段ニ云ヘル考慮方ノ失常ヨリ來レルモノナリ

〔感動〕 被告本人ハ余等ノ前ニアリテ茫然トシテ自失スル如ク更ニ自カラ進ンテハ一語ヲモ發セス種々ニ談話ヲ試ムルモ只タ單調ニシテ顏面ニ感動ノ表出ヲ伴ハス試ニ剪刀ヲ示シ被告ノ舌尖ヲ剪除セントシ又刀刄ニテ眼球ヲ穿刺セントスルモ意外ニ平然タル等ニヨリテ之ヲ察スルニ其感情ノ著ク鈍麻セルヿ明ラカナリ然レ𪜈犯罪ノ事抔尋問スル𬼀ハ感動轉換シ來リテ泣キ悲ムヿアレ𪜈其感動ニモ亦被告本人自カラ充分ノ理由ヲ説明スル能ハス

〔行爲〕 顏貌稍〻痴鈍狀ヲナシ擧動ハ安靜ニシテ且ツ整ヘリ然レ𪜈余等ガ手ヲ擧クレハ之ヲ眞似シ兩手ヲ胸前ニ於テ廻轉スルモ亦之ヲ眞似シ其他兩足ニテ床板ヲ踏ムモ又之ヲ眞似シ又被告本人ニ向ヒ試ニ一ト叫ヒ二、三、四ト叫ヒ天、地、雨、空ナドト叫フニ彼ハ一々其眞似ヲナシ之ヲ反復シ而シテ本人自ラモ何カ故ニ此ノ如ク爲ルヤヲ知ラス之ヲ禁スルモ暫クシテ後之ヲ試ムレハ又同樣ノ所爲ヲナス是等ハ一種固有ノ症狀ニシテ醫學上ニ反響擧動及ヒ反響言語ト稱スルモノナリ余等ハ又試ニ更ニ被告ノ上肢並ニ下肢ヲ或ル位置ニ致スニ多少其他動的位置ヲ保ツノ傾向ヲ有セリ是レ强硬症狀ト云フモノニシテ被告本人ニハ僅ニ其形跡アルノミ是等諸症狀ハ皆被告ノ意思ニ著シキ障礙アルヲ證スルニ足レリ猶又余等カ監獄署ニ臨診セシ際一日被告本人ハ綿入ノ裏ヲ取リ綿ヲ拔キ襟ヲ引キ裂キテ單衣樣トナシ之ヲ裏返ヘシトナシテ穿チ居リタルヲ見タリ

(丙) 説明

被告本人ノ現在證ヲ案ズルニ被告ノ精神狀態中其感動ハ著シク鈍麻シ其顏貌及ヒ擧止ニ於テモ感情ノ

表出セラル、ㇾ殆ントナク剪刀ニテ舌ヲ剪ラントシ刀モテ眼球ヲ突カントスルモ敢テ驚クノ狀ナク更ニ拒ミ否ムノ樣ナキガ如キハ之ヲ證シテ餘リアリ身體症狀中ニテ特ニ著キ感覺ノ減弱（即チ針刺ヲ手背等ニ施シテモ更ニ之ヲ覺エサルモノ、如ク之ニ注意ヲ向ケザル）ノ如キモ亦之ニ因スルモノナルヘシ加フルニ意思界ニ於ケル症狀トシテハ較著ナル反響擧動及反響言語アリ形跡ナガラ强硬症狀ノ存スアリ是等ノ症狀ハ明ラカニ被告本人ニ精神上ノ疾病アルヲ示スナリ

是等ノ症狀タル早發痴狂ト稱スル精神病ニ最モ著シク表ハレ來ルモノニシテ早發痴狂ニ罹レルモノニハ指南力、知覺力、領會力、記憶力等ハ障礙ヲ受クルㇾ甚タ少クシテ而モ感情甚タシク鈍麻シ意思ニ一種異樣ノ變常（上述ノ如キ）アルヲ固有トス猶又此疾ニハ初期ニ於テ幻覺ヲ來タスㇾ多ク之ト同時ニ又ハ後來ニ妄想ヲ呈シ來ルㇾアルモノナルガ其妄想ハ順序ナク聯結ナク又系統ヲナスモノニアラズ茫漠支離ニシテ患者自ラ之ヲ論理上ニ繫キ合ハシテ考想シ話頭ニ上ボスㇾ能ハサルモノ多シトス被告本人モ亦既往ニ於テ時々妄覺ニ襲ハレ又之ニ續發シテ自己ノ不遇ヲ被害的ニ考慮スル裡面ニ於テ野○仙○○ノ家ハ神佛ノ加護ニヨリ自己ノ所有ニ歸セリ抔妄想ヲ起スニ至リタルモノニシテ其指南力、領會力、記憶力等ニ於テハ殆ント健良ナリ然レ𪜈其思考ヲ廻ラスㇾハ常人ノ如クナルㇾ能ハス隨テ其言談ニ於テ話スヘキ標的ヲ定メ秩序ヲ立テ、之ヲ述フル能ハス意想奔逸シテ話ノ半バヨリ次第ニ他事ニ移リテ言フㇾノ亂ル、コト多シ又此思考力ノ失常ニヨリテ其言談擧止ハ常人ノ爲ス所ノ如クナル能ハス殊更ニ奇異常ニ戻レルノㇾヲナスㇾハ計算及ヒ時日ノ問題ニ對スル返答ニヨリテ之ヲ明カニスルㇾヲ得べ

ク此等モ亦早發痴狂ニ多ク見又ハ特ニ見ルノ症狀ナリ之ニヨリテ是ヲ觀レハ被告本人カ目下精神病ニ罹リ居リ其病症ハ專門學上ニ早發痴狂ト稱スルモノナルコハ明ラカナリ

然ラハ『其病ハ何時頃起りたるや』ト云フニ之ニ答フルコハ頗ル困難ナレ𪜈野○仙○○ガ被告本人ノ四月中ノ狀態ニ就キテ余等ノ問ニ答テ

『私は坪田利兵衞が何時も私の家を自分の家なりと云ふ處か間違ひ居ると信せしも併し時々旨き事を云ふこともあり又金錢上の事抔は隨分當然の事を云ひし故に敢て狂人とは思はざりき』

ト云ヒ

市○警部ガ被告本人ガ五月二日ヨリ十日間本鄕警察署ニ拘留セラレシ間ノ狀態ニ就キテ余等ノ問ニ答ヘテ

『拘留中初めは何となく擧動落付かぬ風にて屢〻小便に行き又幾度となく入監理由を尋問せしことあり又時々拍手しては神を禮拜する如き擧動あり三四日目頃より故無く着衣を破綻する等のことあり』ト云ヒ

坪○治○○ハ被告本人ノ五月下旬金澤ニアリシ𪜈ノ狀態ニ就キテ

『神經に多少異狀を來し居る樣に見受けました』ト云ヒ

猶ホ本年五月上旬被告本人ガ本鄕警察署ニ拘留中監守シ居リシ菊○巡査ノ口供ニ

『利兵衛が拘留に處せられ乍ら其理由を忘れ一日中數回言ひ聽かせしも何時も霎時にして忘れしもの丶如く幾度か質問せしことあり』

ト云ヒタル事共ヲ參考シ殊ニ右ノ內被告本人ガ其住居ニ關スル思考ノ如キ拍手ニテ神ヲ拜スル擧動ノ如キハ共ニ被告本人ガ現時懷抱スル妄想ノ內容ト一致セル所アルヲ見、菊○氏ノ陳述モ明カニ被告本人ノ精神狀態カ常ヲ失セシヲ推知セシムヘク且其現在證ヲ見ルニ此病ノ初期ニ多キ症狀（幻覺ノ紛多ナル又感情ノ抑鬱等）ハ既ニ去リテ妄覺妄想ニ對シテ比較的不管性ナルヨリ考フルニ其病初ハ既ニ數月ノ前ニアルモノト認ムベク且被告本人ノ妄想中ノ主坐ニ在ル病客ハ明治三十五年二月下旬以來被告本人ノ家ニ寓居シ其三月十六日ニ病死セシモノナレハ其妄想ノ起リタルハ三月中旬後四月マテノ中ニアルモノト認ムベシ然ラハ被告本人ハ遲ク乇本年三月ノ末頃ニハ既ニ目下ノ病症ニ罹リ居リタリト看做スヲ至當トシ且ツ被告本人ガ明治三十五年六月四日午後三時頃野○仙○○ノ家宅ニ侵入シタルハ是レ其家宅ハ自己ガ曩ニ住居セシ所ニシテ嘗テ我家ニ寓セシ病客即チ稻荷ノ神（又ハ天道樣乇云）ヨリ自己ニ授ケ玉ヒタルモノト妄想シタルニ出テタルモノニシテ其行爲ハ全ク此疾病的思想ヨリ基キタルノ所爲ナリト認ムヘシ

以上記述スル所ニヨリ鑑定ヲ下スコト左ノ如シ

一、被告利兵衛ハ明治三十五年六月四日宅家侵入罪ヲ犯セシ當時精神病ニ罹リ居リ刑法第七十八條ノ意義ニ於テ知覺精神ノ喪失ニ因テ是非ノ辨別ナキ者ナリシト認ムベシ

明治三十五年七月七日

鑑定人　醫學博士　呉　　秀　三

鑑定人　　　　北　林　貞　道

※　　※　　※　　※　　※

因ニ記ス七月八日〇〇判事ハ此鑑定書ニ基キ被告本人ハ犯罪ノ當時知覺精神ノ喪失ニ因リテ是非ノ辨別ナカリシモノナリトナシ之ニ無罪ヲ申渡シタリ

第八例　故殺犯被告人土屋とりの精神狀態鑑定書

明治三十五年六月二十日東京控訴院刑事第三部法廷ニ於テ裁判長判事〇〇〇〇ハ土屋とりのガ故殺被告事件ニ付キ余ニ同人ハ明治三十四年十一月十一日幼兒分娩ノ際精神ニ異常アリシヤ否ヤ其後今日ニ至ルマテノ間モ精神ノ異狀ヲ認ムルヤ否ヤ精神ニ異狀アリトスレハ其證言ニ幾何程ノ信用ヲ置クヘキヤニ付キ鑑定スヘキコトヲ命セリ依テ明治三十五年七月一日ヨリ十月二十六日ニ至ル間ニ於テ鍛治橋

監獄署ニ於テ數回本人ヲ診査シ且本人實母ノ口述、前鑑定人藤○○太郎鑑定書及ヒ豫審調査ヲ參考シ之カ鑑定書ヲ作ルヿ左ノ如シ

長野縣○○郡○村○百○十○番地平民農戶主

土　屋　と　り　の

明治十八年四月廿六日生

（甲）　既往症

（一）遺傳、曾祖父母幷ヒニ其兄弟及ヒ父方祖父母幷ヒニ其兄弟ニ關スル罹病史ハ不明ニ屬ス母方ノ祖父母ハ共ニ健存ス母方父祖ハ壯年時ニハ酒ヲ嗜ミ醉ニ乘シ忿怒暴行ヲ逞フセルコトアリシモ近來ハ酒ヲ廢シテ一切用ヒス老衰痰持ノ性ナリト云フ（母さ○口述）

父ハ生來健全ナラズシテ平素屢腹痛ニ惱ミシガ四十五歲頃霍亂ニテ死亡セリ兄弟二人アリ一人ハ健存シ一人ハ不明ノ疾病ニテ死セリ（母さ○口述）

母ハ現ニ健存シ智力ハ稍尋常以下ニアルガ如シ其兄弟二人アリ共ニ健存ス

とりの異父妹二人アリ共ニ健存ス

（二）本人ノ病歷、（い）胎生期、被告とりのガ母ハとりのヲ懷孕セル初期ニ於テ高サ三尺許ノ石垣ヨリ誤テ墜落シ腰部臀部ヲ打チ其際精神ヲ劇動セシコトアリ

とりのハ月滿チテ生レ生レシ時豐熟シ其產ハ輕カリシト云フ（母さ○口述）

(ろ)小兒期、四歳迄ノ發育ハ常兒ノ如クナリシモ其後ハ智力ノ發達著ク遲滯シ身體發育狀態ハ不良ニシテ齒ノ生ヘ步ミ初メハ常兒ニ比シテ餘程遲滯セリト云フ此期ニ於テ嘗テ痲疹ニ罹リシヿアリ四歳ノ時ニハ夜盲症(?)ニ罹リ醫療ニヨリ全治シ八歳ノ時期ニ認メラルベキ原因ナクシテ一方ノ耳ニ疼痛ヲ訴ヘ一時聾トナリシヿアリ十二歳ノ頃別ニ病ナクシテ頭痛頭重ヲ訴ヘ其症ハ爾來今日ニ至ルマテ持續ス猶ホ七八歳ノ頃睡眠中俄然寢床ヲ離レ室内ヲ徘徊セルコトアリ(母さ○口述)

(は)破瓜期、月經ハ十六歳ノ秋初メテ來潮シ精神上發育ハ依然トシテ澁滯シ身體ハ薄弱ニシテ屢胃部ノさしこみニ惱メリト云フ

氣質ハ溫柔ナルモ寧ロ陰鬱性ニシテ獨立ノ氣象ナク唯父又ハ母ノ命ニ從ヘリ但時々物品ヲ吝マス他人ニ惠與セシコトナキニアラズ(母さ○口述)

實父母ニ養育セラレ幼時ヨリ記憶惡ク常ニ人ニ輕侮セラレシト云フ

敎育ヲ受ケス從テ目ニ一丁字ナシ

生活史、一定ノ職業ナク唯農ノ手傳ヲナスニ過キス獨立ノ生活ヲナス能ハス其ノ爲ス所遲々トシテ捗捗シカラズ常ニ粗漏怠慢ナリシト云フ未ダ正規ノ結婚ヲナサスト雖モ既ニ男子ト通シテ妊娠シ月滿チテ一女子ヲ分娩シタルコトハ豫審調書ニ照シテ明ナリ

(乙) 現在症

(一) 身體的症候

體格ハ矮小ニシテ身長僅ニ四尺五寸ヲ算ス皮下脂肪組織ニ富ムモ筋肉ノ發育十分ナラズ

頭蓋ヲ測定スルニ

周圍	五二・五	耳前頭圍	二九・五
耳後頭圍	二七・〇	耳顱頂圍	三二・〇
耳下顎圍	二六・〇	前後徑	一五・一
左右徑	一四・〇	鼻根後頭圍	三三・〇
耳孔徑	一〇・五	前頭骨顴骨突起徑	一〇・〇
耳孔鼻棘徑	一〇・〇	耳高	一二・五
横徑示數	九二・七一		

變質畸形トシテハ頭顱ハ高度ノ短顱ニ屬シ顏左右不同ニシテ右半稍大ナリ左右内眥廣ク相距タリ鼻梁低シ耳殼ハ左右大ニ其形ヲ異ニシ左耳ハ右耳ニ比シテ前耳輪著シク突出ス之ニ反シテ右耳前耳輪ハ殆ント缺如ス又右耳前庭ハ左耳ニ比シテ著シク深シ右方口角稍低ク口蓋中央線ノ凹陷アリ

脊柱ハ第六頸椎ヨリ第四胸椎ニ至ルマテ左方ニ彎曲ス從テ輕度ノ左方斜頸及ヒ猪頸ヲ呈シ左右肩胛部ニ發育不同アリ

其他齒列四肢生殖器等ニ異狀ナシ心臟肺臟異常ナシ

五官機視覺聽覺味覺嗅覺及觸覺ハ注意力ノ薄弱ナルカ爲ニ一般ニ鈍シ

顏面神經ニ異常ヲ認メス眼球運動ハ遲鈍ナリ音聲ニ異常ナキモ言語ハ小兒謫語ノ如ク且ツ遲滯ナリ四肢ノ運動ハ常ヲ失セズ步行從テ常ナリ

全身痛點ナク其他感覺異常ナク膝蓋反射ハ稍亢進シ瞳孔左右同大ニシテ光線反應アリ

（二）　精神症狀

顏貌ハ茫然トシテ感情ヲ呈露スルヿナク醫ノ前ニ導カレ來ルモ揖禮セス家人ノ前ニ出ツルト同ク擧止動作遲々トシテ周圍ニ應接スルヿ能ハス其精神內容ヲ窺ヒ知ランガ爲ニ之ト對談セルコト左ノ如シ

問　氏名は如何

答　土屋とりの

問　出生地は如何

答　長野縣○○郡字○○

問　番地は如何

答　知らない

問　生年月日は如何

答　分らないんです

問　父の名は如何

答　惣○

問　父は幾歳にして沒したるか
答　いくつだか知らん
問　父は汝の幾歳の時死せしか
答　小さい時に死んだ
問　今より幾年前に死せしか
答　五年許り前に
問　其時汝は何歳なりしや
答　いくつだか知らん
再ビ同一ノ問ヲ發シタルニ稍躕躇シテ『十二だと思ふ』ト疑フモノヽ如シ
問　母は如何にせしか
答　監獄に居る
問　何處より此處に來りしか
答　長野監獄から
問　母の年齢は如何
答　いくつだか知らない
次ニ大凡ノ年齢ヲ問フモ之ヲ答フルヲ知ラス然レ𪜈母ノ名ハ知ル

問　汝は母の何歳の時生れしや
答　知らない
問　三十位の時か
此問ニ對シテ自ラ問ノ意味ヲ理解セサルモノヽ如ク又數字的ニ計算セサルモノヽ如ク唯問ヲ繰返サン許リニ『三十位』ト答ヘタリ
問　汝は何故此處に來りしか
答　私か赤ん坊を殺したと云ふので來た
問　子を殺したのは何時なりしや
答　十一月一日
問　生きて生れたか
答　死んて生れた
問　嫁にいつたか
答　そーじやない
問　誰の子なるや
答　○太郎の子
次テ鑑定者ハ被告ガ源太郎ト密通ノ時期及ヒ交會ノ度數ヲ尋問セルニ稍耻ツル色アリ逡巡答フ

ルナシ強テ問ヲ繰返シテ答ヲ得ントスレハ稍怒氣ヲ帶ヒ稍聲ヲ勵マシ『いつからかしらない』ト斷言スルコトアリ然レトモ言葉ヲ異ニシ後刻再ヒ同一ノ問ヲ發スレハ『去年の五月時分から』ト答ヘ○太郎ト交通ノ時期ヲ漏スコトモアリタリ

問　母の亭主と密通したのか

答　えい（微聲）

問　母の亭主と密通するは非なりや

答　えい（微聲）

問　なぜわるい

ト再三同一ノ疑問ヲ反覆セシ後微聲ニテ

答　どう云ふ譯だか知らん

問　此處はどこの監獄なるや

ト二回反覆シ漸クニシテ

答　知らない（活潑ニ稍激シテ）

問　今年は何年なるや

答　…………

問　今年は何年なるや

答　分らない

ト稍怒リ活潑ニ速ニ答フ

問　今年と去年とは如何に區別するや

答　…………

問　赤兒の生れた前に何處に行きしや神社へ參詣せしや

答　どこへも行かない

問　何れへか行きし筈なり如何

答　生れてからどこへも行かない

斯ク再三記憶ヲ喚起セントセルニ未タ想ヒ出スコトナカリキ故ニ更ニ

問　赤ン坊を生む前にさ

答　山の不動樣へ行つた

問　誰れと同行せしや

答　ぢき下のをばさんと

問　をばさんの名は何と云ふ名なるや

答　忘れちまつた

問　こゝへ何時來りしや

答　三月

問　今は何月なるや

答　知りません

問　今は冬か秋か夏か

答　…………………

問　夏かト反問セルニ其頃ナルヲ悟リシモノヽ如ク

答　えい

問　汝は戸主なるや

答　えい

問　戸主とは何ぞや

答　しらない

問　家に何をか所持するや

答　何にもない

問　畠に何を作るや

答　麥

問　麥は何時蒔くや

答　何時頃まくかしらない

問　十月頃か

答　はい

問　青いのは何時頃現はるゝや

答　知らない

問　實は何時生ずるや

答　知らない

次ニ算數上ノ事ヲ問フニ簡單ノ加算スラ答へ得ザルコトアリ例之ハ十ト三ヲ加フレハ幾何ト問フニ答ヘス十三ナラントト云ヘハ『へい』ト應スルノミ二十ト三十ヲ加フレハ幾何ナリヤト問フニ稍時ヲ經テ五十ト答フ然レ𪜈五十ト二十五ノ和及ヒ五十錢ト二十五錢トノ和モ之ヲ知ラズ十ノ十倍ハ幾何ナリヤト問ハヾ時ヲ經テ百ト答フ其他百ノ五倍十ノ五倍ハ之ヲ知ラズ唯『一錢が五つでいくらか』ト問ヒ『五錢』ト答ヘタリ更ニ五十錢銀貨一個二錢銅貨二個ヲ示シ之ガ合計ヲ尋ネシニ躊躇之ニ答フル能ハス因テ

問　計算し得さるや

答　はい

茲ニ於テ勘定セントト叱ラルヽゾト促セルニ微笑ヲ洩シ『いやだ』ト答フ

以上ノ問答ニヨリ且種々ノ診斷法ニヨリ被告土屋とりのハ少ナクモ目下智力ノ程度甚タ低ク形而上ノ概念ハ殆ント之ナク形而下ノ事ト雖モ極目前ノコト又ハ平生慣熟セルコトノ他ハ之ヲ明答スル能ハス場所月日ノ指南力缺乏シ自己甞テ經驗セシヿノ何歳ノ時ノヿナルヲ知ラズ計算ノ能力ハ無教育ノ爲ニ大ニ少シト雖モ彼カ年齢時ニテ常人ノ能クシ能フ簡單ナル計算スラナシ得サルモノアリ且彼カ記憶ハ確實ナラズ要スルニ被告ノ智力ノ發達ハ其幼時發育時ニ於テ著キ障礙ヲ受ケ以テ今日ニ至リタルニ外ナラズ

說明

以上記載ニヨリテ考フルニ被告カ遺傳ハ左程ニ重キモノト認ムル能ハス祖父ガ酒客タリシ他被告ノ母ニ輕度ニ精神薄弱（癡愚）ヲ認ムベキモノ、如キニ過キス然レ𪜈母カ被告ヲ懐孕セル𬼀誤テ高所ヨリ墮落シ精神ノ劇動（所謂震盪）ヲ來セシト云フガ如キ生母妊娠中ノ外傷感動ハ往々ニシテ其產兒ノ身體精神ニ不良ノ影響ヲナシ或ハ白癡ノ原因トナルヿアリ

被告とりのニ在リテ前文精神發育障礙ハ果シテ何ニヨリテ起リシカト考フルニ被告ガ既往症中其幼時身體精神ノ發達遲滯シテ著シク常兒ニ後レタリト云ヒ且出生後被告ニ特ニ病狀ヲ認メサリシヲ見ルニ其障礙ノ原因ハ既ニ此時又ハ其以前ニアリシモノト看做スヲ妥當トス

身幹ノ矮小脊髓ノ彎曲頭顱ノ形態ヨリ察スルニ被告ノ身體ニ他ノ類當症狀ヲ發見セサルモ其身ニ佝僂病ノ存スルハ明白ナレハ或ハ頭顱ノ底部ニ骨格ノ失常アリテ腦髓ニ變形ヲ延キ致シ從ツテ精神發育ノ

常徑ヲ取ル能ハサルニ至リシモノカ顏面神經ニ麻痺等ナクシテ顏面ノ左右不同症アルガ如キモ幾分之ヲ證明スルニ足レリ果シテ然ラハ被告ノ精神身體ノ發育障礙ハ出生前又ハ最幼時ニ淵源シタルモ猶ホ其後ニ於テ佝僂症ノ發成ノ爲ニ益其著キヲ加ヘタルモノト認ムベシ

以上掲ケタル體軀ノ矮小脊椎ノ彎曲ノ他被告ノ身體ニハ短頭顱（頭顱ノ前後徑ノ左右徑ニ對スル割合ノ小ナルヲ云フ）肩胛部發育ノ左右不同全身脂肪組織ノ過度ノ發育等ノ變常アリ精神上ニ於テハ幼時ヨリシテ右精神發育障礙ノ他ニ神經症狀ノ一タル夜盲症又ハ所謂寢惚症（夢遊症類似）アリ十二歲頃ヨリシテ今日ニ至ル迄常習性ニ頭痛頭重ニ惱ムヲ見ルニ被告カ幼時ヨリ今日ニ至ル迄神經病質ノモノナルヿ明ナリ

抑精神發育ノ不全ハ精神病學上之ヲ白癡ト稱シ白癡トハ凡テ精神作用ノ尋常度ニ達セサルモノヲ總括シ其精神ノ薄弱ナルニ許多ノ程度アリ極甚シキハ言語サヘモ爲シ能ハサルモノアリ極輕キハ所謂薄鈍《ウスノロ》ニ及フモノナリ其程度ハ之ヲ小兒ニ比較スルヲ最モ適切明亮ナリトス

今被告土屋とりのモ亦精神發育ノ不十分ナルモノニシテ所謂白癡（其輕度ナルモノ）ニ屬シ其智力常人ニ劣リ其精神ハ種々ノ方面ニ於テ其發育缺乏シ目下ノ月日ヲ知ラズ居所幷ヒニ在地ヲ詳ニセズ我生年月ヲ辨ヘス父母ノ年齡生死時ヲ算フル能ハス記憶ニ關シテハ殊ニ時間ヲ推測スルヿ不十分ニシテ既往ノ經歷ニ就キテ其何時ニアリシヤ亦其各事實ノ孰レカ前後ナルヤ等ニ至テハ殆ント答フル能ハス想像理解ノ力モ亦甚弱ク其思考ノ事柄ハ形而下ノ事ニ猶ホヤヽ確ナルモ形而上ノヿニ至テハ殆ント缺乏

シ居リテ田舍ニテ常見ル菽麥ノ播種成長ノヿニ付キテスラ充分ノ想考記憶ヲ有セスシテ世事ノ善惡邪正ニ關シテハ殆ント全ク之ヲ判斷スル能ハス唯傍人ノ言フ所ニヨリテ批判スルノミニシテ其理由ハ毫モ其辨スル所ニアラズ其智力ノ程度ハ計算ニヨリテ之ヲ見ルモ明ニシテ加減ノ二法モ不十分ニシテ金錢ニ例ヲ取リ實物ヲ持テ勘定セシムルモ容易ニ又正當ニ答解スル能ハス其能力ノ甚タ薄弱ナルヲ知ルニ足ルナリ

此精神能力ノ程度ヲ以テ之ヲ小兒ニ比スルニ被告土屋とりのガ智力ハ七八歲ノ子供ノ智力ト其度ヲ同クシ最モ善ク之ヲ見積ルモ其智力決シテ十歲以上ノ子供ノ上ニハ出テスト推考ス

此智力不全ハ精神ノ發育不全ニ基クモノニシテ被告ニ於テ其起リ始メハ胎生時又ハ最幼時ニアリタルモノニシテ即チ被告ハ幼時ヨリ今日迄白癡ナル病症ヲ患フルモノナリサレバ彼カ被告事件アリシ當時ニモ其後今日ニ至ルマテモ亦此病アリシハ明ナリ

偖然ラハ被告とりのガ言談ノ信用スベキ程度ハ如何ト云フニ其言ノ既往ニ關スルモノニ付キテハ之ヲ被告ノ記憶力ニヨリテ判スルニ他ナク其記憶ハ被告ニ於テ前項ニモ述フルガ如ク又一般ニ然ルカ如ク事實ノ有無ノ記憶ハ事實ノアリシ時日ヲ推知スルヨリモ容易ナルモノナリ故ニ其事ノアリシ時日ヲ忘レテ云フ能ハサル者ニテモ猶其事實ノ有リシト否トハ之ヲ記憶スルヿアルモノナリ故ニ被告ノ陳述ニ付キテモ此邊ヲ斟酌シテ取捨スルヿヲ得ヘシト信ス然レ𪜈被告カ智力ヲ以テ八九歲ノ子供ノ智力ノ程度トスレハ其事實ニ關スル記憶ノ信用スヘキ程度モ亦自ラ推測シ得ヘキナラン

右ニヨリテ左ノ如ク決論ス

鑑　定

(一)被告土屋とりのハ明治三十四年十一月十一日幼兒分娩ノ當時及ヒ其後今日ニ至ルマデ其精神ニ異狀アルモノナリ

(二)被告とりのノ證言ニハ盡ク信用ヲ措キ難シ

右ノ通リ鑑定候也

明治三十五年十二月二十四日

東京市本郷區西片町十番地

鑑定人　醫學博士　吳　秀　三

＊　＊　＊　＊　＊

被告土屋とりの(明治十八年四月廿六日生)ハ明治三十四年一月頃ヨリ其母さ〇(慶應〇年二月二十四日生)ノ内縁ノ夫タル箱〇〇太郎(明治〇年十月十四日生)ナルモノト私通ノ末妊娠シ明治三十四年十一月十一日午後二時頃成熟セル女兒ヲ分娩セシガ前記さ〇及〇太郎ハ外聞ヲ憚リ其兒ヲ壓殺セリトノ嫌疑ヲ受ケ嬰兒屍體ヲ其居宅ノ脇ニ埋メタルコト長野警察署ノ探知スル所トナリ前記三名ハ拘引セラレシモ箱〇〇太郎ハ長野地方裁判所〇〇支部豫審廷ニ於テ豫審ノ末嬰兒殺害ニ加擔シタルノ證憑十分ナラズトテ放免セラレ被告土屋とりの及さ〇ハ長野地方裁判所刑事部ニ於テ審理ニ付セラレ明治三十五年二月十五日判事〇〇〇ハ土屋さりのニ對シテハ醫師〇〇〇〇〇ノ鑑定ニ

ヨリ先天性白痴症ニシテ是非ノ辨別力ナキモノナリトノ理由ヲ以テ又被告さ○ニ對シテハ嬰兒ヲ殺害シタル事實明白ナラズトノ理由ヲ以テ共ニ無罪ヲ宣告セリ然ルニ長野地方裁判所檢事正○○○○ハ直ニ此判決ヲ不當トシ控訴ヲ申シ立テタルニヨリ東京控訴院ニ於テ公判ヲ開廷シ此ニ被告土屋さりの精神狀態ヲ鑑定スルノ必要ヲ生セリ

猶又是被告人ノ此鑑定書提出ノ後明治三十六年一月十六日罪ヲ犯ス時知覺精神ノ喪失ニヨリ男女ノ辨別ナキモノナリトノ理由ヲ以テ免訴トナレリ

第九例　塚○○三郎精神狀態鑑定書

右塚○○三郎ハ文久元年十二月二十八日生ニシテ本年齡四十二歲長野縣○○○郡○○町字○○町○○○○番地ニ住スル平民佛具商ニシテ平素ヨリ一種ノ酒癖アリケルガ明治三十四年十一月十一日ニ於テ早朝家ヲ出テ或ル酒店ニ於テ五合許ノ酒ヲ飲ミ午後三時半家ニ歸リ來リ實子○子(當時十五歲)ガ退校ノ遲キヲ憤リ之ヲ詰責セシ後我妻と○(元治元年五月二十五日生)ト云ヒ爭ヲナシタル末長羅宇ノ烟管ヲ以テ之ガ頭部ヲ毆打セシガ妻と○ハ之ヨリ頭痛惡心嘔吐ヲ發シ翌十二日午後五時遂ニ死亡セリ

醫師百○○○ノ塚○と○ノ死體ノ剖見ニヨレバ右顱頂骨中央部皮膚ニ一錢銅貨大ノ挫創アリ此部ノ皮

下ニ溢血斑アリ硬腦膜表面ニハ右顱頂部ノ後部ニ一大凝血アリテ徑二寸八分ヲ算スル前方細ク後方大ナル不正形ヲナシ厚サ七分ニ及ベリ此部ニ相當スル顱頂骨ニモ溢血斑アリ腦實質ニ出血ナシ其他全身貧血兩肺鬱血右肋膜癒着肝臟鬱血アリ由ツテ百○氏ハ之ヲ頭部ノ打撲ニヨリ硬腦膜上出血ヲ招キ爲ニ腦壓迫症ヲ發シテ死亡セルモノト鑑定セリ

被告ハ之ニ由リテ明治三十四年十一月十二日午後長野縣○○監獄支署ニ拘留セラレ同十二月十日長野○地方裁判所○○支部ニ於テ豫審決定シ同十二月十二日長野ヘ送致セラレテ長野縣監獄署ニ入リ長野○地方裁判所ノ重罪公判ニ附セラレシガ

被告ハ明治三十五年二月四日長野地方裁判所刑事部法廷ニ於テ左ノ如ク陳述シ

　私は時に酒を飲み度なる癖があり其時も恰度其病氣が起り酒に醉ふて居つて何を云ふたのか何を致したのか碌々覺えがないであります：：平素は晩酌などは致しませんが病氣が起ると矢鱈に飲み度て仕方がないのです：：自分には特別な病氣があつて酒を飲み度なると無暗に飲み度なり際限もなく飲むのであります

猶ホ辯護人ハ被告ガ平素絶エテ酒ヲ用ヒザルモ不時ニ酒慾ノ發シタル時ハ數時ニ亙リテ暴飲ヲナスモノナリトテ日家榮帳ト題スル帳簿ヲ提出シ其内所々ニ數日引續キ酒購入ノ記載アリ又其間數日數十日間ハ酒購入ノ記載ナキ箇所アリ甲ハ病ノ發セシ時乙ハ病ナキ時ナリト論ジ○○町醫士丸○○三郎ガ昨年（明治三十四年）一月中被告宅前ヲ通行ノ際被告ガ中酒狂ニ罹リ大聲ヲ發シ一種異様ノ狀況ナリシヲ

見實ニ奇體ナル病氣ナルヲ認メタリト云ヒ又○○町與○○末○娘鮎○よ○○同所淺○善○○母某及丸○さ○等ガ被告ノ數日間飲酒ヲ續ケ大聲ヲ發シ且狼藉ヲ極ムル事實ノ詳細ヲ知リ居リ殊ニ淺○善○○母ノ如キハ被告ノ酒癖ハ普通ノ者トハ相違シ居リ或ハ何物カノ祟ナラントテ祈禱ヲナシ呉レタル事實アレバ是等ヲ訊問サレ度コトヲ請求シタリ

之ニ附キ長野地方裁判所檢事中○○○○ハ○○警察署長安○貞○ニ照會シテ被告ノ身元ヲ搜索セシメ左ノ回報ヲ得タリ

(○三郎ハ)年少ノ頃ヨリ酒ヲ嗜ミ其度ニ過クレハ人ト爭ヒ倨傲尊大ヲ氣取リテ狼藉ニ涉ル始末ヲ演スルヲ常トセシヲ以テ人ハ之ヲ忌避スル程ナリシカ數年前ヨリ人中ニ出テ酒ヲ飲ム事ハ更ニ爲サス(是ハ妻及ヒ父兄等ヨリ深ク戒ムル處アルト又自カラモ考フル處アルニ依ルナラン)然レドモ性來ノ嗜酒ハ止マスシテ數年前ヨリ又一種ノ惡癖コソ起レリ之カ癖ハ自家ニアツテ毎月一回乃至隔月ニ一回位宛酒ヲ飲ミ之ヲ飲ミ始ムレハ數日ニ涉ルモ容易ニ止メサルヲ以テ常トシ飲酒中ハ肴モ食サス又喫飯等爲ス無ク嘔吐等アリテ爲ニ身體ハ疲勞ヲ來シテ言語澁滯立居自由ナラサルニ至リテ始メテ粥湯等ヲ少シ宛用ヒ漸クニ回復シテ依然ノ身體トナルモ酒ヲ飲ミ始ムルヨリ此回復ニ至ル迄ハ大凡十二三日間モ掛ルヲ例トシ右大酒後暫クノ間ハ酒ヲ見ルモ或ハ厭フト云フ有樣ナルモ前記ノ如ク又飲氣ヲ催シ來テ終ニ飲ミ續クルニ至ルト云フ酒ヲ呑ミ始ムレハ其量測リナク酩酊ニ至レハ水ヲ混和シタルモノヲ飲マシムルモ更ニ判別ナキヨリ妻女ハ之ニ供スルニ水ヲ割テ

飲マシムルヲ例トスル趣右ノ如ク稍知覺ヲ失スルアルモ未タ酩酊ニ到ラサル中酒カ盡キタルトカ或ハ見合スル樣勸ムル等ノ事アレハ忽チ激怒シテ暴言ヲ吐キ或ハ器物ヲ投毀スル等ノ始末ヲ演ズル趣ナリ

右酒癖ハ多ク世間ニ聞カサル處ナルモ稀ニハ中酒狂ト云フテ斯ク惡癖者モアルナラント云ヘリ塚〇〇三郎ノ酒癖ニ就テハ近隣親戚ノモノハ能ク認メ居ル處ナリト云フ

是ニ於テ明治三十五年二月十七日〇〇地方裁判所ニ於テ裁判長大〇〇〇ハ〇〇〇縣監獄醫藤〇〇太郎ニ被告ガ精神狀態ノ鑑定ヲ命ジ同人ハ同年三月十七日其鑑定書ヲ差出シ被告ノ病狀ヲ精査シテ急性一時性中酒狂ト診定セリ同年十二月十四日鑑定ヲ命ゼラレタル醫師丸〇〇三郎モ同日其鑑定書ヲ差出シ其病性ヲ急性中酒狂ナリト認定セリ

明治三十五年四月八日大〇判事ハ此鑑定書ニヨリ被告ヲ兇行ノ當時全ク是非ノ辨別ヲ喪失シタルモノトシテ無罪ノ宣告ヲナシタルニ檢事〇〇〇〇〇ハ直ニ之ヲ其當ヲ得ザルモノト認メ控訴シタルニヨリ此被告事件ハ東京控訴院ニ移サレ明治三十五年九月十七日東京控訴院刑事第三部ニ於テ公判ノ末再タビ鑑定ヲ要スルコトトナリ

明治三十五年十月一日東京控訴院刑事第三部法廷ニ於テ判事常〇〇〇ハ余等ニ塚〇〇三郎ノ毆打致死被告事件ニ付キ左ノ事項ヲ鑑定スベキコトヲ命ゼリ

一　中酒狂トハ如何ナルモノナリヤ

一、塚〇〇三郎ハ中酒狂者ナリヤ否

一、被告〇三郎ノ犯罪即チ明治三十四年十一月十一日被告〇三郎カ其妻ヲ毆打シタル際ニ被告〇三郎ハ知覺精神ノ喪失ノ狀態ニ陷リ居リシヤ如何若シ陷リ居リタリトセバ何ニ基クヤ

余等ハ即チ此命令ニ基キ被告〇三郎ニ就キ此鑑定書ヲ作リシガ先ツ余等カ知リ得タル既往症狀及ビ現在症狀ヲ擧ゲ其中ニ就キテ猶ホ殊ニ其飮酒ニ關スル既往症現在症ヲ詳細ニ觀査シ然ル後被告ガ兇行當時ノ精神狀態及ヒ其病症如何ニ論シ及ハントス

既往症

先ツ其ノ遺傳ニ關シテ其關係如何ナルヤヲ見ルニ曾祖父母及ビ其兄弟ニ就テハ其性行及ビ病症等詳ナラズ

父方祖父六十餘歲ノ時一日著キ原因ナクシテ腦溢血ニ罹リ言語稍澁滯シテ運動自由ナラズ醫治ヲ加フルモ輕快セズ三十日許ニシテ昏睡狀ニ陷リ終ニ鬼籍ニ上レリ生前强壯ニシテ重患ニ罹リシコトナク性酒ヲ好ミタレドモ豪酒セズシテ一回三四合ヲ越エズ醉ヘバ意氣發揚シテ或ハ多言トナリ或ハ歌ヒ或ハ舞ヘドモ人ト爭論等ヲセシコトナシ只靑年時放蕩セリト云フ

父方祖母ハ性甚自恣ナリシ三年間許子宮病ニ惱ミ心神鬱憂頭重頭痛等ヲ訴ヘ漸次衰弱シテ死亡セリ酒ヲ飮ミタレドモ少量ナリ

母方祖父ハ五十六七歲ノ時腸窒扶斯ニテ死セリ生前著キ疾病ニ罹リシコトナシ酒ヲ好ミタレドモ每日

飲酒セシニアラズ酒量ハ詳ナラサレドモ豪酒家ト稱セラレタリ醉フモ躁暴トナラズ直ニ睡眠ニ就クヲ例トセリト云フ此祖父ニ一人ノ兄アリ被告ノ出生前死亡シ其病名年齢等不詳ナリ然レドモ其在世中常ニ酒ヲ嗜ミ大酒豪飮ヲ試ミ又常ニ撃劍ヲ能クシ一日大酒後醉ニ乘ジ些少ノ出來事ヨリシテ他人ト隙ヲ生シ其敵六人ヲ殺害シ一人ニ重傷ヲ負ハシメ意氣傲然大ニ其勇氣其技倆ニ誇リシコトアリト云フ

母方祖母ハ生來健全著キ疾患ナク又飮酒セズ六十六歲ノ時家事ニ勉メ居リテ卒然腦出血症ニヨリテ死セリ兄弟五六人アリタリト云フモ其性行死因等詳ナラズ

實父ハ五十三歲ノトキ腸窒扶斯ニテ死セリ其病中精神ノ異常譫語等ヲ見サリキ性酒ヲ嗜ミ幼年ヨリ飮酒ヲ始メ年ヲ逐フテ其量ヲ增シ遂ニ豪酒家ト稱セラル丶ニ至レリ廿五歲ノ時酒ヲ被リテ大醉シ自失シテ他人ニ介抱セラレ臥蓐ニ入リシヲ知ラズ醒覺後『武士タル者斯ク泥醉シテ何ノ面目アラン』トテ深ク感ズル所アリ爾後大ニ飮酒ノ量ト度數トヲ減制シ結婚時即廿五歲頃ハ獨酌スル等ノコトナク交際時ニノミ飮酒セリ時々過量ヲ口ニセシコトアルモ酒荒狀態ニ陷リシコトナシ

實父ノ弟一人アリ性酒ヲ嗜ミ飮メバ甚ダ發揚シテ倨傲自ラ高ブリ他人ノ言ヲ容レズ爲ニ酒席ニ於テ屢人ト爭論又ハ喧嘩セリ然レドモ平素酒ナキトキハ溫柔ニシテ人ト爭ヒシコト等ナカリシト云フ四十歲以上ノ頃腦溢血ニテ死セリ

實母ハ六十九歲ニシテ生存シ著キ疾患ニ罹リシコトナキモ感情過敏ニシテ立腹シ易ク時々手足痲痹ス飮酒少量ナリ

實母ノ弟二人アリ

甲ハ豪酒家ニシテ幼時ヨリ飲酒シ二十四五歳以後ニ至リ酒量最モ多ク毎日飲ムコト三升ヲ下ラズ對酌ナレバ酒中ニ人ヲ迎送シ屢夜ヲ徹シ連飲十晝夜以上ニ亙ルコトアリ初メ四五日間ハ發揚シテ聲ヲ放チ誇負ニシテ頻リニ金錢ヲ浪費スルモ漸次言語障礙ヲ來タシ歩行蹣跚トナリ擧止不穩ニシテ安眠セズ尙連飲スレバ益沈靜シテ擧動恰モ兒狀トナルヲ例トス二十七八歳ノ時精神異狀ヲ呈シ追跡妄想及ビ嫌食症アリ是ヨリ斷然酒ヲ斷チシニ二ケ月許ニシテ精神症狀全ク去レリ然ルニ其後モ又大酒シテ止マズ四十八九歳ノ時精神再ビ變調シテ其度前回ヨリモ烈ク自ラ犯罪セシコトアリト妄想シ他人ヨリ追跡セラルトテ時々戶障子ヲ押明ケ又ハ窻ヨリ遁走センコトヲ企テタリ食物ヲ與ルモ其內ニ毒物ノ混在スルナラント疑ヒテ容易ニ攝食セズ又酒ヲ口ニセズ暴行セシコトナシ或ル寺ニ靜居スルコト一年許ニシテ精神ノ狀態殆ンド常ニ復シテ歸宅セリ爾後一年許ヲ經テ又々毎日飲酒スルニ至リ其量ハ極度一日一升位ナリシ酩酊スルモ發揚或ハ躁暴狀ニ及ブコトナシ五十三歳ノ時突然腦卒中症ニテ死去セリ

乙ハ今尙生存シ五十二歳ナリ生來强壯ニシテ嘗テ右鼓膜穿孔症及赤痢ヲ患ヒシ他著キ疾患ナシ性大酒縱飲ヲ好ミ飲メバ意氣發揚シテ愉快自ラ禁スル能ハズ或ハ舞蹈シ或ハ家ヲ出デテ靑樓ニ上リ徹宵痛飲シ流連シテ歸ラズ無謀ニ金錢ヲ濫費スルコト屢ナリ其飲酒量ハ當時二升位ヲ極トセシカ現時ハ更ニ亂飲スルヿナシト云フ

實母ノ姉一人アリ身體健康ナリシモ精神痴鈍トナリテ人ヲ辨識スルヿ能ハズ記憶力弱ク病ムヿ六七年

許ニシテ七十歳ノ頃死セリ多少飲酒セリト云フモ酒量明ナラズ
實母ノ妹一人アリ目下生存シ精神ニ異常ナシ飲酒極度一合位ニシテ僻性ナク只性質甚タ短氣ナルノミ
被告ノ同胞ハ六人ニシテ被告ハ其五番目ナリ兄二人姉二人弟一人アリ長兄ハ幼時病死セルモ病症明ナラズ次兄ハ四十九歳ニシテ生存ス生來强壯ナルモ梅毒ニ感染セシコトアリ二十六歳頃ヨリ飲酒ヲ始メ其量四五合位ナリ而モ好ンテ自ラ求メ飲ムニアラズ酒ヲ飲ムトキニハ發揚狀又ハ躁暴狀トナルコトナク只睡眠ヲ催フスノミ子五人アルモ精神異常者ナシ長姉ハ卅七八歳頃ノ時子宮出血症ニテ死セリ其子四人内第二男性酒ヲ嗜ミ放蕩ニシテ行衞不明ナリ次姉ハ四五歳ノ時ニ病死セルモ症狀詳ナラズ弟一人ハ生後直ニ死亡セリ
被告ノ實子ハ合計十一人アリ第一男子ハ生後十九日ニシテ腦病ニテ沒シ第二男ハ死産第三女ハ早産ニシテ生後七日急病ニテ死シ病症明ナラズ第四女健存ス第五女子生後五十日ニシテ黃疸ノ爲メ死ス第六男子死産ニシテ第七女子生後五六十日腦病ニテ死シ第八男子健存ス第九男子生後五六十日ニシテ腦病ニテ死シ第十女子モ生後六十日許ニシテ腦病ニテ死シ第十一男子ハ生後四五十日ニシテ病死セルモ病症明ナラズ目下十七歳ノ女子ト十二歳ノ男子トノミ生存ス
女子ハ生來健全ナラサレトモ大患ニ罹リシコトナク精神過敏寡言ニシテ學業成蹟甚タ優等ナリ
男子ハ健全ニシテ著キ疾患ナシ氣質尋常ニシテ性僻ナシ學業成蹟及智識發達ハ中等度ナリ
以上父方母方祖父祖母間父母間及被告ノ夫妻間共ニ血族結婚ニアラズ

猶出生後ノ疾病及經歷ニ關スル事柄ヲ取調フルニ

胎生期及出產期、被告ノ宿胎時ニ於テ父ハ已ニ大酒ヲ禁シ時ニ飲酒セルノミ痔出血ノ他ニ重患ナク財政及ヒ社交上ニ苦慮セシコトモナシ母ハ身體健全飲酒少量妊娠經過中微恙ナク夫婦間ノ交情モ濃カナリシ滿月ニシテ輕易ニ正規ノ分娩ヲ遂ケ產出兒即被告モ健全ニシテ頭傷等ヲ蒙ラサリキ

小兒期、身體發育中等ニシテ痙攣其他腦疾患ヲ患ヒタルコトナク一年三月ヶ頃ニ步ミ初メ凡ソ二年目頃ヨリ話シ初メタリ智識ノ發達稍早期ニシテ頓智ニ長セリ又書字ニ巧ニシテ三歲頃ヨリ他人ヨリ稱賛ヲ受ケ又漢書ヲ好ミ十三四歲ノ頃詩ヲ作レリト云フ

睡眠ハ不安ノ癖アリテ屢怪夢ニ驚キ夢中遊行ヲナセシコトアリ十二三歲ノ頃突然寢所ヨリ飛出シテ隣家ニ入リ据置キシ臼ノ上ニ揚リ暫時正坐シタル後チ去テ便所ニ行キ排尿シ傍人ニ背部ヲ强打セラル、ニ遇フテ醒覺シタルモ其間ノ擧動ヲ更ニ記憶セサリシト云フ

氣質小膽ナレトモ剛情ニシテ人ヲ容レス且倨傲ニシテ人ニ負ケルコトヲ嫌ヒ己ニ過失アルモ叩頭之ヲ謝スルコトナシ短氣ニシテ怒リ易シ然レトモ人ト爭ヒテ傷ケシコトナク又父母ノ命ニ抗シテ自恣ヲ逞フセシコトナシ

此期ニ於テノ疾病ノ著キモノナシ只十二歲ノ時誤テ木材ニテ頭部ヲ打撲シ大傷ヲ負ヒ一時失神セリ爾後屢次頭部全體ニ頭痛ヲ覺エ成年期ニ至ルマテ持長セリト云フ

破瓜期ニハ著キ身體及ヒ精神的變化ナシ

成年期、體格發育榮養共ニ佳良ナリ二十歳ノ頃陰部ニ潰瘍ヲ生シ梅毒ノ療法ヲ受ケシコトアリシモ脱髮咽喉炎皮膚ノ發疹ヲ呈セス同年頃ヨリ痔疾ヲ患ヒ時々消長シテ今日ニ至ルマテ全治セス其他中毒熱性病等ニ罹リシコトナシ氣質ハ少年期ニ異ルコトナシ智力モ幼時ノ比例ニハ發達セサリシト雖モ尋常程度稍以上ニアリ且ツ或一方ニノミ偏スルコトナシ

嘗テ機敏ニシテ少シク疎暴ノ風アリシモ七八年來一變シテ溫和トナリ適沈鬱ノ狀ヲ呈シ或ハ容易ニ憤怒スルコトアリ（〇〇警察署長安〇〇〇報）

五六年前（三十六七歳頃）ヨリ飮酒ニ關係ナク時々不意ニ事物ヲ忘却シ或ハ他人ト談話中ニ突然對談者ノ語ヲ忘却スルコトアリ斯ル時ニハ眼球ニ一種ノ牽引性疼痛アリテ眼ガチラツキ耳鳴ヲ伴フコトアリ此ノ如キ狀態ハ一時的ナルコトアリ或ハ二三日間持續スルコトアリ

敎育史、家庭敎育（實父母及ビ養父母）ハ寬嚴其ノ宜キヲ得タリ實父ハ所謂手習師匠ナリシガ爲メ三四歳頃ヨリ學ニ就カシメラレ被告自ラモ幼時ヨリ習字讀書ヲ好ミタリ十一歳ノ時其村ノ學校ニ入リ漢習科ヲ卒ヘ十八歳ノ時東京ニ上リテ某私塾ニ入リ一年許ニシテ歸國セリ就學中ノ成績良ニシテ同年輩ノ他生ヲ凌キ殊ニ讀書習字ニ秀デタルモ數學ノ成績ハ甚ダ不良ナリキト云フ

生活史、十四歳迄實父母ノ許ニ愛セラレ小學校ニ就學セシガ是歳他家ヘ養子トナリ十七歳ノ女ト結婚シ夫婦間ノ交情ハ尋常ナリシモ十八歳ノ時故アリテ離婚セシガ其後東京ヘ逃走シ或私塾ニ入リテ勉學シ一年半ノ後歸國セシモ在京中ノ生活狀況ヲ語ラズ農業ニ從事セルモ意ニ適セス一年許ニシテ再ビ東

京ヘ出テタリ然レドモ金錢ナクシテ生活ニ困難セルニヨリ横濱ニ行キ某學校ノ敎師トナリテ書生ト交際シ彼處此處ト徘徊シ二十一歳ニシテ歸國シ母方伯父ノ宅ニ預ケラレ其商業ヲ助ケタリ二十二歳ノ時再ビ妻ヲ娶リ田地ノ分配ヲ受ケタルモ農業ヲ執ルコト能ハズ小學校ノ敎職ニ就ケリ二十四歳巡査トナリタルモ一日酒屋ニ入リ泥醉シテ前後ヲ辨ヘズ眠ニ耽リ之ガ爲ニ免職トナリ二十五歳ノ時某郡役所ニ奉職セルモ暫クニシテ辭シ復小學敎員トナリシガ是モ立身ノ見込ナシトテ廿六歳ノ中再ビ巡査トナリ禁酒ヲ誓ヒテ服務セシモ終ニ其誓ヲ守ルコト能ハズ又モ酒醉ノ爲メ職ヲ免セラレタリ之ヨリ官吏トナルコトヲ斷念シ二十七八歳頃歸郷セシモ農業ヲ好マサリシニヨリ佛具商ヲ初メ爾來現時ニ至ルマデ職業ヲ轉セシコトナシ

○○警察署長安○○○ノ報告ニヨレバ『被告ハ素行修マラサルヨリ前科アリ然レドモ之レガ犯罪タル何レモ格別惡意ヨリ出デシモノニ無之趣ニシテ或ハ過度ナル酒ノ爲メ或ハ他人ノ利益ヲ保護セン爲メ等ニアリタル由ニテ一時ハ好デ他人ノ紛擾ヲ仲裁スル等ノ行爲アリシモ近年ハ悟ル處アリシニヤ之ガ仲裁等ノ事モ爲サズ啻ニ子供ノ敎育ト成長ニ意ヲ注ギ適〻近隣ヲ遊ビ廻リテ談話ヲ爲スノ外ハ多ク家居ヲ常トセリ職業ニ就テハ何分ニモ不熱心怠リ勝チノ爲メ收入金少ナキニモ拘ラズ過度ニ酒ヲ嗜ム等ヨリ支出金多ク收支相償ハサルヨリ次第ニ家産ヲ減盡シタル上四五百圓ノ負債ヲ生ジさ○致死當日ノ如キハ貯蓄ノ金ハ勿論米一升タモ無キノ極貧ニシテ漸クニ親戚故舊ノモノ等ノ打寄リ仕送リヲ得テ葬儀等ヲ營ミシ始末ナリ』ト云フ

家庭溫和親密ニシテ財政ニ苦慮スベキ所ナカリシモ飲酒等ノ爲メ數年前ヨリ家政困難ニ傾キ大ニ辛苦セリ品行ハ良ニシテ賭博淫蕩セシコトナシ只酒ノ爲ニハ屢〻品行ト攝生トニ就テ過リシコトアリ宗敎ハ宗家ハ眞言宗ナルモ被告自身ハ殆ト念頭ニ止メズ

飲酒史　被告〇三郞ノ犯罪行爲ハ飲酒時ニ起リタルモノニシテ被告ノ自ラ訴フル所ト調書トニ據ルニ其犯罪ノ行爲ハ飮酒ト最モ深キ關係アルモノヽ如シ故ニ被告ノ酒ニ於ケル小兒期以來ノ來歷ハ特ニ之ヲ詳ニスルノ必要アリ被告ハ二三歲ノ頃ヨリ旣ニ酒ヲ好ミ少量ヅヽ飮用シ多少不機嫌ノ時ナドニハ酒又ハ德利ヲ示サヾレバ喫飯セサルヿアリシニヨリ木ニテ德利ノ形ヲ彫ミ之ヲ膳箱ニ入レ置シト云フ位ナリ此頃ハ飮酒スルモ多言又ハ躁暴狀トナラズ却テ沈靜ニ傾ケリ七歲頃ヨリ十歲頃マデハ之ニ反シ一滴ダモ口ニセサリシガ十歲頃ヨリ再ビ飮酒ヲ欲スルニ至レリ十一歲ノ時父ト共ニ叔父ノ家ニ招カレテ痛飮シ二日間臥蓐セルヿアリ長スルニ及ビ益〻飮酒ノ度ト量トヲ增シ成年期ニ至リ酒量七八合ニ達シ或ハ一升ヲ盡スモ尙ホ足ラザルヿアリ酩酊セバ或ハ人ト口論シ或ハ腕力ニ訴ヘ其最モ劇キモノ一二回ヲ擧グレバ第一回ハ被告ノ二十二三歲ノ頃ニシテ酩酊ニ乘ジ實姉ニ向テ僅カノ間違ヨリ暴言ヲ吐キテ之ヲ亂打シ其暴行見ルニ忍ビザルヲ以テ實兄某ハ之ヲ取靜メン爲ニ被告ヲ繩ニテ縛シ以テ酒氣ノ散スルヲ待チタリ第二回ハ被告ノ三十二三歲ノ頃ニシテ同ク酩酊ニ乘ジ家兄ノ宅ニ於テ人ヲ毆打シ器物ヲ放擲シ亂行至ラザル所ナカリシヲ以テ家兄ノ縛スル所トナレリ

二十八九歲ノ頃以來ハ酒ヲ欲スルコト最モ甚クシテ時々暴行スルコトモアリシガ明治二十四五年頃

(三十二三歳)自ラ飲酒ノ癖ヲ悔ミ之ヲ避ケントシテ酒不可飲ナル賣藥ヲ服用シ且三四週間禁酒シ後試ニ酒量カ減少セルヤ否ヤヲ驗セルニ忽チ二升餘ヲ傾ケ盡スコトヲ得タリ

然ルニ是時ヨリ以來飲酒ノ狀態頓ニ一變シ其飲ミ方通常ノ酒客ノ如ク每夕習慣トシテ飲ムニアラズシテ一月或ハ二ケ月間ニ二三回宛ノ發作ヲ以テ飲酒ノ慾念勃起シ來リ其發作中ノミ飲酒シテ其間ニハ酒ヲ欲スルコト殆ンドナシ此發作狀飲酒ノ起ルヤ俄然トシテ襲來スルガ如ク其慾念ノ熾ンナル如何ニ之ヲ抑制セントスルモ而モ之ヲ抑制スル能ハズ强テ之ヲ抑制セントスレバ頭痛又ハ全身ノ震顫ヲ生ジ苦悶名狀スベカラズ依テ止ヲ得ズシテ一タビ酒ヲ口ニスルトキハ飲酒ノ慾望又益激起シテ之ヲ抑ユル能ハズ若シ此ノ如キ時ニ於テ家ニ酒ノ貯フルモノナケレバ家人ノ購ヒ來ルヲ待ツコト能ハズ夢中ニ家ヲ飛ビ出デ、最寄ノ酒店ニ走リ直ニ七八合ヲ仰ギテ家ニ歸リ又々酒ヲ購ハシメテ痛飲ス此ノ如クニシテ晝夜ノ別ナク無暗ニ飲酒ヲ連續スルコト凡ソ七八日乃至十日間ニ亙ルヲ常トス

此間ニ於ケル酒精ノ作用ハ凡ソ興奮期苦悶期痲痺期ノ三期ニ區別スベキモノ、如ク其當初ノ二三日間ナル興奮期ニ於テハ刺戟性憤怒性トナリ或ハ罵詈シ或ハ喧嘩シ面色ハ蒼白ニシテ顏貌ハ不穩トナリ尋キテ其次期ニ移リテ心神ノ沈鬱ト甚キ苦悶トヲ呈シ旣ニシテ又症狀漸次ニ移リテ食思不振ヨリ甚キハ絕食トナリ頭部ノ振顫頭痛ヲ發シ言語モ亦振顫シテ明亮ナラズ行步ハ困難ニシテ蹣跚トナリ精神ハ朦朧トシテ思考及記憶力消失シ人事不省トナリ兩便ハ自利失禁狀トナリ或ハ妻ノ扶ケヲ受ケテ辛フシテ上圊スルコトアリ此期ニ於テハ食物ヲ攝取スルノ念更ニナク褥中ニ在テ只『おーい』『おーい』ト連

呼スルノミニシテ人來レハ枕邊ナルこっぷヲ指シテ『たった一杯』ト酒ヲ强請シ之ヲ飮ミ盡セハ又大聲ニテ『おーい』『おーい』ト連呼シ反覆シテ絕エズ精神甚タ溷濁シテ酒中ニ水ヲ加ヘテ其量ヲ增スモ毫モ之ヲ悟ラサルコトアリ睡眠不安ニシテ少シク眠ルカト思ヘハ忽チ怪夢ニヨリテ眠リヲ攪破セラレ又屢〻幻覺ナル症狀ノ起ルアリ聽官ニ在テハ人アリ頻ニ傍ヨリ演舌ヲセヨト强迫スルヲ聞キ或ハ人アリ己カ室內ニ來リ枕邊ニ於テ何カ言談スル聲ヲ聞キ視官ニアリテハ赤褐色ノ洋犬熊ナドノ動物陸續群集シ身邊ニ向テ來リ己カ身ヲ襲ヒ或ハ手足ニ咬付ケドモ疼痛ヲ感セズ只其不快ナルコトウルサキコト言ハン方ナク幾度拂ハントスルモ之ヲ追ヒ拂フコト能ハズ爲ニ苦悶甚キヲ覺ユ是等ノ諸症ハ日夜持續シテ短キハ一週間長キハ二週間ニ亙リ酒氣ノ散スルニ從フテ漸次ニ醒覺シ來リ醒覺後一二日間ハ其精神猶ホ多少昏憒シテ宛然夢裡ニアルカ如ク何事ヲ考フルモヨク之ヲ結撰スルコト能ハス字ヲ書カントスルモ手指振顫シテ字態爲ニ不明ナリ是等ノ諸症モ亦タ漸ヲ以テ消失シ食慾ヲ初トシテ次第ニ囘復シ遂ニ全然健康狀態トナルニ至ル此全經過中ノ事柄ニ關シテ追想ハ全ク缺亡シ酩酊中ノ言行ハ家人ノ告クルニヨリテ初メテ之ヲ知リ自カラ驚異スルノミナリ囘復後次囘ノ發作期マテハ身神ニ毫末ノ異常ヲモ認メスト云フ

今此所謂飮酒發作ガ如何ナル期間ニテ反復スルカ是ハ參考用トシテ被告ノ提供セシ明治三十三年及三十四年ノ其家ノ金錢支拂帳ヲ檢スルニ大ニ其判斷ノ根據ヲ得ベシ即チ其帳簿ニ記載セラルヽ酒ノ購求高ヲ閱スルニ左ノ如シ

明治三十三年一月九日ヨリ十八日マデ	十日間	酒七升七合	一日平均七合七勺
二月四日ヨリ六日マデ	三日間	一升四合	四合六勺
三月一日ヨリ九日マデ	九日間	六升五合	七合二勺
四月十一日ヨリ十八日マデ	八日間	二升五合	三合
四月二十五日ヨリ五月四日マデ	十日間	九升四合	九合四勺
五月二十六日ヨリ二十七日マデ	二日間	一升二合	六合
六月十一日ヨリ十三日マデ	三日間	一升四合	四合六勺
七月四日ヨリ十日マデ	七日間	六升八合	九合七勺
八月六日ヨリ十二日マデ	七日間	五升二合	七合四勺
九月七日ヨリ十三日マデ	七日間	六升八合	九合七勺
十月十一　ヨリ十七日マデ	七日間	五升七合	八合
十一月廿七日ヨリ十二月三日マデ	七日間	一升八合	二合五勺
明治三十四年三月二十日ヨリ二十四日マデ	五日間	三升六合	七合
四月二十日ヨリ二十三日マデ	四日間	一升七合	四合二勺
五月十四日ヨリ二十一日マデ	八日間	七升二合	九合
七月一日ヨリ十日マデ	十日間	九升三合	九合三勺

八月十一日ヨリ十五日マデ	五日間	四升五合	九合
九月三日ヨリ五日マデ	三日間	一升一合	三合六勺
九月十五日ヨリ十九日マデ	五日間	五升一合	一升二勺
十一月六日ヨリ十日マデ	五日間	二升	四合
此期日平均持續	六日間	平均一日酒量	七合

之ニ由テ之ヲ觀レバ殆ンド毎月一回二三日乃至十日間平均連續シテ飲酒シ此以外ニハ偶然一二回ノ酒ヲ購ヒシコトスラ甚ダ稀ナリ而シテ酒量ハ其總量毎回一二升乃至九升三合ニ至リ一日量四合乃至二升一合平均七合ニ及ベリ

此發作ハ被告自身ノ言ニヨレバ明治二十四年ノ頃ヨリナリト云ヒ此事件ニ證人トシテ醫丸〇〇治郎ガ明治三十五年二月十三日長野地方裁判所ニ於テ陳述セシ所ニヨレバ此發作ハ少ナクモ明治三十三年ノ初ヨリアリ其頃被告ノ妻と〇ハ既ニ被告ガ毎月一回又隔月一回此ノ如キ發作アルコトヲ同人ニ語レリト云フ

以上ヲ概括シテ再タビ之ヲ通覽スレバ被告〇三郎ハ既ニ二三歳時ヨリ飲酒ヲ嗜ミ酒或ハ德利ヲ示サレバ快ヨク喫飯セズ七歳頃ヨリ十歳頃マデ飲酒ヲ斷チシモ之ヨリ再ビ飲酒シ長ズルニ及ビ益飲酒ノ度數ト分量トヲ增シ成年期ニ至リ酒量一升餘ヲ傾ケ酩酊セバ發揚シテ精神過敏トナリ頻リニ人ト口論喧嘩シ常ニ飲酒ヲ斷タサリシ故此時期ニ於テハ被告〇三郎ハ慢性酒精中毒症ニ罹リツヽアリシモノナル

ベシ然ルニ明治三十四年頃（三十二三歳頃）飲酒ヲ禁斷セントシテ賣藥ヲ服シ三四週間禁酒シ後チ試ミニ酒量ガ減少セシヤ否ヤヲ試驗セルニ二升餘ヲ傾クルヲ得タリ之ヨリ以後飲酒ノ狀況一變シテ絕エズ飲酒スル癖止ミテ發作性ニ酒慾勃起シ凡ソ一ヶ月每ニ一囘程發作セリ而シテ此酒慾ノ發作スルヤ如何ニシテモ之ヲ抑制スルコト能ハズ晝夜連飲シテ七八日乃至十日間許ニ亙ルヲ常トシ其飲酒ノ精神上作用ハ以前ノ如ク發揚爽快トナルニアラズシテ初メ刺戟性憤怒性トナリ次デ悲痛苦悶ヲ呈シ之ニ次グニ顯著ノ意識溷濁ヲ以テシ殆ンド全ク記憶ヲ遺サズ此ノ如キ症狀ハ之ヲ按ズルニ頗ブル定期性暴飲狂即嗜酒狂（下ニ詳述ス）ニ之アルモノニシテ其狀殆ンド全ク嗜酒狂ノ模範的定型ニ一致シテ殆ンド之ヲ疑フノ餘地ナシ故ニ被告〇三郎ハ性來酒ヲ嗜ミ二十五六歳頃ニハ酒量最モ多クシテ所謂常習性酒客ナリシモ三十二三歳頃ヨリ其症狀一轉シテ定期性暴飲狂ニ變ジタルモノナラン猶ホ其發作ノ狀況如何ナルモノナルヤヲ精細ニ查明セントスルガ爲ニ被告ノ身體精神ヲ調查セルニ左ノ如クナリキ

現在證

（甲） 身體狀態

體格及榮養佳良ニシテ强ク發育ス皮膚ハ微ニ蒼白色ヲ帶ビ皮下脂肪多シ體溫脈搏及血管ニ異常ナシ

頭部形狀稍短クシテ高ク左右殆ド均等ナリ只ダ左側顳顬骨ノ乳嘴突起ハ右側ヨリモ强ク發育シテ隆起ス右顱頂結節ノ右前方ヨリ稍左後方ニ走ル線狀瘢痕アリ長サ三仙迷巾二密迷ニシテ骨ト痊着セズ又壓痛ナシ

頭部ヲ測定スルニ

頭圍　五十六仙迷　前後徑　十八・五仙迷　耳前頭圍　三十二仙迷

左右徑　十五仙迷　耳後頭圍　二十三仙迷　耳孔徑　十三仙迷

耳顱頂圍　三十六仙迷　前頭骨顴骨突起徑　十三仙迷　耳下顎圍　三十一仙迷

耳孔鼻棘徑　十二・五仙迷　鼻根後頭圍　三十五仙迷　耳高　十三仙迷

横徑示數八十三・二ニシテ即短顱ニ屬ス

顏面稍長クシテ左右均等ナリ感覺異狀ナク搐搦ナシ

眼ハ濕潤シテ光澤ヲ失ヒ眼裂正常ニシテ此ニ一致スル眼球結膜稍充血ス瞳孔中等ニシテ光線及調節ニ對シ能ク反應スレドモ視力減弱シ三間ノ距離ニテ左眼ハスネルレン氏表四十號ヲ明視シ右眼ハ七十號ヲ明視スルニ止マル弱度ノ凹面鏡ヲ用ユレバ視力稍强クナルモ檢査スルコト暫時ニシテ視力忽チ減弱シ物體錯亂スルガ如キ感アリ眼底ヲ鏡檢スルモ異狀ナシ即チ單純ナル弱視ナリ視野色神ニ異狀ナシ

耳、聽覺ニ異狀ナシ

鼻及齅覺ニ障礙ナシ

口腔粘膜稍貧血シ齒列正カラズ舌運動味覺口蓋反射ニ異狀ナシ

胸部心臟肺臟ニ著キ變化ナシ

脊柱部ニ壓痛點ナシ

腹部胃肝脾ニ異狀ナシ
上腹反射通常ナリ
陰部ニ異狀ナシ
上下肢ノ發育及榮養佳良ニシテ左右均等ナリ觸覺痛覺溫覺筋運動握力ニ異常ナク震顫痙攣搐搦運動失調ナシ兩側共ニ二頭膊筋三頭膊筋反射少シク亢進シ膝蓋腱反射著ク亢進スアヒルレス腱反射足蹠反射ニ變狀ナシ

（乙） 精神狀態

被告○三郎ノ姿態ハ靜穩從容トシテ顏貌ニ異狀ナキモ目視茫トシテ感情ノ發表少ナキカ如シ談話明了ニシテ言語障礙ナシ擧動常人ト異ナル所ナク種々ノ運動ヲ命スルニ異常ナシ感情少シク鈍麻シ萬事ニ平氣ナルノ氣味アリ其身ノ將來及家族ノ境遇ヲ配慮シテ心神安カラズト自ラ語ルモ其顏貌及擧動ニヨリテ推察スルニ深キ精神感動ヲ帶ヒサルモノヽ如シ
觀念ノ構成ニ障礙ナク記憶力尋常ナルモ犯罪時前後ニ關スル記憶甚タ乏シ
觀念聯合即チ思考力ノ早サ尋常ニシテ妄想ナク注意、領會、指南、判斷力共ニ障礙ナシ之ヲ要スルニ感情稍鈍麻シテ犯罪時ノ記憶甚タ乏シキ他精神ニ著キ異常ヲ認メス
左ニ問答ノ一二ヲ掲ケン
問　今日は何月何日なりや

答　明治三十五年十月二日です
問　此處は何處なるを知るや
答　此處は巣鴨病院內であります
問　汝の生年月は
答　文久元年十二月二十八日に生れまして四十二歲になります
問　百三十三から四十四を減せば
答　八十九になります
問　百二十に五を乘すれは
答　六百になります
問　汝の犯罪した當時のことを話せよ
答　昨年十一月八日頃より酒か飮み度くなりまして自宅で酒を飮み或は酒屋へ出掛けて大變酒を飮み犯罪をした十一日にも外て飮んて歸宅し尙ほ炬燵で酒を飮んて居りましたが此の日私の娘の○子か學校から歸るのか遲いので私か多少小言を言ふて居つたそーてすか私は覺へかありませぬ學校には度々修辭會かありまして此日も其會があることを承知して居つた積りてすから娘の歸宅の遲いことを腹立てることはない筈てあつたろーと思はれますけれとも酒に醉ふて居つた爲め忘れてそんなことを言

ふたかも知れません其時妻か傍から口を出したものてすから私か煙管を振り廻はして其れか妻の頭へあたつたそーてすがそれも翌日の朝妻の母より聞いて私も驚いた始末です兎に角私は此日朝から家を出てヽ酒店て頻りに酒を呑み凡そ五合以上位は飲んたろーと思はれますか午後三時半頃に歸宅し尙炬燵て酒を飲みましたことは朧ろに覺えて居りますけれとも其から後十二日朝迄のことは全く夢中てあつたと見へ少しも覺えかありませぬ

問　入監後に酒が飲みたくなりしことはなきや

答　飲酒の慾が發作したことは二度ありました最初は○○縣監獄署に居つた時明治三十五年一月下旬に酒が飲みたくなりましたけれども酒を飲まなかつたからして一二日で酒の慾がなくなりました其後東京の鍛冶橋監獄署內で三月中旬でしたが或日の正午頃酒が大變飲みたくなりましたけれども夕刻には輕快しました其他には在監中に起つたことはありませぬ

明治三十五年十月二十二日被告ハ神田警察署ニアリはがきヲ寄セテ來診ヲ乞ヘリ就キテ之ヲ診察シ事情ヲ尋ネ問フニ被告ハ左ノ如ク答ヘタリ

『十月十九日早稲田大學生の行列があるので其を見ようと思ふて午後五時頃夕飯前に錦町一丁目の居宅を出まして三河町まで行きました所が酒店で車夫等が酒を飲で居る所を見て胸の中が

むら〳〵として酒が飲みたくなつて仕樣がありませんでしたから直ぐ鳥の燒いたのを少し許り買て早速雉子町の或る酒店へ這入て酒を飲だが何程飲みましたか其から後の事は餘り覺がありませぬ昨日(十月二十日)朝五時半頃目醒めた所が初めて自分が警察署內に居ることを悟りましたけれども如何なる理由で此所へ來る樣になつたか私には少しも分りませぬ其理由を巡査に聞き正した所が其前夜酒の上で非常に亂暴した爲めと云はれましたけれどもそんなことは少しも覺えがありませぬ昨日は大變酒が飲み度くなり頭が痛んで精神がぼんやりして朝から午後迄寢て居りました別段夢も見ませんでしたが時々目が醒めました昨日は何となく氣が鬱ぎましたけれども今日は大變元氣よくなりました』

就キテ診察スルニ姿態顏貌目視ニ著キ變化ナク瞳孔ヨク光線及調節ニ反應シ視力ニ變化ナシ舌ニ白苔アレドモ其運動ニ障礙ナシ耳鳴アリ心動脈搏呼吸ニ變化ナシ上下肢ニ震顫ナキモ上肢ニ輕度ノ運動失調アリ閉目時指頭ニテ耳或ハ鼻等ヲ速ニ正シク觸ル丶コト能ハズ又直立時ニ閉目セシムレバ身體少シク動搖ス膝蓋腱二頭筋反射著ク亢進セリ

觸覺痛覺ニ變化ナキモ溫感稍減弱セリ五官ニ無キモノヲ感覺シ(幻覺)或ハ錯テ知覺スルコト(錯覺)共ニナシ情調ハ僅ニ鬱憂ニ傾ケリ觀念ノ構成及記憶ニ著キ變化ナキモ觀念聯合ノ經過稍遲滯シ諸種ノコトヲ質問スルモ速ニ返答スルコト能ハズ考慮抑壓セラル殊ニ諳算セシムルニ著キ障礙アリ

問　二十三から十四を減せば

答　（暫時考ヘシ後）九

問　百三十七から十八を減せば

答　分らない

問　二百三十三から四十四を減せば

答　分らない

問　七に八を乗ずれば

答　五十……五十六になります

問　十二に九を乗ずれば

答　（永ク考ヘタル後）百〇八

問　百二十に五を乗ずれば

答　分らない

問　娘は幾歳になるか

答　十六歳です明治二十年生れです

問　母の年齢は

答　六十……六十七……六十八歳になります

問　汝の生年月は

答　文久元年十二月二十八日で四十二歳になります

明治三十五年十一月九日ヨリ又飲酒ノ慾望ヲ發作セリ同日朝六時頃被告ハ朝食ヲ喫セズシテ神田區錦町一丁目ノ居宅ヲ外出セシモ其レマデハ精神ニ異狀ナカリシカ被告ハ其ヨリ午前八時頃淺草區小島町ノ知己ヲ訪問セルニ主人不在ナルニヨリテ其家ヲ辭シ去リ下谷區竹町邊ヲ徘徊シタルニ酒慾勃興シテ止マズ晝頃或酒舖ニ入リテ酒ヲ命ジ夕頃マデ飲酒ヲ持續シ大ニ酩酊シタル上再ビ小島町ノ知己ヲ訪問シ其家ニテ前後ヲ辨ヘズシテ睡眠シ夜十時頃他人ニ掖ケラレツヽ漸ク車ニ乘リ日本橋區蠣殼町二丁目ノ知己田〇善〇方ニ送ラレタリ夜十一時頃知己宅ニ着キ泥醉シテ言語錯亂只管酒ヲ強請シテ止マズ爲メニ酒三合許ヲ與ヘタルニ熟睡シ翌十日午前九時頃蠣殼町一丁目ノ知己〇〇屋ニ赴キ案内ナク家ニ入リテ『酒を飲ませろ』ト叫ンデ止マザルニヨリ三合許ヲ與ヘタリト云フ同日午後三時診察スルニ被告ハ頭ヨリ布團ヲ被リ鼾聲ヲ發シ乍ラ睡眠セルモ余ガ聲ヲ發シテ被告ヲ呼ブヤ直ニ醒覺シテ余ヲ凝視セシガ忽又舊位ニ復セリ醒覺時姿態非常ニ不穩ニシテ靜臥スル能ハズ四肢ヲ或ハ伸展シ或ハ屈曲シテ蓐中ニ輾轉反側シ多クハ横臥或ハ仰向ス目視定マラズシテ諸方ヲ凝視シ恐怖ヲ抱クガ如ク顔貌皺襞ニ富ンデ不安ト悲愁トヲ表ハシ眼ト口トヲ忽チ開キ或ハ忽チ閉チ苦悶遣ル方ナキガ如キ狀態ナリ言語少キモ時々『馬鹿野郎』『畜生』ト叫ブコトアリ語調ハ稍〻感動性ニシテ衝突的ニ激甚トナレドモ澁滯或ハ吃吶スルコト多シ言語單純ニシテ系統ヲ追ヘル談話ヲナスコト能ハズ諸種ノコトヲ質問スルモ多クハ返答セズ感情刺戟性ニシテ些細ノコトヲ言フモ憤怒シ易シ

觀念ノ發成モ著シク障礙セラレテ複雜ナル概念ハ心頭ニ上ラザル如ク觀念ノ聯合著ク澁滯シ余ヲ正シク認識シテ名ヲ答ヘタルモ自己ノ臥スル場所ガ何處ナルヤヲ詳ニ悟ルコト能ハズ月日ヲ知ラズ
意識著シク溷濁シ注意力減少シテ能ク他人ノ言ヲ了解スルコト能ハズ偏ニ只頭部ト腹部トニ疼痛ト苦悶アリト訴フルノミ瞳孔ハ中等大ニシテ光線ニ對スル反應微弱ナリ舌ヲ挺出センコトヲ命ズルモ之ニ應セズ呼吸心動共ニ中等ニ促迫シ脈一分時九十至大ニシテ軟ナリ腹部ヲ壓スルニ到ル處疼痛アリト云フ指ハ稍微細ノ震顫ヲ呈シ歩行ハ蹣跚トシテ甚ダ不確實ナリ顏面胸部上肢ニハ痛覺大ニ減弱シ殊ニ腹部及ビ下肢ニハ痛覺殆ンド全ク缺クルモノヽ如シ
觸覺　溫覺ハ到ル處甚シク減弱スルモノヽ如シ握力亦減弱ス痙攣ナク運動痲痺ナシ
他人ノ命令ニ從ハザルニヨリ運動失調ノ有無不明ナリ二頭筋三頭筋膝蓋腱ノ反射ハ却テ平素ヨリ減弱シアヒルレス腱反射及足現象ナシ
幻視及幻聽ナシ
輾轉反側シ乍ラ頻ニ酒ヲ強請シテ止マズ試ニ酒ヲ與フルニ杯ヲ手ニシ顏ヲ皺カメ眼ヲ閉チ乍ラ止ムナク強テ酒ヲ飲マントスルモノヽ如シ美味ナリヤト問フモ『苦い』ト答フルノミ通常人ガ飲酒スルガ如ク之ヲ快トシテ飲ムニアラズ飲ミタル後モ爽快トナルコト毫モナシ酒ヲ飲ミテ後ハ復又反側シ且ツ猶ホ酒ヲ請求ス夜ニ入ルモ安眠セス尚四合許ヲ飲メリ
十一日　益〻不安トナリテ苦悶增劇シ渴ヲ訴ヘ意識愈〻溷濁シ蓐中ニ排尿ス又酒ニ水ヲ加ヘテ與フル

モ之ヲ悟ラズ此日酒凡ソ五合許ヲ用ヒタリ酒中ニ針アリ或ハ毒物アリト言ヘリ或ハ實子ガ哀レナリト
テ落膽スルガ如ク或ハ下婢ニ戲レテ『酒を飲ませろ』ト叫ビ或ハ『信州の某地の水を飲ませろ』ト云
ヒ其言フ所殆ンド系統ナシ時々突然顏ヲ上ゲ眼ヲ開キ再ビ横臥ス
十二日　症狀益々增進シ人ナキニ『己れをぶつならぶて』ト云フコトアリ酒六合許ヲ飲ミタリ
十三日　身體大ニ脫力シテ酒慾止マス『おーい』『おーい』ト連呼シテ酒ヲ請求シ三四合ヲ與ヘタリ午
後六時診察セルニ呼吸心動稍々沈靜シ精神溷濁シテ刺戟性ナリ此夜一時頃其寢室ニ隣レル勝手ニ行キ
其所ニアリタル酒五合許ヲ飲ミ盡シタリ
十四日　酒四合許ヲ盡シ此日ヨリ腹痛劇キヲ訴ヘ擧動不穩トナリ看護人ヲ罵詈シ『足の下に犬が來た』
『大坊主が來て怖わい』等ト叫ビテ夜間モ安眠セズ
十五日　症狀前日ノ如クシテ酒五合位ヲ飲ミタリ
十六日　酒量六合
十七日　腹痛甚クシテ此日ヨリ吃逆ヲ發シ益々脫力ス酒量五合餘
十八日　時々睡眠スレドモ熟睡セズ又獨語スルコトアリ酒量七合許ナリ
十九日　腹痛吃逆止マズシテ時々嘔吐アリ診察スルニ瞳孔ニ異常ナキモ脈搏稍頻數ニシテ小軟ナリ酒
量五合餘
二十日　嘔吐甚クシテ鷄卵ヲ食スルモ吐シ酒四合ヲ飲ミタルモ殆ド皆嘔吐セリ胸内苦悶アリ屢々目前

ニ人影ノ動クヲ見或ハ其來テ吾身ヲ壓迫スルガ如キヲ感覺シ尚時々足部ニ一種ノ感覺異狀アリテ『しくり〳〵』トスルヲ感ズト告グ
二十一日　朝ヨリ頓ニ酒ヲ嫌ヒ只ダ恍惚トシテ半醒半眠ノ狀ナリ
二十二日　精神大ニ清明トナリタリ診察スルニ感情尚稍〻鬱ス能ク場所及時日ヲ識別スルモ思考力減衰シ簡單ナル暗算ヲナスコト能ハズ食慾尚進マス
二十三日　精神殆ド全ク清明トナリテ平素ニ復シ頭痛止ミ食慾亢進スルモ夜間尚安眠スルコト能ハズ
二十四日ヨリ食慾平素ヨリモ却テ亢進シ
二十六日ヨリ夜間初メテ安眠スルコトヲ得テ身神全ク平素ニ復セリ
故ニ今回ノ發生ハ九日正午頃ニ起リテ二十日マデ飲酒ヲ持續シ十二日間ニ七升餘(一日平均量六合許)ノ酒ヲ飲ミタリ
二十七日ニ至リ既往ヲ質問スルモ發作中ノ記憶甚ダ乏シクシテ其言フ所ニ據レバ
『下谷竹町邊で飲酒しましたけれどもドンナ家であつたか又何れ程飲んだかちつとも覺がありませぬ大變酔つた上で小島町の知己へ行きましたが其後はどうしたか分りませぬ夜車で日本橋へ來たことは微かに覺えて居ります其後醫士が來られた事は能く記憶致しませぬが何時でしたか針で手を刺された樣に覺えて居ります其他のことは分りませぬ』
右余等ノ實驗セシ二回ノ發作ヲ見ルニ第一回ハ發作ノ持續短暫ニシテ充分平素『ある』ト稱スル所ノ

發作ノ狀ヲ詳ニスル能ハザリシモ第二回ノ分ハ平素ヨリモ稍長ク持長セシ爲ニ其症狀モ從ツテヨク表ハレタリ即チ其當初ニハ被告ハ興奮シテ叫聲ヲ發シ之ニ次ギテ困臥昏憒ノ狀態ニアリ劇ク喚起スレバ醒覺スルモ直ニ又昏憒ニ陷ルノ有樣ニシテ從テ意識溷濁（人事不省）シテ時日ト在所トヲ辨ヘズ心身不安ニシテ恐怖アル如ク憂愁アル如ク著キ苦悶ニ堪ヘ兼ヌルノ狀ヲナシ四肢ヲ靜置セシムル能ハズ輾轉反側シ言語少ナク多クハ問ニ應セス應ズルトキモ其言ニ秩序ナク唯時々短言ニテ憤怒シ罵詈スルヲ見且此際幻聽アル如ク又幻視アリ（犬、大坊主、人影ノ動搖シ又己ヲ壓迫スルモノ）被毒妄想アリ其意識ノ溷濁ノ甚キ時ニ及ンデハ蓐中ニアリテ排尿スルニ至リ身體症狀ニテハ呼吸脈搏ノ異常瞳孔反應ノ遲鈍手指ノ震戰上下肢腹部ノ痛覺ノ減弱乃至缺亡等アリテ之ト並存シ十日ノ後ニ至リテ意識漸次ニ清明トナリシモ猶ホ思考力ノ不充分ナル食思ノ不振ナル睡眠ノ缺乏又ハ不足ナルアリ全ク尋常ニ復セルハ凡ソ二週後ナリキ

是等ノ症狀ヲ以テ之ヲ既往ノ症狀ニ比スルニ畧相一致シテ同ク興奮期苦悶期麻痺期アリ但興奮期ハ今回ハ甚タ隱微ナリシト雖モ其痕跡ナキニアラズ且今回ノ發作ニヨリテ被告ノ意識ハ其發作中當初ヨリシテ甚ク溷濁シテ其間ノ經歷ハ纔ニ其概要ヲ記憶スルノミナルヲ知ルヲ得タリ而シテ之ニ由リテ其病症ノ定期性暴飲狂即チ嗜酒狂タルコトハ益疑フベカラザルモノトナレリ

抑酒精飲用ノ爲ニハ諸種ノ精神病ヲ惹起スルコト甚多シテ之ヲ總稱シテ中酒狂ト名ヅク通常ノ酩酊ニアリテハ發揚興奮シテ多言多動トナリ爽快ヨリ憤怒性ニ移リ其甚キ知覺ノ錯誤、思想ノ紛亂ヲ來タシ

運動障礙及ビ麻痺ヲ經テ全然人事不省トナルニ至レドモ其ノ酩酊ハ飲用セル酒量ニ比例シ且酩酊ノ經過短クシテ永クトモ一二日ノ後ニハ健康ニ復シ一週間以上モ持續スルコトナシ又疾病的酩酊ト云ヘルモノアリ是ハ遺傳素累アル者ニ見ルベキ者ニシテ少量ノ酒ヲ飲用スルモ直ニ烈ク酩酊シテ精神溷濁シ苦悶ヲ發シ指南力ニ乏クシテ記憶力ナシ尙幻視又ハ幻聽等ヲ發スルコトアリ今被告〇三郎ガ有スルモノハ此ノ如キ急性中酒症ナルカト云フニ此症ハ被告ノ病症ノ如ク整然トシテ發作的ニ反復スルモノニアラズ又平素却テ酒ヲ嫌忌スルコトナシ

慢性酒精中毒ハ精神病ノ原因トナルコト多ク其飲酒ニハ間斷ナク其精神症狀モ亦常久ニシテ整然タル期限ヲ制スルコトナク其症狀モ亦時ヲ定メテ起リ止ムコトナシ被告〇三郎ニ於テハ其飲酒ノ狀態既ニ異ナリ其症狀ノ起退モ亦之ニ異ナルガ故ニ其病症ハ慢性酒精中毒狂ニアラズ從テ又中酒性鬱狂、中酒性躁暴狂、中酒性妄覺狂、中酒性妄想狂、中酒性麻痺狂等ト認ムベカラズ

其他酒精中毒ニヨル酒客譫妄ハ感覺ノ過敏、神經性不穩等身體症狀ノ他ニ精神上ニ於テハ憂愁不快アリ刺戟性不安及ヒ苦悶アリ意識溷濁ニ加フルニ幻視幻聽ノ旺盛ニシテ且特有ナルモノアリ其病症モ特殊ニシテ容易ニ此被告カ有スル病症ト區別スベシ

之ヲ要スルニ被告ガ有スル病症ハ酒精中毒ニ因スルモノニアラズ換言スレバ即チ所謂中酒狂ニハアラズシテ前ニモ述シガ如ク所謂定期性暴飲狂一名嗜酒狂ト稱スルモノニ他ナラズ

此所謂定期性暴飲狂一名嗜酒狂ハ家系ニ遺傳多キ者ニ來タル定期性精神病ニシテ其病ノ爲ニ抑ユベカ

ラザル劇キ飲酒ノ慾念ヲ發作シ來リテ其酒精ヲ飲用スルヤ尋常ノ豪飲ト異リ其嗜慾時期ヲ劃シテ時々發作性ニ起リ其時以外ニハ飲酒ノ慾望ナク一滴モ口ニセサルノミナラズ却テ或ハ酒ヲ嫌惡スルヿ多ケレモ唯其病期ノ襲來スルヤ或ハ不安ノ爲メ或ハ苦悶ノ爲メ或ハ是等ト同時ニ抑エントシテモ抑ユヘカラサル殆ント强迫的ナル酒慾勃然トシテ起ルカ爲ニ時日ヲ問ハズ場所ヲ擇ハズ機會ヲ待ツコト能ハズ又他客ト其樂ヲ共ニスルコトナク從テ又酒ノ品性ヲ擇フコトナク唯タ量ノ多キヲノミ欲シ若シ善良ノ酒ナキトキハ醋樽等ヲ手ニシテ顧ミサルニ至ル且ツ飲酒スルモ通常ノ飲酒後ノ如ク發揚シテ愉快トナルコトナク一時其苦悶ヲ減スレトモ暫時ニシテ其苦悶ハ又劇クナリテ愈飲ンテ愈苦悶ヲ增スノミナリ其酒量ハ此ノ如クニシテ頗ル過大ナルコトアレトモ而モ其割合ニ完全人事不省ノ度ニ迄ハ酩酊セサルコト屢之アリ其間不眠、不安、食思不振等ノ伴ヘルアリ此ノ如クニシテ一定時期（數日乃至數週）ヲ過クレハ飲酒ハ忽チ止ミテ發作モ次第ニ弛ミ去ルヘク其時ニ至レハ患者ハ稍安靜トナリ幻覺譫妄等ヲ有スル虛脫狀態ニ陷リ此ニ至テハ復全ク飲酒ヲ欲セズ惡心ノ劇キアリ或ハ只管睡眠ヲ催フシ多少分明ナル中酒症狀（嘔吐、食思不振、胃加答兒、運動ノ不確、振顫等）アリテ囘復ニ移ルヲ常トスルモ猶ホ此間不安鬱憂全身ノ不快睡眠後ノ不愉快又ハ自悔自責酒精ノ嫌忌等アルコト多シ

今是等ノ症狀經過ヲ以テ是ヲ被告カ自ラ（鑑定人ヨリ問ヒ又ハ促スコトナク）既往ニ就キテ語リシ所ノ既往症余等カ親ク被告ニ就キテ診察セシ所ノ成績ニヨルニ被告カ久ク患フル所謂酒癖ハ一々其詳細ヲ繰返ス迄モナク其症狀全ク嗜酒狂ノ症狀ト一致シ又其病症ノ所謂中酒狂ニアラザルコトハ明々白々

ナラン

扨又定期性暴飮狂ハ遺傳其他ノ精神病的素累アル者ニ發スルコト多クシテ此ノ如キモノニアリテハ屢生理的時期（月經妊娠又ハ月經ノ止ムトキ）又ハ劇キ感動又ハ心身ノ過勞等ニヨリテ此症ノ誘發セラル、ヲ見且又嗜酒狂ハ屢體質性神經病（癲癇ひすてりー神經衰弱等）ヲ合併スルモノナリト云ヒクレペリン氏ノ說ニ從ヘバ嗜酒症ハ全ク癲癇ノ一種變形セルモノニ他ナラズト云フ今被告ニシテ定期性暴飮狂即嗜酒狂ナランニハ是等原因又ハ病症ニ附キテ果シテ如何ノ關係ヲナスヤ是レ又一考スベキノ點ナリト信ズ

抑遺傳ナルモノハ精神病ノ原因トシテ輕少ナラザル價値アルモノニシテ或ハ同病トシテ父祖ヨリ子孫ニ遺傳シ或ハ類病トシテ父祖ヨリ子孫ニ遺傳スルモノアレドモ殊ニ同病ノ遺傳ハ其家系ニ一種不拔ノ特別遺傳病アルヲ示スモノニシテ其後裔ニ於テ其身體精神ニ特殊濃厚ノ禍累トナルヘキハ論ヲ俟タスシテ明ナリ右被告カ家累ヲ案スレバ父ト云ヒ内外祖父ト云ヒ父ノ一弟母ノ二弟ト云ヒ又被告ノ一弟ト云ヒ皆酒客ニシテ其中疾病性酩酊ニ類スル如キモノアリ或ハ他人ヲ殺害スルニ及ヒタルモノアリ或ハ爲ニ精神病又ハ神經症ヲ繼發シタルモノアリ其他母モ母ノ姉モ妹モ内祖母モ女子ニシテ多少飮酒ヲナシタリト云ヒ且母ト内祖母トハ共ニ神經病家タリ外祖母ハ腦出血ニテ死シ母ノ姉ハ老耄狂ニテ死セリト云ヒ誰人モ其家系ヲ一見シテ重キ禍累ノ其家ニ遺傳シツ、アリテ酒客ノ偶然一家ニ輩出セシモノトハ見ルベカラズ必ズ深ク根底ヲ有シ殊ニ其家系ノ神經系ニハ重深ナル病質ノ相繼承シアルヲ知ルコト

極メテ容易ナリ被告カ子女ノ死亡數著ク多キモ亦參考ノ一資トナルベシ

又被告ノ既往症ヲ案スルニ被告ハ小兒時ヨリ刺戟性ニシテ忿怒シ易ク睡眠不安ノ癖アリテ屢怪夢ニ驚キ十二三歲ノ頃夢中遊行症アリテ夜隣家ニ赴キテ臼ノ上ニ正座シ傍人カ背部ヲ强打スルニ及ビ始メテ醒覺シ其迄ノ擧動ヲ更ニ記憶セザリシコトアリ其他三十六七歲頃ヨリ飮酒時外ニ屢〻不意ニ事物ヲ忘却シ或ハ他人ト談話中ニ突然談話シツヽアリシコトヲ忘却シ眼ニ牽引スル如キ疼痛ト光輝アル小物幻視トアリ且耳鳴ヲ伴フコト少ナカラズ此異狀ハ暫時ナルコトアリ或ハ二三日間持續スルコトアリ以上ノ中夜中驚悸夢中遊行等ノ症ハ癲癇患者ニ多ク見ルノ病狀ニシテ卒然ニ時ヲ劃シテ眼痛ト共ニ事物言談ヲ忘却スル如キモ恐ラクハ所謂癲癇小發作ニテモアルガ如シ要スルニ此ノ如キノ症狀ハ之ヲ他ノ神經病ノ症狀トシテ考フルヨリモ癲癇ノ症狀トシテ考フルヲ穩當トス且又癲癇ハ遺傳上又病歷上飮酒ト關係輕淺ナラザルモノニシテ癲癇者ハ多クハ(凡ソ四分ノ一)父母又ハ其一家ノ酒客ナルモノヽ間ニ生ルヽモノナリト云ヘバ此報告ノ如キ遺傳歷ノ深ク重ク且酒客ノ累代繼承セル家ニ生レタルモノニハ癲癇症ノ推測ハ甚ダ不當ニハアラザルベシ

以上論述セル所ニヨリテ之ヲ見諸種ノ症狀ヲ綜合シ其經過ニ注意シ其遺傳史及ビ既往症ヲ參酌スルニ被告ガ定期性暴飮狂ヲ患フル者タルハ明白ナリトシ殊ニ明治三十五年十一月九日ヨリ二十一日ニ至ル十三日間ニ實見セル症狀ハ酒精中毒者ニ發セル定期性暴飮狂一名嗜酒狂ニ一致スルノミナラズ實ニ此精神病ノ模範的定型ヲ取レルモノニシテ此病狀ハ明治二十四五年ノ頃ヨリシテ發シ來リタルモノナリ

之ニ尋テ發スル問題ハ即チ『被告〇三郎ハ明治三十四年十一月十一日其妻と〇ヲ毆打シテ死ニ至ラシメタルトキニ於テ此ノ如キ發作的嗜酒症中ニアリシヤ如何』ト云フコトナルベシ今之ヲ取調ブルニ被告ノ自ラ語ル處ニヨレバ明治三十四年十一月八九日頃ヨリ例ノ發作始マレリト云ヒ他ノ關係者（丸〇氏鑑定書）ハ三日前ヨリ初マレリト云フモ其金錢出入帳ニヨレハ其九、十、十一月ニ於ケル買酒日記ハ左ノ如クナレバ

九月三日	七合（被告自筆）
四日	二合
五日	二合
六日	（此日ヨリ代筆）
十五日	六合
十六日	一升五合
十七日	一升
十八日	一升
十九日	一升
廿二日	（此日ヨリ自筆）
十月三十日	一合（此日ヨリ代筆）
卅一日	一合
十一月六日	三合（此日ヨリ代筆）
七日	五合
八日	五合
九日	四合
十日	三合
十一日	兇行ノ當日ナリ

被告ハ被告ガ自カラ信ズルヨリモ二三日早ク即チ明治三十四年十一月六日ヨリ例月ノ如ク飲酒ノ發作ヲ來シ居タルモノ、如シ

此間ニ於テ被告カ如何ノ狀態ヲ呈セシヤ近隣ノモノ、之ヲ知ルモノナク唯被告ノ自カラ余等ニ告クル處及ヒ藤〇氏丸〇氏ノ鑑定書ニ記スル處ニヨルニ被告カ有スル定期的飮酒慾念ハ明治三十四年十一月六日以來ヨリ起リシモノ、如シ

今試ミニ被告カ兇行前後ノ狀況ヲ詳細ニ記載スレハ左ノ如シ

被告ハ酒ヲ求メテハ時々少飮シ飮ミテハ眠リ眠ルカト思ヘハ復起キテ酒ヲ呼ヒ又ハ外出シテ酒舖ニ行キタリシカ其症狀未ダ甚シカラサリシカバ家事ニ從事シタリ然ルニ犯罪ノ前日偶〻其住地ニ於テ學校生徒ノ野外運動會ノ擧アリ被告ハ元來家兒ノ敎育ニ就テハ甚タ熱心ナリシガ被告ノ家兒モ其會ニ與ルニ付キ其狀況ヲ見ント欲シ午前八時該場ニ赴キテ參觀セルモ十一時頃其會ノ終ラサルニ既ニ飮酒ノ慾念盛ニ發起シテ制止セントスルモ能ハス遂ニ其場ニ留マルコト能ハスシテ倉皇歸途ニ就キ或ル酒舖ニ入リテ直ニ大杯ヲ傾ケ尋テ尙一二酒店ニ立寄リテ五六合ヲ飮ミ漸クニシテ其慾念ヲ充タシ午後二時頃家ニ歸リテ褥中ニ投シ睡眠不安意識朦朧夢ノ如キ有樣ニテ經過セリ翌日即チ兇行當日ニ於テハ身體上ニハ別ニ異常ナカリシガ只苦悶ノ感情ト飮酒ノ慾念依然トシテ前日ニ於ルカ如ク少シモ消失セス早朝家ヲ出テ或ル酒店ニ投ジテ五合許リヲ飮ミ午後三時半頃家ニ歸リ炬燵ニテ溫ヲ取リ尙酒ヲ飮ミナカラ其娘(勳子)ノ學校ヨリ歸宅スルヲ待チシカ定刻ニ至ルモ歸ラサリケレハ如何ナル事情ニ由ルヤト配慮シ時間ノ遲キヲ語リツ、酒ヲ飮ミ居リシニ午後五時ニ近ツクモ尙ホ歸宅セサリシニヨリ校紀カ嚴重ナラストテ大ニ之ヲ慨シ敎師ノ處置其當ヲ得ス

トテ之ヲ怒リ怒氣ト苦悶トヲ抱キナガラ尚飲酒ヲ絶タズ酩酊甚シカリシ午後五時頃ニ至リ勳子漸ク歸宅セルニヨリ被告○三郎ハ之ニ向ヒ『今日は何故に斯く歸宅か後れたりや』ト詰問セリ勳子ハ『今日は修辭會かありましたから斯くは後れました』ト辯解セシモ被告○三郎ハ尚此辯解ニ滿足セス『例令修辭會ありたりとて女子が學校にてさう歸宅の後るゝ筈はないさう云ふことなら明日から學校へ遣らぬから』トテ大聲ヲ放テ叱責セリ此時共ニ炬燵ニアリテ傍ニ横臥セル被害者妻と○ハ勳子ニ向ヒ『今日は御父さんが醉つて居られるから今そんなことを言はないても醉か醒めた時に申せは宜敷い』ト言ヒタリシニ○三郎ハ益々憤怒シテ妻ニ向ヒ『何の爲に小供を學校へ出して置く敎育する爲めではないが親か子供に尋ぬるに何の差支がある』ト云ヒ乍ラ有合セタル長羅苧ノ煙管ヲ持テ妻ノ頭部ヲ打擊セリ（打擊ヲ反覆セサリシカ如シ）是ニ於テ妻ハ其非ヲ詫ヒテ二階ニ去リタリ此時隣家ノ與○○末○ナル者○三郎ノ放聲ヲ聞キ之ヲ靜メントシテ○三郎方ノ庭ヨリ入リ○三郎ヲ呼ヒ出シテ末○ノ自宅ニ連レ行キ種々說諭セルモ○三郎ハ强ク酩酊シテ其言フ所ヲ解スルコト能ハサリシニヨリ再ヒ○三郎ヲ其自宅ニ還シ炬燵ニ臥セシタリ此時二階ニ臥蓐セル被害者と○ハ劇ク頭痛嘔吐ヲ催フシ容體惡キニヨリ看護者階下ニ降リテ醫士ヲ迎ヘンコトヲ○三郎ニ相談スルモ意識溷濁シテ言辭要領ヲ得ス終ニ只タ炬燵ニ横臥シ乍ラ『兒○醫士を呼んて來て診察して貰へ』ト云ヒタルノミニテ醉倒セリ其夜ハ睡眠不安ナリシト云フ

越エテ翌日（即犯罪ノ翌日）ニ至ルモ醉氣尚去ラス酒慾尚止マス早朝家ヲ出テヽ或ル酒舖ニ入リ

數杯ヲ飲ミテ家ニ歸ル偶ミ隣人ノ來ツテ妻ト○ノ病狀ヲ見舞ヒ昨夜吾妻カ自己ノ爲ニ毆打負傷セシメラレタリト聞キ直ニ階上ニ行キテ妻ノ寢室ニ臨ミ妻ノ頭部ニ損傷アルヲ認メタリ是ニ於テカ大罪ヲ犯シタリ一刻モ猶豫スベキニアラズトシ自ラ自首セントシテ家ヲ出テントセシモ隣人家兒ノ爲ニ制セラレテ外出スル能ハズ彼此論爭中恰モ實兒ノ來ルニ際會シタルヲ以テ其理由ヲ告テ實兒ヲシテ自首セシメタリ依テ巡査ノ爲ニ拘引セラレタリ

被告ハ猶ホ其拘引セラルヽニ際シ飲酒ノ慾念又發起シテ禁スルコト克ハサルヲ以テ二階ノ梯子段ニ腰ヲ掛ケ丼ニテ一杯ヲ飲ミ其ヨリ巡査ト共ニ警察署ニ伴ハレタリ當時警官ノ質問ニ應スルカト思ヘバ忽チ鼾聲ヲ放チテ眠ニ就ケリト云フ次テ監獄署ニ護送セラレタリ

此兇行前後ノ狀況ヲ考フルニ其當時被告ハ實ニ每常ノ飲酒發作ニ惱ミ居リタルモノヽ如ク其發作ノ開始ハ明治三十四年十一月六日ニシテ明治三十四年十一月十一日ニハ未ダ其終ヲ告ゲス且其發作ハ彼兇行ニヨル感動(驚愕)ノ爲メ又其後ノ飲酒中止ノ爲ニ忽チ中絕シタルモノヽ如クナリ但憾ムベキハ長野縣○○監獄支署ニ於ケル當初ノ症狀ノ記載ナキコトニシテ此當時ノ記載ニシテアランニハ被告ガ兇行後ノ精神狀態ノ如何ヲバ探リ知ルコトヲ得テ其發作ノ終始ヲ明カニスベク又之ニヨリテ余等ノ認定ニ確乎タル證左ヲ與フベカリシニ

扨以上述ベシ所ノ如ク被告ハ是際全ク常例ノ發作ニ惱ミ居リタリトシテ次ニ緊要ナル事柄ハ被告ガ其兇行ノ時全然無意識ノ狀態(即俗ニ所謂人事不省又ハ夢中)ニテアリシヤ否ヤナリ

明治三十四年十一月十二日被告ハ長野地方裁判所○○支部に於て陳述して曰く

『娘勳子を高等女學校に出して置きますのですが昨日は何時にない歸りが遲う御坐ひましたし夫に雨が降りますから自分で傘を持て迎に行こうと思ひましたけれども他の家の子供も歸りませぬから友達と一緒に歸て來るだろうと思ひ心待に待て居りました處其内に歸て來ました其より前私は寢酒に四合許を飲みて臥し居り妻も不快の爲め矢張炬燵に臥せり居りましたが私は勳子に對て『今日はどうして歸りが遲かつた』と尋ねましたら『何か談があつた』と申ました其時妻が娘に對て『今日は父さんが酔つて居るからそんなことは話さないでも宜い』と申しましたから私は妻に向て『何の爲に子供を學校へ出して置く教育する爲ではないか親が子供に尋ねるに何が差支があると』云ひながら有合はせたる長羅苧の煙管を持て妻の頭を打ちました處雁首は折れて何處へか飛んで仕舞ました壹度限り打ちはしませぬ……妻を打ちたる時の位置は勝手の炬燵に私は西側に妻は南側にて西向きに私の方へ頭を出して寢て居りましたので東側には妻の母が居りましたのですから打ち傷は右の方にあるだろうと思ひます』

明治三十四年十一月二十日被告ハ長野地方裁判所○○支部ニ於テ陳述スラク

『娘は其の場に居りしも見ないかも知れませぬ自分も打つ考はありませんので打ちたることの覺なき程故小○ま○（妻の母）も打つた處を見たか如何か存しませぬ』

（隣家の與○○末○方へ至り）勳子を叱責したる意旨を話して歸宅して炬燵に居りますと二階より

丸○松○及同人妻さ○が降り來りてと○は大層悪い容體だと申します故驚てどうしたのかと尋ねましたら兩人か私に『御前が雁首の折れる程煙管て頭を打つたと云ふことてはないか』と申しましたので初めて勳子を訓戒し居る際と○が口を出したるを默て居れと云て振りし煙管か當たかと思ひました位てず』

明治三十五年二月四日長野地方裁判所刑事部法廷ニ於テ陳述スル所ニヨレハ

『私は時々酒を飲み度なる癖があり其時も恰度其病氣が起り酒に醉ふて居つて何を云ふたのか何を致したのか碌々覺がないであります……何時頃（娘勳子カ歸宅セシカ）と云ふ覺えもありません……或は（歸宅ノ遲キヲ）詰りたるやも知れざるも兎角大醉致して居り能くは記憶致して居りません……私は醉つて居つた故何にもかも判然と記憶しては居りませんか（妻ノ言ニ）腹を立つて毆打するなとゝ云ふ氣はなかつたのですが妻は直く傍に居つたこと故私か小言を云ひなから振回した煙管か一寸位は當つたかも知れません夫れや是れも其當時は醉つて居つて夢中で居ましたが後に至りて其當時は多分そうで在つたろうと追想致す位のものであります……私は打つた積はないのですが酒狂になつて居つた際振廻はして居つた時當りでもしたものと後に考へるのです……（其後ノコトハ）判然とは覺えて居りませんが其後隣家の與○○末○宅へ參つた樣に考へます醉つて居つて能くは知らないが與○○か『私に一寸來い』と云ふて參り暫く參つて談を致して居り宅へ歸りました』

是等ニヨリ湊フルニ被告ガ無意識ナリシコトヲ主張スルハ裁判ノ度毎ニ其度ヲ加フルガ如シト雖モ要スルニ被告ハ其當時全然人事不省ノ有樣ニアリタルモノトハ認ムベカラズ然レドモ猶ホ此際被告カ隣家人ト談話セシ事ノ內容ニ就キテ『薄々は夢の樣に覺えて居ります』ト云ヒ又妻ニ創ヲ負ハシメタルニ就キテハ『翌日醉も醒めて見ますのに妻の頭に傷が出來て居りましたので……始めて或は醉の紛れに自分が毆つたのではないか知らんと氣が付いたのです』ト云ヒタルヲ見レバ被告自身モ亦其兇行當時ノコトニ付キ全ク記憶ナキニアラズシテ薄々ハ之ヲ記憶シ居ルコトヲ然認シ居リ猶調書中ノ他所ニ記載スル被告ノ陳述ニヨルモ傍人ヨリ話サルヽトキハ被告自身モ亦其大略ヲ思ヒ出シ又ハ其カト思ヒ付クコトアルガ如ク稱道シ又其記憶ハ何事ニモ同樣ニ存セスシテ或事ハ思ヒ出シ得ルモ又或ル事ハ思ヒ出シ得ザルナリ是ノ如キ有樣ハ意識ノ全ク缺乏セスシテ甚ダ溷濁セルトキニ見ルモノニシテ之ヲ其言行ニ就キ概括性記憶ヲ有スルモノト稱ス然ラバ此事柄ハ所謂嗜酒狂ノ症狀トシテ當不如何ナルヤト云フニ嗜酒狂ニテハ患者ノ全ク無意識トナリ其間ニ罵詈暴行ヲナスコトアルモ亦意識ノ混濁ハ輕度ニシテ特ニ外觀上ニハ微醉セル者ト同ク或ハ傍人ニハ左程ニ思ハレザルモノアリ

之ヲ要スルニ發作中ノ我言行ニ付キテ追想力ノ隨分不明瞭ナル（即チヨクハ記憶シ居ラヌ）モノヲ多シトシ嗜酒狂ニ於テハ必ズシモ患者ガ全然無意識ノ狀態ニアリ發作中ノ言行ヲ全ク知ラザルコトヲ要セズ今此場合ニ於テ被告ガ兇行前後ナル事柄ヲ想ヒ出シ得ズ又事柄ニヨリテ思ヒ出シ得ルト得ザルトアルガ如キモ之ヲ嗜酒狂ノ一症狀トシテ認ムルニ差支ナカルベシ

余等ハ上文ニ於テ既ニ嗜酒狂者ガ其酒量ノ絶大ナル割合ニ人事不省ノ度ニ迄ハ酩酊セサルコト屢之アリト注意セリ要スルニ被告ハ此際平素ヨリノ飲酒發作中ニアリ數日以來既ニ其身體精神ノ常ヲ失シ居リタルモノニシテ當時ノ發作ハ十一月六日ニ初マリタルモノニシテ其酒量ハ帳簿上三合ヨリ五合ト一日毎ニ增加シ九日ト十日ニ於テハ再タビ減少セシモ是レ多分被告カ此時前文ノ如ク連リニ戸外ニテ酒ヲ仰ギタルニヨルモノニシテ一日酒量ノ總計ハ却テ前々ヨリモ多カリシナルベク是日被告カ酒量ノ多カリシコト及ビ酒精作用ノ著甚ナリシコトハ

證人與○○末○ガ長野地方裁判所○○支部ニ於テ陳述セシ所ニヨルモ明ナリ

與○○末○ハ即チ明治三十五年二月十三日○○地方裁判所ニ於テ陳述シテ

『末○(十九歳平生被告を呼んで叔父さんと云ふ)が被告の椽先に至り之を呼ひしに障子に摑まつて來たが手を引て來る位てすから隨分醉て居り足元も浮雲い位でした……手を離せは轉ぶ位てした』ト云ヒ又

明治三十四年十一月二十四日同所ニ於テ陳述シテ

『午後五時少し前より○三郎が高聲を發して何事か言ふて居りましたが益〻高聲を發します故○三郎を呼出し自分宅に連來りて勳子を退校させると云ふ事に就て種々に詫ひましたけれども醉て居て一向要領を得ませんから『醉が醒めてから考へて退校させると言ふ樣のことは止めた方が宜かろう』と申しましたら『君の言ふことに從ふ』と申しました』ト云ヘリ

是ニヨリテ之ヲ觀ルニ被告ハ當時飲酒頗ブル多ク少ナクモ考慮ノ紛亂身體ノ運動ノ機能（直立、歩行等）不精確不十分ナルノ度ニ酩酊シ居リタルハ明ナリ之ヲ其月六日ヨリ買酒ノ升數ノ増加シタルニ比スルニ左モアルベキコトナリ

之ヲ既往ノ症狀ニ照スニ被告ガ明治三十四年十一月十一日刺戟性ニテ妻子ト紛爭セシハ彼ガ發作ノ初期ナル興奮期ノ症狀タルニ相當シ而シテ其言談ノ要領ヲ得ズ歩行ノ確乎タラザル等其期ノ既ニ熟セルヲ見ルベク余等ガ實驗セル第二回發作ガ其當初ヨリ殆ント完全ノ無意識狀態ヲ伴ヘルヲ考フレバ彼ノ明治三十四年十一月中旬ノ發作間ニモ外見上ヨリハヨリ較著ナル無意識（即人事不省）ノ狀態ニアリシモノト推察スベシ

之ニ由リテ是ヲ觀レバ被告塚〇〇三郎ハ明治三十四年十一月六日頃ヨリ同人ガ明治三十四年十一月十二日長野縣監獄〇〇支署ニ入リシ當初ニ至ルマデノ間ニ於テ定期性嗜酒狂發作ニ罹リ居リシモノト認定スルヲ至當トシ

明治三十四年十一月十一日被告ガ其妻と〇ヲ毆打シ死ニ至ラシメタルハ此發作中ノ所爲ニ出ヅルモノニシテ其間被告ハ知覺精神ノ喪失ノ狀態ニ陷リ其所爲ニ關シ責任ナキノ精神狀態中ニアリシナリ

以上ノ說明ニヨリテ鑑定ノ要領ヲ總括シテ判事ノ提出セシ問題ニ答フレバ

（一）　中酒狂ノ如何ナルモノナリヤハ前文中ニ參考シテ之ヲ了知セラルベク

（二）　塚〇〇三郎ハ尋常中酒狂者ニアラズシテ定期性嗜酒狂ニ罹リ居ルモノナリ

(三) 塚〇〇三郎ハ明治三十四年十一月十一日其妻ヲ毆打死ニ至ラシメタル際ニ知覺精神ノ喪失ノ狀態ニ陷リ居リシモノニシテ其知覺精神ノ喪失ハ右定期性嗜酒狂ノ發作ニ基クモノナリ

此鑑定ハ明治三十五年十月二日以後數回被告塚〇〇三郎ノ居所及ビ東京府巣鴨病院內ニ於テ十數回診査シ且ツ調書ヲ參照シテ編製セシモノニシテ其鑑定日數ハ明治三十五年十月一日ヨリ同年十二月二十日ニ至ル八十一日間トス

明治三十五年十二月二十日

鑑定人　醫學博士　吳　秀　三

鑑定人　松　原　三　郎

右被告塚〇〇三郎ハ此鑑定書提出後明治三十六年一月十二日不論罪ニテ放免セラル

＊　＊　＊　＊　＊

第十例　堀〇〇郎精神狀態鑑定書

明治三十六年一月廿二日東京區裁判所判事〇〇〇ハ〇區〇〇〇町〇〇〇番地堀〇〇〇〇〇邸ニ臨ミ堀〇〇〇ガ堀〇〇〇郎ニ關シ申立シ準禁治產事件ニ付キ本人〇〇郎ニ就キ

一、本人〇〇郎ノ精神狀態ニ異常アルヤ
二、異常アリトスレバ其種類程度如何
ノ二問ヲ發シ之ガ鑑定ヲナス可キ事ヲ命セリ

被申立人
〇〇區〇〇〇町〇〇番地平民
堀　〇〇〇郎
明治七年十一月生

既往症

血統　父方祖父ハ五十九歳ニシテ腸胃病ニテ死亡シ父方祖母ハ五十歳ノ𬼀腦充血（中氣ナリト云）ニテ死亡シ母方祖父ハ五十歳ニシテ胃癌ニテ死亡シ母方祖母ハ六十四歳ニシテ胃腸病ニテ死亡ス
父ハ五十七歳母ハ五十一歳ノ𬼀共ニ肺癆ニテ死亡ス
父ニ異母兄一人（病名不詳）異母姊一人（癇病）アリシガ皆死亡シ弟一人ハ慢性腦充血ニテ五十七歳ノ𬼀死亡ス（子四人アリ第一男子ハ白痴ニシテ十八歳ノ𬼀死シ第二女子ハ二十二歳白痴ニシテ準禁治產中第三女子ハ腸胃病ニテ死亡シ第四女子ハ氣管支炎ニテ死ス）同母ノ妹一人健存（其子ハ男子一人ニシテ五歳ノ𬼀痲疹ニ死セリ）弟一人健存（五子アリ其中長子男兒氣管支炎ニテ死セリ）
兄弟十人（本人加算）中被申立人ハ第三子ナリ兄一人二十六歳ニシテ肺癆ニ死シ弟一人ハ腹膜炎ニテ

弟一人ハ腦膜炎ニテ妹一人ハじふてりやニテ皆死亡セリ姉一人妹三人弟一人健存ス（以上堀〇〇〇ノ言）

既往病歷　被申立人ハ生後二年重症腦膜炎ニ罹リ辛ウジテ囘復セルガ爾來兩眼失明シ時々痙攣發作アリ精神ノ發育甚ダ遲滯シ七歲以後モ時々痙攣發作アリテ多キ片ハ一ケ月二囘以上ニ及ビ其都度一二日ヲ經過スレバ常態ニ復スト云フ又其間季候ノ變動ニ際シ頭痛頭重ヲ來タシ次クニ痙攣發作ヲ以スルヲ常トス十三四歲ニ至ル迄治療上必要ノ問診ヲナスモ應答ノ能力ナキヲ以テ常ニ看護ノ老婆ニ就キテ質問シ之ニヨリテ施治スルニ止マリシガ十五六歲以後ニ至リテ痙攣發作ノ囘數及ビ病勢ハ稍輕減セリト雖モ精神機能ハ毫モ發達セズ殆ンド依然タリ（明治三十一年三月迄ノ主治醫〇〇〇次郞陳述書）

明治三十一年春以來ノ病歷ヲ見ルニ被申立人ノ身體ニハ別段故障ナキモ時々癲癇發作ヲ起シ爾後治療ニヨリテ癲癇症ハ次第ニ輕快シ現今ニ至リテハ略快復ノ狀態ナリ時ニ寒冒又ハ腸胃症等ニ罹リシモ何レモ一時性ノモノニシテ不日快癒ニ赴ケリ腦髓ハ其發達ヲ障害セラレ知識ハ幼稚ナリ眼ハ甚ダ視力ヲ障害セラレ稍失明ニ近キモ近距離ニ於テハ物色ヲ辨識スルヲ得（目下主治醫〇〇〇之助陳述書）

現在症

被申立人ハ妹〇〇ト共ニ其居室ニ正坐シ余等ノ入ルヲ覺エテ揖禮シ且ツ笑貌ヲナス

問　名前は

答　〇〇郎

問　苗字は
　答　○○
問　年齢は
　答　三十
問　生年月は
　答　七年生れです
問　何月何日
　答　十一月
問　何日
　答　八日です
問　身分は
　答　何んでもない今は何んでもない
問　華族か士族か何だい
　答　…………
問　平民か
　答　へー

問　分らないか
答　えー
問　平民かい
答　えー
問　其れに違いないかい
答　そーです
問　住居は何處だい
答　こ、です（右手ニテ疊ヲタヽク）
問　こゝとは何處なんだい
答　伊皿子
問　何番地
答　三十三です
問　御前の家かえ
答　えー
問　御前が主人かい
答　そーです（不正）

問　こゝは誰の家なの
　答　こゝは○○○の○○です
問　誰れが持てるんです
　答　今は留守です
問　誰が
　答　○○です
問　他に主人はないの
　答　他は留守居です
問　側に居る人は誰なんだい
　答　そー（口中ニテ低聲ニ獨言ス）
問　知らないか
　答　○っちやん
問　よく知らないかい
　答　○○です
問　御前の何に當るのだい
本人答フルヲ得ズ身ヲ傾ケテ妹ノ方ニヨリ手ヲ疊ニ突キ問ハントスルモノヽ如シ

問　親類かい
　答　親類ぢやない
問　妹かい
　答　えー
問　兄弟は何人あるか
　答　澤山あります
問　何人あるえ
本人ハ答フルヲ得ズ身ヲ傾ケテ妹ノ方ニヨル妹ハ低聲短言ニテ本人ニ告グルコトアリ二人ニテ數度應接シ本人連リニ指ヲ折リ試ミテ後
問　何人だい
　答　五人ですねー
問　五人かい
　答　六人位だねー　（正）
問　皆なで六人かい
　答　留守のも入れて
本人猶ホ指ヲ折リ考ヘツヽ『六人』『七人』『八人』ト數ヘ又妹ト低聲ニテ應接ノ後

答　六人です

問　六人かい

答　六人の内一人留守なんです

問　○○と言ふのはあなたの何んです

答　…………

問　御父さんか

答　いーえ

問　何です

答　御父さんぢやーない

妹傍ヨリ『兄弟か何かと云はるゝのです』ト言ヒ

問　何です

答　えー兄弟です

問　○○て言ふのは何歳です

答　十八・・十九・・・つい忘れた・・・・二十何歳《イクツ》でしたっけね・・・・忘てしまったつい

妹ニ向ヒ『去年いくつでしたっけねー』ト言ヒ其ヨリ數へ初メ

『十八』『十九』『二十』『一ッ』『二ッ』『三ッ』『四ッ』『五ッ』『六ッ』『七ッ』『八ッ』『九ッ』『十』『十一』

『十二』ト連《ツ》ヅケ言ヒ終ニ　『去年十八でしやうだから十九です』

問　兄さんか弟か

　答　兄さんです

問　御前の兄さんで何歳《イック》なの

　答　今は十九です

問　それで兄さん

　答　弟です

問　御父さんの名は何と言の

　答　こーたんい（弘〇院）　（正）

問　生きてる時分には

　答　〇〇郎

問　それが御父さん

　答　こーじゆいん（弘〇院）て言ふのもこーしょういん（弘〇院）て云ふのもある

問　皆父さんかい

　答　いゝえこーじゆ院は御祖父《ヂヂイ》さん　（不正）

問　こーしょう院は

答　御祖母さん　（不正）

問　代々の名前は

答　私はきかないそれはきかない

問　○○郎と云ふのは

答　○○郎と云ふのは今言つた○○です

問　御父さんが死だのは何時

答　戰爭のあつた年・・・・一人は十九年に死にました

問　誰が

答　御祖母《ヲバー》さん　（正）

問　戰爭のあつた年に死んだのは

答　こーたいいんですとーさんです　（正）

問　叔父がありますか

答　一人きやありません

問　何んと云ふ名でありますか

答　こーしょー院の方は十八年です　（正）

問　叔父さんは

答　堀○○○　（姉ノ夫ナリ）

問　其他には

答　其からまだ一人あるが是れはそーでない‥‥○○町と二人だ

問　○○町は何んと言ふ名

答　堀○○○と言ふのです

問　他に叔父さんはないかい死んだかい

答　それだけです　（不正）

問　誰も死ないの

答　いゝえ　（不正）

問　家を持てるかい

答　元は店に居た○○○町の

問　御前は戸主になつていないのかい

答　それはあります

問　戸主と云ふとは分るかい

答　分りません

問　金はあるかい

答　えー
問　どの位
答　数は分りませんが‥‥使ふ丈けある
問　多いのか少ないのかい
答　どつさりあるが此處にはない
問　どこにあるの
答　皆よそから取寄る
問　どこから
答　先には店から
問　今は
答　今はどこから取りよせるか分りません‥‥それは掛りがあります
問　掛りとは誰だい
答　○○です
問　自分の金はないの
答　自分のはない
問　少しもないの

答　有はあるが預てある

問　何處へ

答　方々へ

問　方々とは何處

答　よそへ

問　よそとは

答　方々の銀行へ

問　何と云ふ銀行へ

答　先には店の方の銀行ですが今はそんな事は聞ぬからつい

問　大凡幾らか分らないか

答　ついきかない

問　何萬圓とか何十萬圓とか大抵は分て居ないかい

答　それは分らない店へ行かなくつては

問　印形はあるだろー

答　私の所にはない

問　なくしたのかい

答　なくしはしない

問　どーしたの

答　それは其方の掛りがある

問　夫れでは御前持ていないのかい

答　持てはいない

問　誰かに預てあるのかい

答　えー

問　何處に

答　○○へ

妹傍ヨリ『金庫云云』ト告グ

答　金庫の中にあるが今は出さぬ

問　金庫の明立ては誰がするの

答　この人がやつてる（妹ヲ指サス）

問　店では何商賣をするの

答　先には色々しました○○屋の樣にしていた

問　此頃は

答　今は何もしません（正）

問　反物の直段は知てますか

答　直段は知らない

問　何をよく知るの

答　菓子だのシャボンだの香水だの葡萄酒だの

問　菓子はいくらするのビスケットは

答　一斤のがある二斤のがあるか直段の所は知りませんよいのもあり惡いのもあり去年

買つて來たのは〇〇さんが直段を知つています

問　本が讀めるかい

答　讀めないからよします‥‥面倒くさいからよす

問　名前はかけるかい

答　書けないで一々書いて貰ふ

問　學校へ行た事があるかい

答　それはあります先に今はよした

問　何時いつたの

答　もーよっぽどです

問　何時

答　二十一年頃でしよう……二十一年と二十二年です跡はいやだからよした

問　何處の學校へ行ったの

答　築地です今はそーでない（琴ノ稽古ニ其頃通ヒシ事アリ）

問　何處から通つたの

答　店から通つたんです……○○○町から

問　誰について行て貰て

答　それは先について行た人に

問　それは誰だい

答　先に上總から來た人です（正）

問　何と云ふ人だい

答　○○と云ふ人（正）

問　目がわるいね

答　えー

問　ちっとも見えないかい

答　少しは見えます

問　どっちが
答　こっちです
問　右かい
答　えー
問　左は見えないか
答　えー
問　どの位見えるか
答　少しです
問　どの位分かるか
答　日が當つたり曇つたりする位は見える
問　字は見えるかい
答　細かく書いたのは分りません
問　大きいのは
答　分る所と分らない所とあります
調書ヲ示シ書類ヲ目ヨリ大凡ソ十仙迷ノ距離ニ近ツケテ
問　是れは見えるかい

問　答　大變細かに書いてありますねー……黒く奇麗に書いてある

問　（書類中ノ一字ヲ指シテ）此字は何んと云ふ字だい

答　此字は今分りません

問　御前は生れながら目が悪かつたかえ

答　えー

問　どーして目が見えなくなつた

答　落された……負つて貰て居たら（事實ナシ）

問　それから悪くなり其前はよかつたのかい

答　えー

問　其時に煩らつたか

答　えー今の様に悪くはなかつた……一昨年見て貰つたがいけないつて云はれた（赤十字社）……癒らないつて云はれた……遅れたのですつて……幾度も〳〵見て貰たのです

問　目が悪いと不自由だろー

答　えー

問　物を食つたり寝起には差支ないかい

答　えー

問　憚りえ行には

答　行けるが付ていつて貰ふ

問　頭は痛かないかい

答　今は痛かーない

問　先には頭痛がしたかい

答　先にはあつた

問　頭に禿てる所があるねー

答　是れは發泡です（正）

問　目の他に故障はあるか

答　……先にはありました……先には御腹を下したり……一昨年迄ですそんな風があつたのは

問　今は達者かい

答　えー

問　飯は甘いかい

答　えー

問　何時に起きて何時に寝るか

答　朝は八時に起きます夏はもつとはやい‥‥寝るのは湯のあるときは八時過ぎで湯のないときは九時です

問　湯のないときに遅いのかい

答　他の人がいくらも入るから‥‥私が先きえとゆー譯には行きません

問　三つを十合せると幾何

答　今其方の勘定はいやだからよした

問　二つと一つ

問　それもよした

碁石ヲ與ヘ次第ニ其數ヲ增シテ幾何ナリヤト問フニ一個ヨリ次第ニ石ヲ以テハ數ヲ言イテ三十五個マデ正シク(時々考ヘ直シナガラ)數ヘシガ其レヨリ『三六つ』『七つ』『八つ』『九つ』『十』ト云ヒ其四十ナル事ヲ忘レテ次ノ石ヲ『三十六』ト稱ヘテ數ヘ此ノ如クニシテ四十七個迄數フル事ヲ得タリ

問　二つと一つで幾何か分るだろー

被申立人ハ碁石ヲ取リ『一つ』『二つ』ト二個ヲ左ノ掌ニ取リ別ニ一ツヲ取リ之レヲ合セ『一つ』『二つ』『三つ』ト數ヘ『三つです』ト答ヘ猶ホ碁石ヲ一ツヅヽ取リ『三つ』『四つ』ト數ヘ居リシガヤ

ガテ『是れて四つです』ト又一個ヲ加ヘテ示セリ

問　三つと二つで

被申立人ハ碁石二個ヲ取リ其他ニ手ノ旁ニナカリシカバ猶ホ『二つ下さい』ト請求シ之ヲ合セテ一ツ宛數ヘ『五つです』ト答フ由テ余ハ石ヲ與ヘズ『指で勘定して御覽』ト云ヒ被申立人ハ『是れがなければこまる』ト言ヒ碁石ヲ請求シテ前ノ如ク一ツヾ、勘定ス

問　三つに四つで

問　五つと五つでは

被申立人ハ又石ニテ勘定ヲ初メ『八つ』ト答フ

問　五つに幾何增すと八つになるの

被申立人ハ五個ノ石ヲ取リ次ニ猶一個ヲ取リ加ヘ『之れを入れると八つです』ト答フ

問　今日は何月何日ですか

答　廿二日

問　何月の

答　一月

問　年は

答　明治三十六年

問　一昨年は

答　三十四年

問　戰《イクサ》は何時

答　二十七年……八年……二十七年です

問　其他には

答　新聞で話は聞いたが其切りになつたから

問　何時此處へ來たの

答　三十一年……三十二年……三十年の六月です……六月の十五日です

問　此處に既に幾何位居ます

答　今は三十六年たから餘程になる

被申立人ハ頻リニ何年何年ト指ヲ繰リテ再タビ『餘程になる』ト云フ

問　山を知てますか

答　私がいやだと云ふ鎌倉位なものです

問　鎌倉は何故いやなの

答　長く留めて置かれて咳嗽などか出たんです　（正）

問　日光はどーです

答　い丶

問　日光へ行た時他へ行と云ひましたか

答　松島へ行きました

猶被申立人ノ身體ヲ檢スルニ

被申立人ハ身材中等ニシテ榮養佳良ナリ頭ヲ稍ヽ左肩ノ方ニ傾ケ且ツ輕ク前ノ方ニ傾ケ目位ハ左右共多ク右眦ニアリ時々肩ヲ擧ケテ前方ヲ定矚スル如ク兩手ヲ膝ニシテ稍ヽ考ヘツヽアル狀ノ如シ

頭部ヲ檢スルニ

周　圍	五五・〇	耳前頭圍	二七・五
耳後頭圍	二四・五	耳顱頂圍	三四・五
耳下顎圍	三〇・五	前　後　徑	一八・〇
左右脛	一五・〇	鼻根後頭圍	三五・〇
耳　高	一三・七	前頭骨顴骨突起徑	一一・〇
耳孔徑	一二・五	前後徑示數	八三・三

頭部ヲ檢スルニ前頭頂部ニ直徑八仙迷大ノ毛髮疎生部アリ（發泡膏貼用ノ跡ナリト云フ）眉弓能ク發育シ衡部ハ著シク壓平セラレ且ツ稍凹陷スルガ如シ耳廓ノ舟狀窩扁平トナリテ窩狀ヲナサズ口部異常ナク上顎ニ於テ左右下顎ニ於テ右方ニ第一第二小臼齒第一大臼齒ハ人工塡充法ヲ經下左顎ニ於テハ大

小臼齒盡ク然カナリ
眼ヲ檢スルニ外見上異常ナシ左眼角膜ノ外上廓外少許ニ形狀不正ナル半仙迷徑大程ノ帶黑灰白色ノ小斑アリ兩眼球不安ニシテ定視セズ且横平ナル震盪症アリ爲メニ瞳孔ノ反射及ビ眼底ヲ檢査スルヿヲ得ズ視力ハ微ニ右眼ニ存シ明暗ヲ區別シ赤黑白等ノ色ヲ識別ス然レモ視力ハ薄弱ニシテ眼前六仙迷ノ近クニ於テ指數ヲ辨スルヿ能ハズ
呼吸器消化器其他ニ異常ヲ認メス
皮膚ノ諸感覺ニモ運動機能ニモ異常ナシ但シ握力檢査ハ理解不十分ノ爲メニ之ヲ施スヿヲ得ズ
以上余ハ被申立人ノ精神身體ノ證候ヲ列記シ殊ニ其精神症狀ニ關シテハ被申立人トノ問答ヲ掲ケ其問答ノ大部分ハ判事自身ノ提問及ビ之ニ對スル被申立人ノ返答ナリ之ニヨリテ見レハ被申立人ハ現下ノ時日、其年齡、生年月日、其住地及ビ周圍ノ關係、傍人ト自己トノ位置等ニ就テ指南力ヲ備ヘタリ從ツテ其知覺力認識力領會力等モ又略備ハリ身邊ノ事ヲ察知シ之ニ對シテ考慮ヲ廻ラス事ヲ得然レモ以上諸智力ノ不十分ニシテ考察ノ完備ナラズ尋常人ニ甚ダ劣リタルモノナル事ハ明白ナリ被申立人ハ戸主又ハ主人ナルモノ、何タルヲ解セズ我財産金錢所有ニ就キテ其多少ノ個額所在ヲ知ラズ兄弟父母叔姪等ノ關係ヲ明ニスルヿ能ハズ殊ニ算數ノ事ニ至リテハ其思想殆ンド皆無ニシテ碁石ヲ數ヘテ四十七ニ至ルニ夥多ノ時ヲ要シ弟ノ年齡ヲ數フルニ數多度ビ『一つ』『二つ』ト反復セサレバ之ヲ數ヘ出シ得ズ二ニ一ヲ加ヘ二ニ二ヲ加フルガ如キ極初歩ノ計算ヲバ物件ニヨリテ辛フジテ成シ遂ゲ得ルガ如キ其能力ノ殆ント缺如セルヲ見ルベシ被申立人ノ記憶ハヤヽ之アリト雖モ又只日常反復シテ多ク聞キ多ク言ヒ居ル事ニ限リタルモノヽ如ク以上ノ諸點ハ皆吾人ヲシテ被申立人ノ精神發育極メテ不十分ニシテ相當年齡者ノ尋常程度ヲ去ルヿ甚ダ遠キヲ知ラシムベク其智力ハ大凡ソ之ヲ子供ニ比較スルニ七八歲發ノモノニ匹敵スベク計算能力ノ如キハ殆ント六歲ノ小兒ト選フベキナキモノト謂ツベシ此ノ如キ精神育不全ノ病症ハ之ヲ稱シテ白癡ト言フ

白癡ナルモノハ生來ナルモノアリ或ハ生後久シカラズシテ餘病ニヨリテ之ヲ來タスヿアリ被申立人ノ既往症ヲ按ズルニ遺傳上ニ於テハ叔父一人及ビ其子女ノ他ニハ禍孽ヲ貽スベキ疾病ヲ見ズ結核ノ系統ニハ白癡者多シト唱フル學者アレ𪜈確乎タル根據ナシ要スルニ其系統ノ子孫ニ身體ヲ羸弱ナラシメ之ニヨリテ病ニ罹リ易キ地ヲナス事ハ之アラン然ルニ被申立人ハ其三歲ノ時ニ腦膜炎ニ罹リ爾後兩眼失明症（右眼ハ微ニ視力アルモ）及ビ痙攣症ヲ將來セリト言フヲ見レバ被申立人ノ白癡ハ恐ラクハ此ノ腦膜炎ノ結果ナルベク腦膜ノ疾病ガ屢〻腦質自家ニ禍ヲ及ボシテ遂ニ白癡ノ基ヲナスヿハ吾人ノ屢〻多ク實驗スル所ニシテ且之ニ附帶シテ癲癇病ヲ起スヿ少ナカラズ被申立人ガ既往症ニ掲ゲアル所謂痙攣症モ又恐ラクハ癲癇症ナラン余ハ親ク其所謂發作ナルモノヲ目擊セズト雖モ明治三十一年以後被申立人ヲ診療スル○○○○助ハ明ラカニ之ヲ癲癇症ト診斷シタリ蓋シ白癡ト癲癇トハヨク合併シ來ルモノニシテ白癡者ノ三分ノ一數ハ癲癇症ニ惱ムト言ヘル程ナリ又其眼病ハ充分ナル檢査ヲ施スヲ得サリシヲ以テ其何物タルヲ知ル能ハザレ𪜈外見上異常ナクシテ視力ノ此ノ如ク甚シク障礙セラレ一眼ニハ

全ク失明シ居リ且ツ三歳ノ𬼀脳膜炎ニ罹リテヨリ此ノ如シト稱スレバ恐ラクハ其當時脳膜炎ニ罹リ同時其證狀ノ一タル急性水頭症其他ノ結果トシテ視神經炎ヲ患ヒ由リテ遂ニ之ニ至リタルモノナルベク但其症ハ一眼ニハ劇甚ニシテ一眼ニハ左程ナラザリシカ或ハ劇甚ナリシモ本病ノ退症スルト共ニ次第次第ニ極僅カニモセヨ視力ヲ恢復シタルモノナルベシ脳膜炎ハ小兒ニ少ナカラサル疾病ニシテ白癡、癲癇ノ原因トナリ又視神經炎ヲ伴發スルモノナリ若夫レ其所謂脳膜炎ナルモノ、性質ニ至リテハ之ヲ詳ニスルヿヲ得ザルモ堀○○○ノ言ニヨレバ其發生ハ急性ニシテ持續數日ニ亙リ其間發熱意識溷濁痙攣發作等ノ症狀アリ一年餘ヲ經テ眼症ノ他ハ退キ去レリト云ヘバソハ恐ラクハ化膿性又ハ結核性ナドノモノニテハナク漿液性其他ノ割合ニ良性ナルモノニテアリシナラン是レ固ヨリ空想ニ過ザルノミ之ヲ要スルニ余ハ以上ノ説明ニヨリテ被申立人ノ病症ハ白癡ニシテ生後三歳ノ時ニ患ヒタル脳膜炎ニ繼キ發シタルモノト診定ス

鑑　定

以上被申立人ガ現在ノ精神能力ニヨリテ按スルニ被申立人ガ白癡ト言ヘル精神病症ニ罹リ居ルヿハ明白ニシテ疑フベキナク其既往症モ又之ニ相當シテ且益〻之ヲ明カニスルニ足レリ但所謂白癡ナルモノハ極重キモノヨリ極輕キモノマデノ總稱ナルヲ以テ一事件毎ニ必先其本人ニ付キ其智力ノ程度如何ヲ講究セサルベカラズ然ルニ今此ノ被申立人ニアリテハ智力薄弱ノ最幼時ニ發シタルヿニ疑ナク且其智力ノ程度ハ之ヲ小兒ニ比シテ大凡ソ七八歳ノモノト匹敵スベク或ル事柄ニ付キテハ中流社界ノ六歳ノ

小兒ノ既ニ辨スル事ヲモ辨ヘヌヿアリ然ラバ即チ被申立人ハ民法第七條ニ所謂心神喪失ノ常況ニアルモノニシテ其ノ民法第十二條ノ義ニ於テ心神耗弱者タルヿハ勿論ナリト云フベシ
余ノ鑑定ノ要旨ハ之ヲ約言スレバ左ノ如シ
一、被申立人堀○○○○ノ精神狀態ニハ異常アリ
二、其病症ハ白痴ト稱シ最幼時ニ發シタルモノニシテ其中程度ノ稍〻重キモノニ屬ス
三、堀○○○○ハ民法第十二條ノ義ニ於テ心神耗弱者ト看做スベキモノナリ
右之通リ鑑定候也
明治三十六年二月四日
醫學博士　呉　秀　三

※　※　※　※　※

右被申立人堀○○○郎ハ明治三十六年三月二十五日準禁治産ヲ宣告セラル

精神病鑑定例第一集終

精神病鑑定例第二集目次

第十七例　痲痺狂？　酒客　發病後某銀行ノ手形振出
某銀行ノ該當金額請求　控訴　手形無效
第十八例　發揚狂　輕擧遊蕩　禁治產
第十九例　白癡　他人ノ騷擾ヲ愉快トシ又烟氣ヲ取ル爲
ニセル數囘ノ放火　不論罪
第二十例　早發癡狂　被害妄想之ニ基ク妻子及妻ノ母
及妹ノ殺害企圖　兇行後症狀ノ輕快　虛僞相
半ノ陳述　佯狂ノ疑問　不論罪
第二十一例　隣家脅迫　妻ノ縊殺　被害妄想及ビ幻聽ニ類
シタル事實　巡查醫師ノ精神病認定、本人ノ
性癖　親子不和　妻ノ素行　既往及ビ現時精
神病徵候ノ缺無　重罪公判ニ附ス
第二十二例　精神無異常　神經病質ニヨル是非辨別力ノ減
殺　夫ニ叱責セラレテ自宅放火　重罪公判

精神病鑑定例　第二集

醫學博士　呉　秀　三　著

第十一例　○邊○之助ノ精神狀態鑑定書

明治三十六年三月十四日○○區裁判所判事○市○ハ○○○○○病院ニ臨ミ其在院ノ患者ノ○邊○之助ガ禁治產被申立人タルニ付キ之ニ關シ左ノ事項ノ鑑定ヲ余ニ命ジタリ

被申立人○邊○之助ハ心神喪失ノ常況ニ在リヤ否ヤ

由テ之ヲ檢診シテ鑑定書ヲ作ルヿ左ノ如シ

○○市○○○區○○町○○番地

被申立人　○　○　○　之　助

文久三年十二月生

（甲）　遺傳歴

本人ノ父ハ大酒家ニシテ六十六歲ノ𪜈胃病ニテ死シ

母モ亦大酒家ニシテ同ク胃病ニテ死シ

内祖父ハ風邪ニテ死シ内祖母ハ六十歳以上ニテ病名不詳死
外祖父ハ大酒家ニシテ中風ニテ死シ外祖母ハ四十二歳ノ時肺病(?)ニテ死セリ
本人ノ兄弟(本人ヲ加ヘ)十一人アリ兄一人ハ健在シ一人ハ癡愚ニシテ業ヲナス能ハズ弟一人ハ健存シ一人ハ死セリ姉三人アリ其一人ハ二十年來僂痲質斯ニテ打臥シ居リ一人ハ胃病ヲ患ヒ居リ又一人ハ四十七歳ニテ胃病ニテ死ス其他ノモノハ詳ナラズ

（乙）　既往歴

破瓜期ニ於テ少シク放盪ナリシコアリ
十八九歳ノ時奉公先(反物商)ノ金子四百圓許ヲ遊盪ノ爲ニ消費セシコアリ
二十二三歳ヨリ內務省ノ雇小使トナリ堅氣ニ奉仕セリ平素酒ヲ飮ムコナキモ時々大酒スルコアリテ其時ハ一升又ハ一升五合ニ及ブ
二十七歳ノ時(明治二十四年)三月結婚セシガ其四月發狂セシタメ離婚セリ
性質ハ橫着ナルモ人ト爭フコナドアリテモ直ニ之ト論爭セズ默シナカラニ憤ル方ナリ
智力ノ發達ハ尋常ナリ
既往ニ於ケル疾病ヲ調ブルニ二歳ノ時熱湯ヲアビ頭及ビ背ニ火傷シ一時氣絶セリ七八歳ノ時誤テ二階ヨリ落チテ頭ヲ打チシコアルモ此時ハ氣ヲ失ハザリキ
小兒時ヨリ頭痛ニ惱ムコ多カリシ

成年ニ及ビ麻疾ノ他著キ疾病ニ罹リシヿナシ

精神病ノ初メテ發センハ明治二十四年四月ナルガ其前ノ年ヨリ役所ニ於テ朋輩ト爭論スルヿアリ或ハ養母ニ對シ忿怒スルヿ多ク養母モ之ガ爲ニ成ルベク口ヲキカズ逆ハヌ樣ニセシト云ヒ明治二十三年十月右養母ノ死去セシ時ナド憂鬱甚シクシテ常ヲ失ヘリト云フ二十四年四月ヨリ飮酒多クナリ頭痛ヲ訴ヘシヲ初トシ往來ニ出ツレハ人ガ己ノ面ヲ見テ謗ルガ如キ樣ヲナスト云ヒ家ニアリテハ耳ノ旁ニ來リテ我事ヲ惡樣ニ言ヒ居ルモノアリト稱シ憂閉シテ獨リ怒リ居ルヿ多ク或時ハ出刃ヲ以テ女房ヲ殺サントテ我事ヲ惡樣ニ言ヒ居ルモノアリト稱シ憂閉シテ獨リ怒リ居ルヿ多ク或時ハ出刃ヲ以テ女房ヲ殺サント云ヒ或時ハ夜中ニ自殺セントト主張シ或ハ外出シテ大川ヘ飛込マントシ人ニ助ケラレテ歸宅セシコトモアリ

明治二十四年六月四日〇〇〇〇〇病院ニ入リ(第一回)八月三日不治退院シ

明治二十六年三月十一日第二回入院シ三月十五日不治退院シ

其八月頃内務省ニ雇ハレテ小使トナリシカ二十七年六月頃ヨリ感情鈍痲シ知覺遲鈍トナリテ職務ニ從事スルヿ能ハズ二十八年八月頃遂ニ辭職シ其後人力車夫トナリ又煙管職トナリシガ二十八年十月ヨリ病症增惡シ動モスレハ業ヲナサス猥リニ他家ニ至リテ金錢上ノ談判ヲナセシヿアリ十二月ニ至リ兩隣ヨリ自分ヲ惡口スト云ヒテ其家ニ石ヲ投ゲ入レ又ハ暴レ込ミシヿアリ

明治二十九年一月十八日第三回入院シ三十年七月二日不治退院ス

明治三十一年四月十一日第四回施療ニテ入院シ爾來今日ニ至ルマテ〇〇〇〇〇病院ニ在リ

○○府○○病院ニ於ケル本人ノ病歴ヲ見ルニ明治二十四年當初入院ノ時ニハ舌ニ褐苔アリ胃部ニ厭痛アリシモ胃ハ擴張セズ心音ハ心尖ニ於テ第一音稍不清ニシテ皮膚ノ營養惡キ他感覺運動分泌等ニ異常ヲ認メズ精神症狀トシテハ時トシテハ憂鬱塞閉シ時トシテハ興奮激昂シ或ハ呆然トシテ自失シ其間幻聽アリ獨語アリ又有聲考慮ト云ヘル症狀アリ何カ思フト遠クノ人ニ聞ユル樣ニ覺ユト告グ

明治二十六年中ハ呆然自失セルガ如ク感情鈍麻シ知覺ノ遲鈍トナリ思考力ノ澁滯セルヲ主ナル症狀トシ

明治二十九年以後ニ於テハ疎懶怠慢ニシテ晝間モ就褥シ頭ヲ整ヘズ衣ヲ改メズ或ハ一ヶ所ニ枯坐シテ早朝ヨリ晩景マデ殆ント身ヲ動サス時トシテハ全ク無言トナルモ大抵ノ日ハ獨言ナキヿハナク窓ニ向ヒ又ハ窓ニ上リテ獨語シ獨笑シ又ハ影ナキ人ト應對シ或ハ數十日間通シテ蒲團ニ坐シ反古ヲ集メテ帳面ヲ作リ之ニ書寫シテ時ヲ送ルヿアリ或ハ卒然空笑シ或ハ默考ノ後ニ頻リニ點頭ヲナシ或ハ首ヲ屈ゲ頭ヲ左右ニ振廻シ口中ニテ私語シ居ルヿアリ稀ニハ興奮狀態トナリ突然物ヲ投ゲ又ハ烈シク怒ルコトアリ

明治三十四年八月ヨリ十二月ニ至ルノ間ニ於テハ獨語尤モ甚シク每常ノ如ク低聲ニテ聽キ取リ難カラズシテ大聲トナリ或ハ家人ヲ訓ユルガ如ク子供ヲ戒メ女房ニ云ヒ聞スガ如ク又ハ家人ノ不正不義ヲ詰責スルガ如ク或ハ建築ニ關シテ大工ニ命スルガ如ク或ハ官衙ニ物品ヲ上納スルニ付キテ雇人ニ命ヲ下タスガ如ク或ハ我物ヲ窃マントスルヲ怒リ罵リ或ハ己ガ土藏ニ盜人入リタルヲ追掛クルガ如ク或ハ罵

詈シ或ハ叱責シ直ニ其人ヲ視ルガ如ク旁人ノ其間ニ何事ヲ言ヒ何事ヲ爲スモ之ニ關渉ヲナスコナク獨リ自カラ聲色ヲ厲マシ居ルノミ

明治三十五年四月初旬ニ於テハ相手ナキニ『植木屋さん其松の木の枝は宜敷ないから切つて仕舞つて下さい』ト云ヒ或ハ眞面目ニナリ『明日は虎の皮が來ます大きさが七尺位ですから隨分立派です本日洒して居ります明日は必ず拙宅へ持來る故其節は御覧に入れる』ナド語レリ五月ヨリ七月ノ間多ク獨語シ八月九月ハ之ニ罵詈激昂ノ聲ヲ交ヘ時トシテ食物ニ不潔物ヲ覆ヘリト云ヒ之ヲ投棄セシコアリ十月ヨリハ低聲トナリタレ共獨語益〻多ク十二月中ナドハ朝起キショリ晩臥マテ絶間ナク低聲ニ獨リ語リ居レリ

（丙）現在證

一、身體症狀

身長百七十八、五仙迷體重四十五基瓦膚色蒼白ニシテ全身羸瘦シ

頭部ヲ檢スルニ右額ニ於テ髮中ニ入ル二仙迷許ニ長サ三仙迷ノ輪片狀瘢痕アリ

頭顱ヲ測定スルニ

周圍	五五・五仙迷	耳前頭圍	三三・〇仙迷
耳後頭圍	二五・〇仙迷	鼻根後頭圍	三三・五仙迷
耳顱頂圍	三五・〇仙迷	耳下顎圍	三一・五仙迷

前後徑　二〇・〇仙迷　左右徑　一五・〇仙迷
耳孔徑　一四・〇仙迷　耳孔鼻棘徑　一三・〇仙迷
耳高　一二・〇仙迷　横徑示數　七五・〇仙迷

顏面修長ニシテ其色蒼黄ナリ左右額角ノ靜脈蜿蜒怒張ス瞳孔ハ稍ミ開大シ光線ニ對スル反應ハ分明ナルモ限少ナク齒列ハ上顎ニ於テ大ニ缺落シ舌ハ少シク苔ヲ帶ビ不安ナリ屢次目瞬シ目視茫々トシテ定マラズ口圍ノ筋肉時々諸方ニ向ヒ收縮ス顏面神經ノ作用左右不同ニシテ右口角ハ左ヨリ稍ミ低ク下ガレリ

脈搏七十二至整然トシテ節序ヲ亂サズ其性質ハ强大ニシテ緩ナリ

胸膛筋肉消削シ肋骨ノ列次明カニ露ハレ肺臟心臟等ニハ打診上ニモ觸診上ニモ異常ナク腹部ノ諸器官亦尋常ナリ

運動感覺分泌等諸機能皆其常ヲ失ハズ

全身ノ筋肉ハ機械的興奮性亢進シ膝蓋腱反射モ亢進ス

兩側ノ前膊手掌及ビ諸筋ヲ檢スルニ較著ナル皮膚病アリ其部ハ皮膚褐色ニ染ミ其染色或ハ瀰蔓性ニ或ハ大理石斑紋ノ如クニシテ汚敗灰白黄色鱗屑アリテ其上ニ被ムリ其狀甚ダ魚鱗疹ニ似タリ之ヲ詳細ニ記載スレバ右前膊ニ於テハ其尺骨側ニ在リテ手方ノ三分二ニ褐色ノ大理石斑紋ノ如キアリ其ハ手方ニ向ヒ次第ニ屈面ニ移リ其手方端ニ於テ不等邊三角形ノ地ヲ劃シ角質增殖シテ宛然魚鱗疹狀トナレリ即

チ其三角ノ勾ハ手關節ニ股ハ尺骨緣ニ弦ハ橈骨方中近方ニ向ヒ勾股ノ周邊ニ於テ皮膚肥厚シ皮野ハ悉ク輕ク隆起シ三角ノ中心及ヒ手關節ノ方ニ向ヒ角質增殖益〻甚シク皮膚ノ肥厚及ビ鱗屑彌著クシテ殆ド胼胝狀ヲナシ其鱗葉ハ一部ハ容易ニ剝離シ得ベク其下地ハ滑平暗紅色ニシテ出血ヲ見ズ手關節部ヨリ手掌大小指球ニ移リテ皮膚ノ變化線甚シ手掌ニ於テハ拇指球小指球並ニ其間ニ介在スル部位ニモ著甚ノ魚鱗疹狀ノ積疹アリ其鱗葉ノ屋根板狀ニ疊ミ被フヲ見且著シキ輝裂ヲ伴フ手關節近方兩指球間ニハ二三ノ大凡圓形ヲル黑褐色ナル斑紋アリ角化肥厚セル表皮ニテ被ハレ明カニ其出血痕ナルヲ知ルベシ兩指球ノ掌心ニ傾ク所及ビ掌心ノ一部ニハ數多ノ不整圓形ナル表皮剝脫アリ其中心ハ少シク平窪トナリテ暗褐色ヲ呈シ周邊ハ乾燥角化セル表皮ノ一半剝離セルモノ、爲ニ圍繞セラル掌心ニ於テハ此被疹一般ニ凸隆部ニ著シク手條及ビ掌骨間部ニ輕シ各指ハ其掌面ニ於テ一般ニ褐色ヲ呈シ殊ニ其尺骨側半ニ著色著ク小指ハ猶ホ尺骨側ニ於テ角質增殖著甚ニシテ其末節ノ尖端ニハ出血ノ痕跡アリ其部ニ黑褐色ヲ授ク食指ノ中節ト末節トノ關節ノ背面ノ尺骨隅ニハ膚色紫紅トナリ其部ノ表皮皺縮シ一部輕ク角質增殖シ一部ハ剝離セリ是亦分明ニ血泡ノ殘痕ナリ中指ノ同所ニモ亦之ニ似テ之ヨリモ甚タ輕小ナルモノアリ爪ハ示指中指食指小指ニ於テ遊離部肥厚シ黃白色ヲ呈シ斜ニ尺骨方ニ向テ橈骨側ヨリモ多ク爪床ヨリ遊離シ爪床ニハ小指ニ於テ其尺骨半ニ黑褐色ノ出血斑アリ爪上ヨリ透視スベク食指ニ於テモ之ヨリ輕キ稍紅ミ色ノ斑ヲ爪下ニ見中指ニ於テ猶更ニ輕小ノ斑アリ是等爪下ノ出血痕ハ並ニ尺骨方指稍方ニアリ「爪アトリッキス」ハ肥厚角化シ少シク爪根ヨリ剝カレタリ左前膊ニ於テハ其尺骨側ノ遠外方三分ノ二ニ淡褐色ノ大理石斑紋狀アリ其遠外方ノ半分ニハ皮膚肥厚シテ粉屑鱗痂ヲ伴ヒ其間ニ皮皺深ク切レ込ミ所々表皮剝脫シテ薄キ帶紅褐色ノ斑紋ヲナシ其一部ハ稍濕潤セルモ其他ニ於テハ全部乾燥セリ手關節部ニ於テ一二箇ノ出血痂ヲ認ム手ニアリテハ其尺骨緣ニ小指ノ尺骨側マテ一般ニ角化硬變シテ魚鱗ノ逆立チセシ如ク或ハ半ハ折レ或ハ半ハ剝ケ落チ其間ニ輝裂深ク且數多シ且上記ノ如キ鱗狀疹形ノモノ島嶼ノ如ク二三箇散在スルヲ見ル手背ノ尺骨方部ハ一般ニ褐色ヲ帶ビ小指ノ第一節ノ尺骨側ニハ一箇ノ血性漿液ヲ入ル、扁平ニシテ輕ク隆起セル大豆大ノ泡疹ヲ認ム其周圍ハ稍紅色ヲ呈セリ手掌ハ至ル所大理石斑紋ヲナシ就中拇指小指球ニ著シ

二、精神症狀

被申立人ノ精神狀態ヲ按ズルニ被申立人ハ意識精明ニシテ其外界ノ事物ヲ知覺領會スルニ著シキ障礙ナク時日場所身邊ニ關スル指南力アリテ現時ノ何年何月何日ニシテ我所在ノ何處ナルヤ我身邊ヲ圍繞スル事柄ノ如何ナルヤ等ヲヨク察知セリ人物ヲ誤認シ住所ニ錯想スルガ如キヿナク記憶ニハ近事ニ關スルモ往事ニ關スルモ著キ障礙ナク吾身ノ生地住所生年月日入院ノ時日入院來ノ經過家族ノ生死疾病其他ヲ答フルヿ遲徐ニシテ紆曲ナルモ而モ大方ハ正當ナリ

計算ノ能力等モ亦甚キ障礙ヲ被ラス加減乘除等ニ關シ應答稍遲キモ誤算ヲナサス

注意力ハ甚ダ偏頗ニシテ且永續セス身邊ニ起ル事柄ニ對シ之ヲ注意シ之ニ興味ヲ覺ユルヿナク生活ノヿ家計ノヿ家族ノヿ後來ノヿ職業ノヿ一モ其心ヲ左右セス訪問人アルモ之ヲ喜ブヿナク之ヲ勞スルヿ

ナク其誰ナルヤ其何カ爲ニ來シヤ等ハ其關心スル所ニアラス其言談ハ何事ナリトテモ毫モ注意ヲ惹キ起スヿナク即チ被申立人ノ憂喜ハ他人ノ休戚安危ノ爲ニ動止スルヿナク彼ハ唯茫々然トシテ眠食ニ身ヲ委スルノミ永ク病院ニアルモ退院ヲ要求セズ

病初ヨリ今日ニ至ルマデ何時モ多ク病症ヲ支配スルモノハ幻覺ニシテ特ニ耳ニ物象ナキ音ヲ聽キ己ヲ罵詈セラレ又嘲笑セラル丶如クニ覺エ之ガ爲ニ屢不安トナリ獨語シ應對シ或ハ卒然大聲ヲ發シ叱咤叫喚スルヿアリ或時ハ靜坐シ或時ハ興奮騷擾スルニ至ル妄想ハ當初ヨリシテ定マリタルモノナク永續スルモノナク幻聽ノ多寡ト其内容ニヨリテ時々發現シ來ルノミナリ

被申立人ハ其考慮方ニ著シキ障礙アリ言談ノ際ニ尋常應對ノ他不用ナル又ハ迂回ナル言辭ヲ弄シ或ハ殊更ニ奇異ナル言廻ハシヲナシ或ハ無關係ノ辭句ヲ其言談ノ間ニ挿入スルヿアリ其言談ヲシテ之ガ爲ニ奇異ナル解シ難キ尋常思考方ニ想ヒ及バザル形態ヲ取ラシメ其輕キ時ニ於テハ其應對ハ正シキ返答ノ間ニ何カ『變なこと』ヲ問ニ言ヒ挿ムガ如クニ思ハル丶ニ過キズシテ大凡其答フル所ヲ了解スベキモ稍興奮シタル片ニ於テハ幻聽モ著ク之ニ混交スルガ爲ニ殆ント全ク其思想ヲ了解スルヿ能ハサルナリ

今左ニ之ヲ示サンガ爲ニ鑑定人ト被申立人トノ問答ノ速記ヲ示サン

明治三十六年三月十九日午前十時

患者ヲ招キ診察セントスルモ室外ニ出ツルヲ肯ゼズ依テ速記者ヲ伴ウテ患者ノ病室ヲ訪フ

患者巻煙草ヲ燻ラシ火鉢ノ前ニ跪キ何ヤラ向ヒ相ノ患者ニ向テ話スガ如シ

患者『それが爲めにたいして行はれない法ですネ悉く勝手に引立てゝ見せる療法たらすると云ふのは五月蠅いダカネ決してなしていけませぬデネシそれは內務省から止めて來ました位でございます人間をして療養すると云ふことは廢せと云ふことで餘程氣脈にかゝる、肺の臟に一言よくてキツタリ止めて仕舞ふ己の所に聞へて達して來る

問『誰の聲で聞へます』

答『辭令を以て……申上げて……』

問『いつ來ました』

答『嚴しく聞へる所に以て申上げます電信で知らせて來ました』

問『何つ……』

答『今朝程いろ〳〵悉く餘り人間診察……ムリヨウなことがあると云ふと今オヤマミチに斯らやツて居るからと云ふてホンニ人と云ふもので召集して顔が揃ツて居ればよい、療養と云ふて醫者は……これは聞へて居るバンチヤウが後を番して病院に行ツて……(猶ホ大聲ニテ隣室ニ向ツテ言フガ如ク)儲かるからと云ふて商賣バイヤウすると云ふ氣儘なことを……キリヨウに掛つていかないそれが爲に悉く禁じて居るのに療治があるのに從ふのか惡いネ君』

問『そんなに大きな聲を出すのは何う云ふ譯だい』

答『聞かせなければ家に分らぬことべあるあることであるから役場に届いたチントキッしてゴミをカルことだからチャンと其仕舞つて置けと云ふてなネ君……（猶ホ他ニ向ッテ何カ應答スルガ如ク）國にお出なさると云ふと……皆斯うやつてカンショウなどゝ云ふて唱へて居る輩のチリョウして居るけれども之が君子供のはてに至るまで尙更出て來て居りさへすれば無理やりに療治と云ふて政府のキントウのアリタカルだけの干渉……強いて君昇進なとを骨折つてすべきものでないネ君ネ』

問『お前の宅は何處だ』

答『〇〇〇區で〇〇〇區在住、〇〇〇は〇〇町、〇〇町の中程に在住……』

問『何番地だ』

患者其答ヲナサズ

『御新殿からして小山彈左衞門は 建野艦長は年月幼ない子で 十五年二十日務めて居りました苦勞して居りました年の上まで務めさせて置かれない終りにそこの水並艦長の歸ッて往かれるマチ〳〵召集の顔の數と同じジンクで云ふと水の上汁の水を……聞へて一々無理なりの鐵砲だ療治や診察に來て居る輩でない無病と云ふことでガンゼンと〇〇〇區のオムキの方になッて居る幼より病のあッたやうにチーンとアセタイなどをしてなきまてにして居るネ君無理の診斷はいけませぬ請ふ人でない』

問『○○さんお前の年は幾つだ』
答『年は三十二であります』
問『何つ生れました』
答『極月十五日』
問『何年の……』
答『ハイでない……○○○區で生れました』
問『何つ生れました』
答『年號のハイは三十二歳、三十二の生れは何年の生に相當して居るか當れるか大抵ネ
君……慶應前でありますか』
問『それで何つでありますか』
答『明治のショハツに對することであります』
問『生れた年は何つだ』
患者煙草ノ灰殼ヲ落シナガラ
答『三十二でございます』
問『年號は何つだ天保か』
患者平然トシテ答ヲナサズ

『外から石や何か這入り込む使の者がカタクして小言を云て聞かざるやうな譯ネ君、錢が儲かる方が間違だからと云ふてやつていけませぬ』

問　『○○町の隣りの人はどうした何んと言つたけネお前さんのことを惡口を言ふて……』

答　『若い子供達が……』

問　『子供達が？』

答　『あれはヤキノ息子巡査ジンシとか仰しやつたそうだヤキノ息子何でも田舎から來て居るやうで子供衆のやうでございます己は能くすりませぬ何だかコーミツギーの話などが』

問　『お神さんはどうした』

答　『國務上、政治上、秘書官と云ふものの輩には五月蠅い能く看護などに心得法が示して一度示して……親が出て申して愼ませるやうにしなければ』……（猶ホ向フ側ノ室ニ向テ話スガ如ク）全く田舎から來て居るのは本統です能く悉く知りませぬでした聞へますがなー……』

問　『お神さんハどうした』

答　『家内ハ離緣てありましてありませぬ』

問　『何せ離緣した』

答『それは古い昔であります離縁して今に……』

問『何年位です』

答『離縁してからもう三十年に近い……』

問『三十年？』

答『二十年は本統です』

問『何ぜ離縁したよ』

答『あれ自分で暇を請ふて出ましたそう云ふことが干渉ないだ（患者他ヲ顧ミテ）さうかと云ふて別に異狀がなくて――そうかと云ふて俄にそれに相當する……石川人ですネ……暇を下してやりました』

問『親がありますか』

答『親父は歿したことは聞へて居りますネ』

問『どッから……』

答『疾くに歿しまして今に……』

問『何つ死んだネ』

答『年老けて……數へませぬ』

問『おッ母さんは？』

答『矢張り歿したと云ふことは聞へて居りますネ』

問『何つから聞へた』

答『聞へてあります兩親は歿して今世を去りましたことは聞へましたネ』

問『おッ母さんは何で死にました』

答『離緣などは干渉するものでありませぬなー』

問『兄弟は何人ありますな』

答『兄弟もこれでなんです三四人ありますけれども……』

問『今生きて居るかい』

答『兄弟などは年嵩さでありますから』

問『兄弟に生きて居る人があるか』

答『今の所ではエンのハダカに七八人あります』

問『誰か會いに來たか』

答『一人も同類は來て居りませぬ』

問『一昨日誰か來なかッたか』

答『あれは近隣の者であります』

問『何んと云ふ人？』

答『ラクの者……』

問『何んと云ふ人だ』

答『外の者だあれは其己が其本統の詳はしい畑の人でない知らない位でございますネ近所のハヤをツクツタラクの者であります』

問『何時から此處に來たか』

答『面談を――一切――來る人が稀に來る人でないが人に面談ならないと云ふて斷りました中々何んであります此節ながら迂濶にして人に當るなど丶云ふことは……』

問『お前さんは何つから居るんだ』

答『明治九年から來て居ります』

問『二十九年の何月から』

答『二十九年と云へば三十五歳有餘でありますだから年は――餘程、年限でありますから詳しい日數などは――來た所は』

問『何月何日だい』

答『正月餠を食ッてこっちに來ましたやうでございます年久しいことでございますなあ』

問『今日ハ何月何日だ』

答『雜煮食つて』

問『今は何月……』

答『十二月の何んでありますネ（他患者ノ方ニ向ツテ話スガ如シ）助けに來て居ります

な、コウムチヨウになるものでございます親類などは取寄せて見て居りますが』

問『何つまで居るんだ』

答『中々輩でないですナー、親が迎に來ました』

鑑定

被申立人ハ遺傳上ヨリ著明ナル禍累ヲ受クルモノニアラズ幼時頭部及ヒ背ニ火傷ヲ蒙リ又誤リテ二階ヨリ墮落シ頭ヲ打チタルコトアルモ共ニ後患ヲ殘サズ唯小兒時ヨリ頭痛ニ惱ムコト頻リナリシト云フハ吾人ヲシテ本人ガ多少神經性體質ヲ具フルモノナルヿヲ推知セシムルノミナリ然ルニ明治二十三年ニ至リ從來ノ性質一變シテ刺戟性憤怒性トナリ又憂鬱スルヿ常ニ過ギタルカ二十四年四月ヨリ頭痛ヲ訴ヘ酒精ヲ多飲シ被害的ノ幻覺及ビ妄想アリ自殺ノ企圖又ハ他殺ノ念慮ナドモアリ其頃ノ病症ハ大抵悒鬱性ニシテ時々興奮センガ幻覺及ビ之ニ對スル言語擧動（獨語、獨笑、罵詈、暴行、奇異ナル姿態擧作等）及ビ感情ノ鈍麻等ヲ以テ其症狀中ノ主ナルモノトセリ

現時ノ徵候ヲ考フルニ其智力界ニ於テハ指南力ハ充分之アリテ目下ノ時日、場所等正ク知リ記憶モ割合ニ障礙輕クシテ計算ノ能力ノ如キモ亦略備ハレリト雖モ其聯想方思考方ハ甚ク尋常ノ規矩ヲ逸シ其思路ノ進行ノ工合ハ尋常人ノ了解追究スル能ハサル所ニシテ僻句ノ迂曲言ヒ廻ハシノ奇異ナルガ爲ニ

少シモ理解ス可カラズ行爲ハ其動機トノ關聯極メテ乏キカ爲ニ更ニ端倪スベカラザルハ前文速記ノ載スル所ニヨルモ其一斑ヲ窺フヿヲ得ベシ殊ニ其思想ハ時々著シク幻聽ノ爲ニ支配セラルルガ故ニ益其自存確立ヲ失ヒ之ガ爲メ又彼ガ爲メ被申立人ハ終始一貫セル主義思想ナルモノナク自己ノ本領ニヨリテ思想ヲ統御制裁スル能ハズ從テ又確乎タル意志ナク分明ナル冀望モアルヿナシ

忘想ハ主トシテ幻聽ノ爲ニ支配セラレ大抵被害的ニシテ人己ヲ罵ル己ヲ害ス或ハ我財產ヲ竊ム等ヲ其內容トナスモ紛トシテ定マラズ纏マリノ付キタル首尾アル妄想ナルモノナク之ヲ主張スルヿナク自カラ之ニ重キヲ措クヿナシ

幻聽ハ病狀中ノ主要ナルモノニシテ其內容ハ殆ント皆其本人ヲ刺戟シ感激シ之ヲ脅迫シ之ニ禍害ヲ及バントスルモノナルガ故ニ被申立人ハ之ガ爲ニ常ニ刺戟性、激昂性ニシテ傍人ヲ信用セズ又ハ之ヲ敵視シ又之ガ爲ニ獨語シ罵詈シ或ハ卒然トシテ暴行シ或ハ一種異樣ノ擧作ヲナスヿ從前ニ異ナラズ

時々發現スルハ拒絕症狀トテ人ノ言フヿニ從ハズ又特ニ之ヲ拒ミ診察ニモ應ズルヲ否ム症狀ニシテ又常ニ何カニ付ケテ同一擧動ノ反復アリ或ハ就蓐シテ動カズ或ハ朝ヨリ晩マデ坐リ込ンデ身動キモセズ或ハ數十日引續キテ無目的ニ古紙ニ書キ寫シタリシテ已マザルヿアリ被申立人ガ目下患ヒ居ル所ノ皮膚病ノ如キモ亦此同一擧動ノ結果ニシテ彼ガ疎懶無感情ニシテ常ニ火鉢ニ手ヲアブリ居ルカ爲ニ生ジタルモノナリ

病初ヨリ今日ニ至ルマデ十數年ノ間ニ於テ始終一貫セシハ感情ノ鈍麻セルヿニシテ家族ノヿ職業ノヿ

生活ノ事一モ其心ヲ動カス事アル事ナシ
以上陳述スル所ノ諸症狀ハ吾人ヲシテ被申立人ガ明治二十三年以來目下ニ至ルマテ患フル所ノ疾病ハ專門學上ニテ早發癡狂ト稱スルモノナル事ヲ推知セシメ其病症ハ諸精神病中ノ難治ナルモノニ屬シ多クハ久痼トナリ不治ニ止マルモノニシテ從テ被申立人ハ此病アルニヨリテ心神喪失ノ常況ニ在ルモノト認メザルヲ得ズ
被申立人ハ固ヨリ多少計算ノ能力ヲ保存シ加減乘除ノ大體ニ鍛錬ナリ又過去ノ事件ヲヨク記憶シ居ルガ故ニ出納契約等ニ關シテ猥リニ之ヲ忘却スルモノニアラザルハ前文ニヨリテモ明ラカナレ𪜈被申立人ハ又前記ノ如ク萬事ニ冷澹ニシテ家族職業生活ノ休戚盛衰ヲ以テ心ヲ勞スル事ナク思想行爲常度ヲ失シテ吾人ノ了解ヲナシ得ザルガ如キ考想ヲ廻ラシ擧動ヲ爲スモノナレバ其多少殘存スル計算能力モ之ヲ我思想ニヨリテ目的ニ叶フ樣ニ應用スル事能ハス人ヨリ問題ヲ提出サレテ之ニ對ヲナス場合ニハ正當ナル答ヲナセ𪜈自カラ計算ノ必要ヲ感シテ有用ノ際ニ適切ノ意見ヲ搆成スル事能ハズ幾分眞實ヲ得タル記憶モ一貫セル當理的思想ノ缺如又自家又ハ外圍ノ事情形勢ノ誤認謬解アルガ爲ニ其精神生活ニ有用ノ基礎ヲ與フル能ハズ適喚起サレタル記憶モ奇偏ナル思想ノ爲幻聽又ハ時々ノ妄想ノ爲ニ蔽遮セラレテ自他ノ利損得失ヲ打算スル正當ノ根據トナル能ハザルモノナリ
之ヲ要スルニ其智力ハ記憶計算其他ニ於テ割合ニ障礙ヲ見ル事少ナシト雖モ其他ノ大部分及ビ感情界意思界ノ病候著甚ナルガ爲ニ其發動運用ノ常ヲ得ル能ハズ從テ被告本人ハ計算ヲナス事ヲ得記憶力割

合ニヨキニ關ラズ財產處分ノ能力ノ全然缺乏スルモノト謂ハザルベカラズ之ニヨリテ余ハ判事ノ問題ニ對シテ左ノ如ク答フルヲ正當ナリト信ス

被申立人○邊○之助ハ心神喪失ノ常況ニアルモノナリ

右之通及鑑定候也

明治三十六年四月十四日

鑑定人　醫學博士　呉　秀　三

右被申立人ハ此鑑定ニヨリ禁治產者ト宣告セラル

＊　＊　＊　＊　＊

第十二例　謀殺未遂被告人○ー○ス○ン○鑑定書

明治三十六年五月十四日○○地方裁判所豫審判事○川○吾ハ余ニ命スルニ

○○市○○地○○○番館飲食店

○國人　○ー○ス○ン○

千八百六十一年三月二十四日生

ガ明治三十六年五月七日○倉○さ○貝○い ノ兩人ニ對スル謀殺未遂事件ニ付被告人○ー○ス○ン○ノ精神狀態ヲ檢診シ

一、同人ハ現時精神病ニ罹リ居ルヤ否ヤ

一、同人ハ明治三十六年五月七日午前○時三十分頃犯罪當時精神病ニ罹リ居リシヤ否ヤ

一、同人ハ精神病ニ罹リ居ルトセバ如何ナル精神病ナリヤ是非善惡ヲ辨別セサル程度ノモノナリヤ

如何ヲ鑑定スベキ事ヲ以テセリ

之ニヨリテ余ハ同日以來○○地方裁判所豫審廷○○監獄等ニ於テ被告人○ー○ス○ン○ヲ診察シ病院ニ於テ被害者○倉○さ○貝ゑ○ノ二人ヲ尋問シ且○○判事ガ余ニ提供セル豫審調書ヲ參看シテ被告人○ー○ス○ン○ニ關シ左ノ事實及ビ病狀ヲ認メタリ

先ツ第一ニ兇行當夜ノ事狀ヲ案スルニ被告人○ー○ス○ン○ハ○米合○國○ツ○チ○セ○ツ洲ノ人ニシテ明治二十二年水夫トシテ我邦ニ來航セシヨリ以來我邦ニ在留シ初メ七八月間ハ帆前船臘虎船ノ水夫トナリ居リ其後飲食店ヲ開キ（其後モ一年間許水夫タリシヿアリ）明治二十三年ヨリ前期○倉○さト同棲シ夫婦同樣ニ暮シ居リ子二人ト四人暮ラシノモノナルガ兇行ノ前夜即チ明治三十六年五月七日午前○時半頃○さノ熟睡中卒然我上ニ跨ルモノアルヨリ驚キ醒ムレハ○ン○ハ剃刀ヲ以テ○さノ咽喉ヲ切付ケントスル所ナリシカバ○さハ驚キテ叫ビナカラ之ヲ拒ギ摑ミシニ剃刀ハ折レテ柄ノミ○ン○ノ

手ニ殘リ刃ハ他ヘ飛ヒタリ〇ン〇ハ直ニ又寢所ノ隅ニアリシ洋杖ヲ以テ〇さニ打チカヽリ頭部ヲ毆チ之ニ傷ヲ負ハセシガ〇さハ逃テ室ヲ出テ梯子ヲ降リシニ〇ン〇ハ追駈テ同シク下リシモ及バス引廻シテ梯子ヲ上リ又々棒ヲ以テ下女ナル〇貝〇いヲ亂打シ其頭部ニ負傷セシメ續テ我家ヲ飛出セリ急報ニテ駈付ケシ巡査ノ中〇司〇雄ハ追跡シテ〇〇橋ノ方ヘ赴キ右折シテ横町ニ入リシニ百二十五番地洗濯會社軒下ニ白衣ニテ洋杖ヲ携フルヲ認メシカ突然飛出ダシタルヲ追駈ケテ取押ヘタリ

是日〇〇地方裁判所判事〇野〇二ハ同裁判所豫審ニ於テ被告人〇ン〇ヲ取調ベタルニ被告人自カラハ當夜ノ事實ヲ覺知セスト稱スルニヨリ精神ニ異常アリテ此ノ如クナルモノナリヤ否ヤ疑問トナリ由リテ鑑定ノ必要ヲ生ズルニ至レルナリ

被告〇ー〇ス〇ン〇ハ前記ノ如ク〇米合〇國〇ツ〇チ〇セ〇ツ洲ノ人ニシテ其系統ヲ尋ヌルニ祖父母以上ノ病症ハ詳ナラズ父母ハ正式ニ結婚ヲナセシモノニシテ本人ハ公生ナリ父ハ大酒家ナルガ其量ハ不明ナリ四十歳位ノ𪜈本國ニ於テ鐵道轢死ヲナセルカ其原因ハ明カナラス母モ亦少シク酒ヲ嗜ミ六十五歳ノ𪜈熱病ニテ斃ル本人ニ兄弟數多アリシガ健全ナルハ兄一人弟二人ニシテ本人ヨリ上ノモノ四人ハ死セリト云フ子ハ〇倉〇さトノ間ニ四人アリシガ内一人ハ嘗テ死亡シ昨年生レシモノハ出生後六ケ月ニシテ死亡シ今殘レハ九歳及ヒ四歳ノ女子二人ナリ本人ハ其胎生期中母ノ或ル病ニ罹リシコトヲ僅ニ聞知セリ出産時ノ狀態ハ明ラカナラス發育狀態ハ普通ニシテ種痘天然痘ヲ經過セズ九歳ノ時熱病嚥下困難ヲ患ヒ十八歳乃至二十歳ノ𪜈日射病ニ二十三歳ノトキハ痲疹ニ罹リ四年前喘息ヲ患ヒ昨年九月

頃肛門出血ヲナシタリ又數年前ニ長ク左腹部ニ(下文參看)疼痛ヲ覺エタリ其他痙攣日射病ニ罹リ又酩酊シテ歩行セル際ニ突然卒倒セシコトアリシト云フ
本人ハ二十四五歳ノトキ飲酒ヲ始メ酒量漸次增量十三年前橫濱ニ來タリシ翌年○さト同棲後暫時ハ酒ヲ飮マサリシガ其翌年飮食店ヲ始メ其ヨリ酒量ハ一層增加シ此三年ハ殊ニ烈シク且暴言暴行ス目下ハ一回ビール一ダースヲ傾クト云フ
飮酒ノ本人ニ於ケル作用ハ如何ト云フニ本人ハ平生ハ甚タ溫和ニシテ應對モヤツトスル位ナルモ(醫○藤○次郎述)酒ヲ飮ミタル後ニハ常ニ亂暴ヲナシ(○貝○い述)時トシテハこっぷ椅子ナドヲ投ゲ器物ヲ破毀シ甚シキ𪜈ハ○さヲ毆打スル事アリ(被告自白)子供ニモ殘酷ナルヿアリ
明治三十五年四月中幼兒熱ノ病ニテ危篤ナリシ𪜈モ酒ニ醉ヒ續ゲ邪魔ヲシテ子供ニ水モ當テサセズ其内死亡セシニ酒後甚亂暴シ警察署ニ留置セラレシヿアリ其後九月中ニモ泥醉シテ亂暴セルヿアリ(○倉○さ述)醫師○藤○次郎ハ十年モ其家ニ出入スルモノナルニ其家ヲ訪フ𪜈ハ醉ヘル時ハ拳ヲ固メテ之ニ突掛リテ來ル事アリ熟視シ其人ヲ見分ケテ初メテ止ムル位ナリ(○藤○次郎)此ノ如ク亂暴スルハ二三年前ヨリノヿナリ
猶ホ醫師○藤○次郎ハ被告本人ハ明治二十二年頃肝臟病ヲ患ヒタリト云ヒ醫師○ン○ーハ被告本人ガ六七年前酒精中毒症ノ如キヲ患ヒ六七ケ月前ニモ酒精中毒ニテ時々精神痴呆ノ狀ヲ呈シ又非常ニ暴行セルヲ認メ其酒精中毒症ハ一時性ニシテ大抵一二週間ニシテ治スルモノナリト陳述シ且被告人ハ明治

三十五年九月中重病ニ罹リ下血シ（且咯血）タルガソハ痔又ハ赤痢ナラズシテ酒ヲ飲ムトキこっぷノ缺ケヲ飲ンダ爲ニシテ下血ハ二三日間ニテ止マリタルガ（〇ン〇ー述）其時ニハ〇倉〇さが余ニ語リシ所ニヨレバ慢心シタ様ニナリ人ノ居ラヌ所ニ入リテ書物ヲ讀ミ或ハ二階ニ上リ薄暗キ室ニ腰掛ケタリ立ツタリ落付カズシテ居リ人ヲ見ルト恐レテ逃ケタリ匿レタリシ『人が私を殺す』トカ『縛に來る』トカ言ヒ且身體ノ衰弱甚カリシ爲メ遂ニ一般病院ニ入リ二週間程居リシガ其間耶蘇ノ僧ガ多ク傍ニ居ルヲ見又人ヲ恐ルヽ事アリ入院後三日目ナリシガ大雨ノ夜病院ヲ飛出シ自家ニ歸リ『病院に居ると殺される』『殺されるなら一層家で死ぬ』ト言ヒ病院ニテ捜シタルガ翌日ニナリ歸院シテ大ニ詫ビタルヿアリ外出シテ何事ヲナセシカ尋問セルモ本人自カラ一向ニ知ラサルモノヽ如クナリシ又或夕方遺言シタシトテ〇さヲ病院ニ呼ビ寄セタリ（〇倉〇さ及ビ〇ン〇ー氏述）一般病院ノ〇ン〇ー氏ハ六月十六日法廷ニ於テ被告人カ『精神に不斷は何事もないが時々精神を喪失する事があり其は中風から起るものか又は飲み過ぎた結果だろーと思ひます』ト陳述セリ

其後三ケ月間許ハ酒ヲ飲マサリシガ惡友ノ勸メニヨリテ明治三十五年十二月末頃ヨリ又々酒ヲ初メ時々甚ク飲ミ續クルヿアリ此ノ如キ時凡ソ五六日ハ更ニ食事ヲナサス其間ニそっぷ五六皿飲ムノミニテ鯨飲シ酒類ハ主ニうゐすきいニテ一瓶以上モ飲ムヿアリ五六日連飲ノ後ハそっぷヲ飲ミ次第ニ通常食トナルヲ常トス（〇倉〇さ述）

兇行前十五日許リヨリ以來强キ酒ノミ飲ミ續ケ殆ントあびる如クナリシガ時々感情高ブリテ怒リヲ發

シ暴行スルコト間ミアリ四月二十九日隣家ノ路次ノ處ニテ『女房や子供を見付ければ皆殺して仕舞ふ』ト獨語セリ(〇倉〇ら述)又其夕方ニハ〇倉〇さヲ寢臺ノ上ニ押付ヶ片手デ咽喉ヲ締メ片手ハ拳固ニシテ『殺して仕舞ふ』ト言ヒ又〇さカ臺所ニアリシ所ヘ來リテしちりんヲ蹴倒シばけつヲ外ヘ投ヶシ事アリ(〇倉〇ら述?)又四月三十日カ五月一日ノ事ナリシ晩方勝手ニ至リ突然〇さヲ蹴倒シ猶ホ下女ナル〇貝〇いノ頭髮ヲ把ミ又〇いヲ呼付テ押倒シテ腿ノ所ヲ靴ニテ蹴タル事アリ(〇貝〇い述)

其後五月三日ヨリ酒量稍減セシガ猶ういすきいヲ飲ミタル事モアレハ〇さハ之ヲ隱シタリ兇行二三日前モ茫然トシテ客ヲ待遇セス『妻か警察へ連れて行かれる』ナト云ヒタリ(〇さ述)

五月六日朝マダキヨリ默シテ語ラス茫然トシテ仕事モセズ室内ニテ彼方此方ヘ運動シ居リ打伏シテ本ヲ讀ムカト思フト忽チ椅子ニヨリカヽリ又忽チ打伏シ下ニテ運動スルカト思ヘハ二階ニ腰掛ヶ居リ左スルカト思フト又下ニ降リルナト行爲一定セス又二階ニテ手紙ナトヲ書ク故『〇さが何處へ出すか』ト尋ネシニ『船に出すのだ』ト答ヘシガ手ガ震ヘテ書ク能ハザリシ〇さハ『同人の氣か變になりたり』ト疑ヒ『若しや』トテ剃刀ヲ搜セシニアラサリシカバ『咽喉でも突て死ぬかも知れん』ト思ヒ剃刀ヲ如何ニセシヤト〇ン〇ニ尋ネシニ『向ふの家に貸して遣つた』ト言ヒタルカ遂ニ搜シ出スヿヲ得スシテ已ミヌ

是日ハ碌々酒モ飲マスびーるヲ朝ト午トニ一本宛飲ミ食事ハ午後ニそつぷヲ少シ飲ミ晩ニをむれつ半皿ヲ食シタリシノミ被告自ラハ午後四時半はいんとノうゐすきいヲ飲ミタリト言フ被告ハ夕方ヨリ寢所ニ入リ子供ヲ尋テ九時頃就蓐シ〇貝〇いハ十時頃睡ニツキ〇さハ十一時頃ニ眠リタルガ此時モ〇ン

○ハ目ヲ見開キタリ彼ハ夕方ヨリ臥牀ニハアリシモ眠リ得サリシモノヽ如クナリシガ此クテ其夜即チ
明治三十六年五月七日午前○時半頃前記ノ如キ犯罪ヲナスニ至レルナリ
是日○○地方裁判所豫審判事○野○二ハ同裁判所法廷ニ於テ取調ノ際被告人ニ對シ『昨夜被告は剃刀
を持つて○さに創を負はせて居るか知つて居るかどうか』ト問ヒシヿ被告人ハ『幾らか覺えて居ます』
ト答ヘ猶ホ『剃刀を如何にして所持し何處にて見出せしか』ニ對シテ『目が覺めたら其處に剃刀があり
ました酒を飲んで頭が狂つてましたから其れて切つたと思ひます』ト答ヘタリ被告自カラノ言ニヨル
ニ彼ガ其夜寢ニ就キシハ日暮頃ナルガ子供ノ寢タノハ知ッテ居リシモ○さガ寢牀ニ入リシハ知ラズ其
前ノ日ノ夕刻○さガ剃刀ヲ探セシハ之ヲ知リ居リ又夜半目ノ覺メシ時剃刀ノ我傍ナル疊ノ上ニアルヲ
見シガ其ヨリ後ノヿハ記セズ『屋外に出で巡査に捕へられて裁判所へ連れ來られしとは知るか』『どう
して屋外へ出たのか』ノ問ニ對シテ『何處かへ逃げる積て出たのだろーと思ひます』ト答ヘ『何故逃げ
るのか』ノ問ニ對シ『誰か自分の跡を追掛けて來て縊り殺すと思ふたからです』ト答ヘ『何故人が追掛
けるのであるか』ノ問ニ對シテ『能く覺えてませんが頭は始終妙な工合になつて居て誰か追掛けはせぬ
かと思つたのです』ト答ヘ『捕へられたとき洋杖を持つて居りしことは』『持つ居たと思ひます』ト云ヒ
『其杖は自分の部屋で見附けたのだと思ひます』ト云ヒ之ニテ○さヲ打チシヿハ確カニ記憶セズ自分ハ
如何ニシテ傷ヲ受ケシカヲ知ラズ洋杖剃刀襯衣ノ腹部ずぼんの腰部及ビ膝ノ邊ニ血痕ノ附ケル由來ヲ
知ラズ雇人ノ○いガ此際ドーシテ居リシカ知ラズ『誰かを打つたには違ないが誰を打つたか覺えてま

せん』ト稱シ『誰か打ツたと云ふ事は確かに記憶あるか』ト問ハレテハ『人を打つたか或は何かに當りて打れたか覺えがありません打つたと云ふことは確かに云へません』ト答ヘタリ(以上豫審調書)

以下監獄醫○村○藏ノ口述及ビ記載ニヨリテ其後ノ狀況ヲ記錄スルニ左ノ如クナリ

五月七日　入監ノ時帽子ヲ眉深ニ被ブリ『何時殺さるゝや』ト問ヒ居タリ顏貌忿怒ノ色ヲ帶ビ眼光炯々人ヲ射ル又頭痛、眩暈ヲ訴フ此夜多少安眠セリ

五月八日　稍疲勞ノ狀ヲ呈シ且腸加答兒ヲ併發ス精神狀態ハ鬱悶狀ニシテ時々嘆息ヲ發シ此夜安眠ヲ得ス是日友人○ロ○スニ書面ヲ送レリ左ノ如シ(別紙略ス)

五月十一日　鬱悶狀態ニシテ安眠ヲ得ス

五月十二日　夜間時々醒覺シ安眠ヲ得ス室内ヲ徘徊ス

五月十三日　昨夜小兒ヲ幻視シ且迷夢ニ襲ハレ睡眠ヲ得ス（本日肛門出血數囘其量一回二三十乃至四十瓦）

明治三十六年五月十四日余ハ○○地方裁判所豫審廷ニ於テ被告ヲ診察セリ當時

本人顏貌亂蕪目視茫莫眠足ラザル如ク周圍ヲ誤解シ(通譯ニ語リシヿヲ已ニ語リシモノト誤認ス)時日場所ノ指南力充分ナラズ『此所は』ト問フニ『分らぬ』『前に來た事はない』ト云ヒ暫クニメ『今朝裁判所に行くのだ』ト言ハレタリト云ヒ今日ハ何日ナルヤヲ知ラズ月ハ凡ソ五月ナリト思フト告ク記憶ニ殘ル最終ノ月ヲ問フニ五月ノ初ナルモ何日ナルカ委シクハ知ラサルヿ多分三日カ四日マテハ知

リ居ルヿ其頃軍艦ニ行ウタト思フモ其日ハヨク覺エテ居ラヌヿナド答ヘ『監獄には四日五日も居るならん』ト云フ

頭痛（殊ニ額部ニ於テ）眩暈ヲ訴ヘ不快ナリト稱シ一昨夜及ビ昨夜安眠セズ屢々惡キ夢又煩サキ夢アリ誰人カ頻リニ煩サク物言ヒ或ハ鐵砲ヲ持チ來リ又小刀ヲ以テ聲ヲ掛ゲナガラ追駈ケラルヲ夢ミナドシ之カ爲ニ目醒ムル事屢々ナリ或ハ醒メカヽル中猶半ハ夢ノ裡ニアリ醒メテモ暫時茫然タリシコトヲ告ゲ音聲嘶嗄右手ニ綳帶ス之ヲ問フニ『是は切りたるなり』『どーして切つだか覺えず』又『何時切りしか覺えず』『三四日前より此傷ある事は知り居る』ト言フ左ノ中指ノ中節ニモ數個ノ擦過傷アリ左ノ示指ノ第一節ニモ極小キ擦傷二個アリ是等モ自分ハヨク其發成ヲ辨ヘズ

是間警察ヘ行キタル事ハ記シ居ルモ其他ハ細シク知ラズ其時話セシ事モ覺エ居ラズ『何か面倒な事かありし爲めと思ふ』ト語リ又〇さノ傷ヲ受ケテ病院ニ居ルヿハ二日許前ニ來タ我友人ヨリ聞キタルコト其傷ハドーユー譯カ自分カ負ハセタルコト其傷ハ頭ニアルコト其病狀ハ左程ニ惡クナク友人モ段々ヨクナルト云ヒシコトナドヲ問ニ應シテ徐々ニ答ヘタリ何故今日裁判所ヘ來リシカヲ問フニ懷中ヲ探リ手帳ヲ出タシ其間ニ挿メル家賃請求書ヲ取リ出シ之カ爲メニ來リシ旨ヲ言フ

此ノ如ク兇行當時ノ事ニ關シテ追想ノ甚ダ缺漏セル他記銘力ハ著シク減殺シ暫時ノ後對話ノ内容ヲ忘却スル程ナルモ舊時ニ關スル記憶力ハ割ニヨシ而モ我二人ノ子ノ年齡ヲ精知セズ訊問ノ間ニ屢々欠伸ス體重廿五貫百目身長五尺六寸七分握力三十四手指及ヒ舌ニ震戰アリ瞳孔反應スリープマン症

狀ナシ膝蓋腱反射稍亢進シ强キ蹠足ニ左足心ニ痛ヲ訴フ『小さき動物の如きもの室隅に奔り忽ち消ゆるを見』『唯今留置所にても見たり』ト訴フ又ひはこんでる性意想アリ肛門ヨリ下血スルハ肺臟ノ破レ腐リテ爲ニ出ルナラントテ不安ノ心ヲ抱キ之ヲ恐レ憂ヒテ再三復ヘシ問ヘリ（以上鑒定人ノ診察ノ要領）

五月十四日　時々出血ノ爲メ稍貧血ヲ來タシ眩暈ヲ訴フ疲勞ノ狀アリ前日ニ同シク安眠ヲ得ス

五月十五日　身體症狀少シク良午後十時頃當直醫見廻リタルニ消毒衣ヲ着ケ居ルヲ見テ大ニ驚キ妖怪ト認認セリ落付キタル後胸部ノ疼痛ヲ訴フ且下血ハ胸部ヨリ出テシナラントト妄想ヲ抱キ頻ニ苦慮シ『死する覺悟なり』ト云フ

五月十六日　症狀前日ニ異ナラス

何時入監セシヤヲ問フニ『もー一ヶ月にもならん』ト云ヒ法廷ニ出デシ時日ヲ問フニ『昨日なりしか』ト答ヘ『○ラ○スか來りて自分に何か話したる事ありや』ト傍ノ人ニ問ヒ掛ケタリ是日友人二名來監面會セシガ其時家事ノ始末ヲ賴ミ又家主ヨリ家賃請求ノ事ニ關シ話ヲナス事辻褄合ヒタリ

五月十七日　鑑定人親シク診察ス。被告人ハ監房ニアリ彼方此方ヲ徐步シ時々獨語ヲナシ之ヲ監房ヨリ出タシ診察スルニ『余を一度見し事ありや』ト問フニ『見た事あり』『二三日前に裁判所で見たり』ト答フ『本日何日なりや』ト問フニ『能く分らんか十六日か十七日ならん』『通譯官か敎えた時より時日を知り居る』ト答ヘ且通譯官ニ向ヒ『昨日あなたが私に日の事を問ふたと思ふか如何』ト問ヒ掛ケ猶ホ『其時十六日だと言はれしならん』ト言ヒ余ノ問ニ對シ余ニ向テ『裁判所に行きしは十四日なりしかあなたが其時私に十四日だと云ひしならん』ト答ヘ其ヨリ前ノ事ハヨク記憶ナキ事ヲ告ゲ又通譯官ニ向テ『何時入監せしやあなたに問ふた事はなかつたか』ト問ヘり

更ニ五月ニ入リテヨリ記憶スル時アリヤト問フニ『五月ハ一日もよく分らぬ』ト言ヒ自家ニアリシ𪜈最終ノ記憶ニ殘ル事柄ヲ問フニ『入寢時ナルモ其の何日なりしや何時なりしや覺えず』其前ノ事ニ付キテハうゐすきいヲ飮ミシヿ自分ノ部屋ニテ呑ミシ事ヲ告ゲ其うゐすきいハ自分カ匿クシ置キタルモノナリト云『其時ハ殆んど終日酒を飮んだと思ふ酒類はうゐすきいにて時々客人と酒場にて飮みし如く思ふも其時日は知らず』ト云フ

入監ノ理由ニ付キテ被告人ハ毫モ之ヲ知ラズ『入監後來訪人より妻とごた〱のありしを聞きたり二三日前に○ラ○ス氏來り其時彼か妻に創つけたる事を話せり』『自分も微かに誰かと爭ひし樣に覺ゆ小刀に棍棒とを以て己を脅かすものを追駈けしと思ふ其所は我家より少し離れし所で外だと思ふ』『誰なりしや知らず相手は二三人なりと思ふ』『晝なりしや夜なりしや知らず』ト云ヒ傍ヲ顧ミ通譯官ニ向ヒ『其時彼は妻か余の持てる剃刀をもき取れりと話さざりしや』ト問ヘリ手ノ創ニ付キテモ其由來ヲ話ス能ハズ

目視明瞭ナラス二三日前ハ殊ニ右ガワルカリシ時ニ複視アリ二三年來ノ徵候ニシテ身ヲ屈スレバ目前カ暗クナリ物カ見エナクナル入監來頻リニ右指ニテ左示指ノ頭ヲ摘ミ又撫テルヿアリ監房內ニテ

小動物ノ急奔スルヿヲ見驚キタルヿ二三度アリ猶ホ或時ハ動物ヲ見或時ハ女ノ如キモノヲ見或時ハ少數ニ或時ハ多數ナリ

彼ハ從來嫉妬心ヲ抱キシコトナシ智力殊ニ學校智識ハ著シク劣等ニシテ（例之ハ合衆國ハ五十州ヨリ成ルト云ヒ大川ハミスシッピーナルヲ知ルモ大山ハ知ラズ華盛頓ハ第一世大統領ナルト知ルモ其事業ヲ知ラズ）

感情ハ略尋常ナルモ稍鈍キモノヽ如ク且著シク物ニ驚キ易シ彼カ子供ノ憐ナルヲ話セハ啼泣ス監獄醫ノ言ニヨレハ入監來夕方ニハ時々落涙スルヿアリ子供ノヿヲ案シ平生子供ト話ヲ成セシヿヲ思ヒ出ダスナリ

睡眠十分ナラス毎夜床ニ入リ一二時間スルト醒覺シ其ヨリ少シ運動ス

身材ハ中等大ニシテ榮養佳良ニ脈搏ハ大實强左手背ニ豌豆大ノ腫物アリ（がんぐりをん）左中指ノ中節ニ小サキ切創アリ其傍ラ尚極小サキ創二三アリ右手ニ於テ拇指示指間ノ皮膚ニ長サ凡二仙迷ノ半ハ治シ且ツ開哆セル切創アリ右中指ノ伸側（第一節第二節間ノ關節ノ接骨方ノ角ニ）ニモ小創アリ前膊ニモ二個ノ小創アリ一ハ尺骨側ニ於テ上下ノ中央ニ一ハ伸側ニ於テ稍尺骨方ニヨリ肘關節下凡七仙迷ニアリ手指ハ細カニ震戰ス瞳孔ハ反應鈍シ右眼ニ輕度ノ結膜炎アリ視力ハ指ニテ檢査スレバ尋常「スネルレン」ニテハ右四十左三十胸腹ノ臟器ハ尋常ナリ胸部胸骨上部ヨリ左右乳嘴ノ邊ニ向ヒ皮下靜脈ノ開張アリ膝蓋腱反射亢進ス「アヒルレス」腱反射尋常ナリ足背ハ水腫狀ニ膨起ス大腿ノ内側

ニ於テ膝蓋ヲ去ル十五仙迷許ニ長サ八仙迷ノ創痕アリ

五月十八日　昨夜僂麻質斯ノ爲ニ足痛ミ眠ラレズ今朝二三分間劇シキ頭痛ヲ覺エ消化不良ニシテ且便秘アリ

五月十九日　今朝ハ氣分ヨク病院ナル妻(○さ)ニ手紙ヲ與ヘン爲メ紙筆ヲ乞ヘリ

五月二十日　氣分ヨク毎日ノ如ク漸次酒ノ醒メシ如ク何事モ明瞭ニナルト申立傍ナル新約全書ヲ取リ宗教上ノ談話ヲナス

同日山手六角病院ニテ妻○倉○さ宛書信裁判所ヘ檢閲ノ爲メ○田看守長ヲ以テ豫審判事ヘ送附セシ處文意不審アルニヨリ鑑定ノ爲メ預リ置ク趣其書信文ハ左ノ如シ

余カ親愛スル妻ヨ

余ハ御身ト並ニ助ケナキ無邪氣ナル兩人ノ幼兒トニ對シテハ實ニ斷腸ノ思ニ不堪候余ハ御身ノ無事ナランヿヲ祈リテ玆ニ數行ノ文行ヲ認メ申候○さヨ彼ノ出來事ニ對シテハ何卒神ノ爲メ余ノ罪ヲ赦サレ度候余ハ確カニ彼時ハ本心ヲ失シ居候余ハ生涯中如何ナル時ニモ余カ幼兒ノ母タル御身ヲ殺害スルナドトハ夢ニモ思ハサリシ事ヲ信セラレ度候フハ如斯事ヲナスハ神ノ禁ジ玉フモノナルガ故ニ余ハ○ら○すガ御身ノ病院ニアル事ヲ告ケ候迄ハ御身ハ無事ニ營業シ居ラレ候ト許思ヒ居リシ譯ニ候余ハ御身ノ速ニ退院シ得ルニ至ラン事ヲ希ヒ且御身ノ來リテ余ニ面會セラレン事ヲ願居候御身ハ定メテ金錢ヲ要セラレ候ト存シ候余ニハ朋友モ有之二日前ニハ○ェ○シ○氏幷ニ○

ー氏此處ヘ來ラレ候程ナレハ御相談可有之候余ハ幼兒ニ一目遇ヒ度思ヒ居リ候今度ノ事ニテ余ハ今後一切飮酒セサル事ニ決心致シ候何卒御返事下サレ度候不憫ナル幼兒等ハ實ニ余カ晝夜斷腸ノ種ニ候兩人ハ定メテ『おっかさん抱《ダツコ》、おとっさん抱』ト申シ居リ候コトト推察致シ候　以上

千九百三年五月十九日

○○監獄　○ー○ン○

○手○角病院　○ン○夫人即チ○倉○さ殿

五月廿一日　居留地內外人ノ評判ヲナシ飮酒ハ財政上信用上道德上悉ク損失アルモノナリト言ヒ言語擧動常人ノ如シ

五月廿二日　來訪者ノ有無ヲ訪ヒ家事ヲ心配シ居レリ

五月廿三日　時々頭痛スト告グ

五月廿五日　天氣ノ爲カ四肢ニ僂麻質斯痛アリ

五月廿六日　夜安眠異狀ナシ左ノ書信ヲ發セリ

拜啓○さ及小兒達ハ如何ニ暮シ居リ候ヤ面會致度痛心ノ爲メ御伺申上候

小生ノ受取事ノ出來ル金圓ハ悉皆同人等ニ相與ヘ可申候

一週間前ニ病院ニアル○さニ通信致候ヘ共未タ何等ノ回答無之同人ガ回復次第小兒等ヲ同伴シテ訪問シテ呉ルヽ事ヲ待居リ候過日○ー及○ゑ○し○ガ訪問シ呉レタルモ其後家ノ事ニ付キ何トモ申越シ無之候ニ付何卒成行ヲ御一報被下度又如何ナル物品カ持出サレタルカモ承知致度右物品中ニハ失

ナフコトノ出來サルモノモ有之候
世間ノ人ガ餘リ酷ニ小生ノ事ヲ言ハズ家族及負債ニ付キテハ尙善意アルモノト證明セン𪜈ヲ望ミ候
將來ハ必ス飮酒致間敷候
迅速ナル御囘報相待申候
千九百二年五月廿六日
○○監獄ニテ　○　｜、○　ン　○
○○町○○番　○エ○エ○ク○ウ○殿
五月廿七日　今朝入浴後疲勞ヲ覺エ眩暈ス
五月廿九日　市役所ヨリ發シタル被告人宛營業告知書ヲ示セルニ目下被拘監中ニテ休業シ居リ且此稅金ハ向六ヶ月分ノ前納額故猶豫書ヲ市役所ニ出タシ度トテ直ニ書面ヲ認メタリ是日理髮剃鬚ヲ願出テタリ
六月二日　昨夜來風邪ノ氣味アリ相變ラズ眩暈アリ
六月四日　音聲嘶嗄氣力ナシ湯ノ後ハ殊ニ疲勞ヲ覺ユト告ク本日ハ甚ダ眩暈ス著衣ノ𪜈二度著靴ノ𪜈一度アリ各二三分間位持續セリ其際ニ人事不省トナル𪜈ナシ
余即チ鑑定人ヲ見テ見知リ居リ問ニ應シ一度合ヒタル事アリト云フ何時ナリシカ一週位ノ前ノ事ナリシカ裁判所ニヲモ見タル如シト云フ
人事ヲ醒覺セシハヨク知ラヌガ五月ノ中頃ヨリシテ裁判所ニ出テタルヨリ以後ノ事ハ多少知リ居ル

然シ今日ニテモマタ完全ニ明瞭トハナラス二週間前頃ヨリ頭ハ少シク明瞭トナリシト思フト告グ
『前月の初めの頃は知り居る』『入監前は家に在りて酒を飲み居たり』『其事入監迄のことは何も知らす』
『○ラ○スが來りて余か妻の頭と頸とに傷けし事を語れり』ナト語ルモ其理由ヲ擧クルヲ得ス『余は其事を知らず本心に出てしにあらず』『誰か余を攻撃するものを防ぐ爲めなせしと思ふ』『其人がないふとすてっきを持ち打ちかゝりたりと思ふか其人は明かに見えず』『兎角誰かと爭ひしことは記憶するが能くは知らず』『余は初め妻は家にありて業を取り居るものとのみ思ひ居たるに友人より妻が病院に在ることを聞き知りたり』等ハ被告ノ言語ナリ
監房ニテ時々動物ノ牀ノ上ヲ走リ或ハ壁ニ駈ケ上ルヲ見ル或ハ人形ヲ見ル動物ハ時トシテハ二三個時トシテハ多數ナリ時トシテハ色々ナ家財又ハ畫ノ額ヲ幻視シ且皆多少動キツヽアリ斯ノ如キコトノ多クアリシハ十日許モ前ニテ此四五日ハ何モ見エズ
手指及舌震戰ス慢性咽頭炎左側扁桃腺腫大右足背ニ疼痛ヲ訴フ瞳孔ハ反應ス兩眼視力三十
六月九日　豫審廷ニ出ツ
『巡査に逮捕された事は覺ありや』ト問ハレシトキ『巡査に逮捕された事は記憶しませんが警察署へ往きしは今微かに覺えています』ト答ヘ『五月六日の夜のことは少しも記憶して居ないかどうか』ト問ハレシトキ『記憶はして居りませんが其夜は誰かゞ利刃と棒を以て自分を殺そーとした者がありて其を防止する爲め誰かと喧嘩したかも知れません其時分は腦か惡イ時でした』ト答ヘタリ

六月十日　同上足背ノ痛ミハ餘程薄ラキタリ
六月十三日　顔色蒼白目視異彩ヲ放チ談話ノ調子モ稍亂レタリ
六月三十日　午前運動後監房ニ入レントセシニ之ヲ拒ミ『豫審久しく決定せず早く横濱に歸りたし』ト云ヘリ
七月八日　前回『出廷せしは何時なりしやと問ふに先月の半頃より前で凡そ一ヶ月近くならん』ト云ヒ『前日入監を拒みたるは何故なるや』ト問フニ『入監を拒みしにあらず歸れるかと問ひし迄なり』ト云ヘリ又其時日ヲ問ハレテ『是れは凡そ一週間前ならん』ト答ヘタリ
目視茫莫、輕度ノ結膜炎咽頭加答兒アリ舌震戰手指震戰シ言語感動ヲ帶ビズ感情一般ニ鈍麻セルヲ認ム

説　明

本人ガ兇行ノ當日時經ズシテ○○地方裁判所法廷ニ於テ陳述セシ所ニヨレバ剃刀ガ目覺メタ時我傍ナル疊ノ上ニアルヲ見シヲ記憶スルモ其後ノ事ハ記憶セス『剃刀を以て○さに創を負はせしことは幾らか覺ね居る』ト云ヒ猶ホ色々ノ尋問ニ對シ『誰か自分の跡を追掛け來りて縊り殺すと思ひ逃ける積にて外へ出た』ト云ヒ又『捕へられしとき洋枝を持居しを記憶し誰かは之にて打ちたるとは打ちしが確かに記憶せず打つたと云ふ事も確かに云へません』ト云フ左スレバ此ノ如キ應答ヨリ考フルニ被告人ハ意識ニ障碍アリテ全ク人事不省マデニアラザルモ半バ人事不省ノ有樣ニアリタルモノト云ハザルヲ得ス

ソハ被告人ガ兇行當夜ノコヲ盡ク記憶セス記憶スルコモアリ記憶セサルコモアルニヨリテカク推定スルモノナリ

此意識溷濁ノ狀態ハ五月十四日余カ自カラ〇〇地方裁判所法廷ニ於テ被告人ヲ診察セシ際ニモ之ヲ檢出スルヲ得タリ即チ此時被告人ハ月日ヲ明カニセズ場所ヲ速答スルヲ得ズ周圍ノ事情ヲ正ク見解スルコ能ハズ注意力及ビ記銘力著シク缺亡シ今見シコ今聞キシコヲ直ニ忘却スル等ハ皆之ヲ證明スルニ足レリ五月十七日頃モ記憶未タ十分ナラズ時日ニ關スル辨別殊更惡シク『昨日あなたが私に日のことを問ふたと思ふか如何』『其時十六日だと云はれしならん』『何時入監せしやあなたに問ふたことはなかつたか』ナド自分ノ記憶スヘキコヲ却テ傍ノ人ニ何心ナク問ヒ質セルガ五月二十日頃ヨリ被告ハ『氣分次第によくなり漸次に酒の醒めし如く何事も明瞭になる』ト稱シ醫師ノ診案上ニモ精神ノ次第ニ常ニ復スルヲ認メタリ猶ホ此間ニ於テ被告人ハ腸胃症ヲ患ヒ肛門下血ニ惱ミ時々頭痛眩暈及ヒ夜間不眠ニシテ驚夢多キヲ訴フル他種々ノ幻視錯視アリ看護衣ヲ穿テルモノヲ妖怪ト誤認シ傍ニナキ我幼兒ヲ目擊シ屢小キ動物ノ室內ヲ急奔スルヲ見又大小動靜色々ナル動物又器物繪等ノ移動スルモノヲ見又ひぽこんでる性ニシテ肛門下血ヲ以テ肺臟ヨリ下ルモノトシテ不安ノ心ヲ抱キ且又診案上ニモ目視ノ茫漠薄弱結膜炎瞳孔反應ノ遲鈍視力ノ減退手指及ビ舌ノ震戰膝蓋腱反射ノ亢進等アルヲ確定シタルガ故ニ當時被告人ハ身體上ニモ未ダ全ク健康ニ復セザリシヲ知ルベク從ツテ被告人ガ兇行當日以後疾病ノ爲ニ意識溷濁ノ狀態ニアリ五月二十日頃ニ至リテ次第ニ意識清明トナレルモノナルハ疑ヲ容レズ

サレハ其兇行以前ニ於テ被告人ノ精神狀態ハ如何ナリシヤト云フニ彼ハ十五日許リモ前ヨリ多ク飲酒シ之カ爲ニ精神其平衡ヲ失ヒテ感情殊ニ激シ易クナリ時々暴行シタルヿアリ或ハ器物ヲ投ゲ倒シ或ハ妻婢ヲ毆チタリ蹴タリシ女房ヤ子供ニ對シ殺意アルカ如キ言語ヲナシタリ五月ニ入リテ酒量頓ニ減ジタルガ飲食ヲ十分ニセス神志不安ニシテ擧動落付カス或ハ茫然トシ居リ或ハ憂欝シ居リタルヲ見ルニ被告人カ數日連飲後精神ニ多少ノ異常アリタルハ明ラカニシテ兇行前又兇行當夜ノヿニ關シテモ被告人ノ記憶ハ或ハ存シ或ハ存セズ其時ノ事共ヲバ多分ハ追想スルヿ能ハズ即チ五月初日モ明白ニハ患者ノ記憶中ニアラスシテ曾テ臺所ニテしちりんヲ蹴飛シ女房ヲ毆打シ雇女ノ髮ヲ握リタリセシヿハ記憶セズ『五月は一日も分らぬ』トカ『五月の初めの頃は知り居る』トカ『多分三日か四日迄は知り居る』トカ云ヒういすきいヲ終日飲ミタルヿヲ知ルモ客人ト酒場ニテ飲ミシ如ク思フモ其時日ハ知ラザルヿ又兇行前ういすきいヲ自分ノ部屋ニテ飲ミタルヿ其酒ハ自分カ匿クシ置キタルモノナルヿヲモ人ニ語ルヲ得兇行前最終ノ記憶ニ殘レル事ヲ問フニ『入寢時なるも其何日なりしや何時なりしや覺えず』ト答ヘタリ之ニ由リテ之ヲ見レバ被告人ノ精神狀態が四月ノ極末頃ヨリ異常ヲ呈シ居リテ甚タ感性刺戟性トナリ運動性興奮症狀著シク五月初ニ入リ酒量頓ニ減シタルニ加ヘテ食事不定ノ爲榮養十分ナルヲ缺キ精神症狀ハ一層深重ナルヲ加ヘシモノト認メサルヲ得ス

然ラバ即チ被告人〇ー〇ス〇ン〇ハ明治三十六年五月ノ初ヨリ同二十日頃迄ハ精神ニ異常ヲ呈シ居リ意識ハ稍甚シク溷濁シ謂ハバ半バ夢中即チ人事不省ノ狀態ナリシモノト謂フベシ

此ノ如キ意識障礙ヲ主トスル精神病ハ欝憂性暴動發作癲癇臓躁發作酒客譫妄ノ發作麻痺狂ノ興奮狀態等ニ於テ此種ノモノアルヲ得ヘシ故ニ被告ノ意識障礙ハ精神障礙中如何ナル種類ニ屬スルモノナリヤハ此ニ次デ解釋ヲ要スヘキ問題ナラン抑被告人ノ父ハ大酒家ニシテ母モ少シク酒ヲ嗜ミ且父ハ鐵道ニテ轢死セルガ其原因不明ナリト云フヲ見ルニ多少病累遺傳ノ惡影響ヲ被ムリ居ルモノト認ムルヲ得ベク本人ハ二十四五歳ヨリ飲酒シ初メ十餘年前飲食店（○○ニテ所謂ちやぶ屋）ヲ開業セシヨリ店ニ酒アレハ益飲酒ノ分量ヲ增加シ醫師○藤○次郎ハ被告ガ明治廿一年中肝臓症ニ罹リタルヿヲ知リ醫師○ン○ーハ被告ガ六七年前酒精中毒症ニ罹レルヿヲ證言セルヲ見ルニ被告ハ久シキ前ヨリ慢性酒精中毒症ニ罹リ居ルモノト信セラレ且醫師○藤○次郎及○倉○さノ陳述ニヨレハ二三年來被告ハ著シク感情刺戟性トナリタリト云ヒ殊ニ明治三十五年中ハ酒後狂躁シテ時々こっぷ椅子ナドヲ投ゲ器物ヲ破壞シ○さヲ毆打シ來訪人ナドニ向ヒ拳ヲ固メテ打チ掛ルヿナトモアリ四月中ニハ幼兒死亡後ナルニモ關ラス亂暴シテ警察署ニ拘留セラレシヿアリ同年九月中肛門下血ノ爲一般病院ニ入リシ時ニハ精神ニ異常ヲ呈シ憂欝壅閉シ或ハ不安恐怖シテ人ニ害ヲ加ヘラルヽト妄想シ幻視ナドモアリ一夜雨强キニ出奔セルヿアリタリト云フ是等ニヨリテ見ルニ被告○ー○ス○ン○ハ數年來慢性酒精中毒症ニカヽリ二三年來ハ精神症狀ヲモ併發シ所謂酒客暴虐症酒客不德症等ヲ起シ居リタルヿ明ラカニシテ是ノ如キ精神症狀ハ兇行前ニ至ル迄モ治癒セサリシヿハ被告カ四月ノ末日頃ニ於ケル亂暴ノ行爲ニ徵シテモ明カナリ

抑酒客ニ於テハ其中毒ノ增スニ連レテ精神症狀ヲ起スモノニシテ感情ノ鈍麻殊ニ道德風儀ノ感情ノ缺

之ヲ致シ責任義務ノ知覺銷殺スルヲ其著キモノトナシ又其感情ハ輕薄トナリテ動キ易ク激シ易クナルヲ常トシ之ガ爲ニ忿怒シ暴行シ家内知人ニ對シテ暴行ヲ加フルニ至ルハ世間例多キヿナリ又時々妄覺殊ニ幻視ヲ發シ屢又妄想ヲ呈スルヿアルモノナリ是等ハ酒客ノ常態ナルガ前文被告ノ病狀記錄ヲ通讀スレハ何人モ被告ニ是等ノ症狀アルヲ疑ハサルベシ又酒客ニアリテハ此他ニ一時性ニ發作狀トナリテ意識溷濁ヲ起シ其際ニ譫妄狀態トナルヿアリ之ヲ酒客譫妄ト稱シ過多ニ飲酒セル後色々ノ原因ニテ起ルモノニメ病ノ起ラントスル頃ハ不快憂欝頭痛、腸胃症不眠アリ次テ卒然譫妄狀態トナリ種々ナルモノヲ幻視シ驚怖スベキモノ又ハ大小動物ナドヲ目擊シ苦悶シ驚愕シ爲ニ不安不穩トナリ或ハ躁擾シ自他ニ危險ノ行爲少ナカラズ其間意識著シク溷濁スルモ傍ラノ人ト應對ハ猶ホ多少常ノ如クナルヲ得ベク全ク人事不省ニハアラス此ノ如キヿ數日ニシテ治スルカ又ハ死ニ歸スルヲ通常ノ經過トス而モ其症狀ハ常ニ此ノ如ク完備スルニ限ラス色々ノ變態アリテ或ハ一夜幻覺盛ニアリテ傍人ヲ誤認シ烈キ暴行ヲ加ヘ翌日ハ殆ント治スル如キモノアリ

被告〇一〇ス〇ン〇ハ少シク慢性酒精中毒症ヲ患ヒ居リ四月下旬ハ殊ニ多量ノ酒類ヲ飲用シ居リタルニ五月ノ初ヨリ酒量頓ニ減シ飲食十分ナラス感情憂欝シ且刺戟性トナリ居リ且兇行後ニ於テモ意識溷濁シ居リ慢性酒精中毒ノ症狀ヲ呈シ居リタルカ故ニ被告ハ明治三十六年五月七日午前一時半頃兇行ニ及ビタル當時酒精中毒ノ結果トシテ一時譫妄狀態ニ陷イリタルモノト認定スルヲ至當トス且彼カ欝憂性ニカヽリ居ラザリシヿハ明白ニシテ彼カ既往症及ヒ現症中ニハ癲癇又ハ臟躁ト考フベキ點ナク又痲

癖性ト診斷スヘキ所更ニナキカ故ニ是等ノ病症ナリトハ診斷スルヲ得ス
偖テ此譫妄狀態ニ於テ意識溷濁ノ程度極甚シカラザリシハ彼ガ當夜ノ事柄ヲ後ヨリ幾分カ記憶シ居ルニヨリテ之ヲ知ルベク被告ノ自カラ陳述スル所ニヨレハ誰カ自分ノ跡ヲ追ヒ掛ケ來タリテ縊メ殺サントスト思ヒ之ヲ避ケ逃ントシテ屋外ニ出テシ樣ノ心地セリト云ヒ誰カ己ヲ脅迫スルモノアリ又小刀ト棍棒トヲ以テ來リ迫リシモノアルニヨリテ之ヲ防ガントシテ傍ナルモノト爭ヒタル樣覺ユト云ヒ且兇行後監獄ニ在ルトキモ屢驚怖スヘキ夢ニ襲ハレテ睡ヲ安カリシヲ得サリシト云ヘバ彼兇行ノ當夜ニ於テモ恐ラクハ夢像ノ爲ニ驚カサレシカ或ハ夜中卒然目醒メテ傍ノ人ヲ誤認シ已ニ危險ヲ加フルモノトセシナランカ此際意識ノ溷濁センガ爲メニ己ノ爲セシコト己ニ加ヘラレントセンコトヲ誤マリテ記憶ノ中ニ存スルコモ亦稀異ニアラサルナリ之ヲ要スルニ被告ノ疾病ニ罹リ居リタルコ其疾病ノ酒精中毒症ナルコト及ヒ之カ爲ニ意識溷濁ノ狀態ニ在リシコハ余ノ信スル所ナリ
惟フニ之ニ關シ疑ヲ挿マザルヲ得サルハ被告人ガ兇行ノ翌日即チ五月八日監獄ヨリ友人〇ロ〇スニ送リタル書面ノ餘リニ眞面目ニシテ餘リニ著作セラレタルニアリ五月七日ニ審問サレタル際及ビ五月十四日ニ余カ診按セシ際ニ於テ被告人ノ精神知覺カ甚タ朦朧タリシニ比スレバ此書面ヲ著作セシトキノ精神知覺ノ明瞭ナルハ天地程ノ懸隔モアリト云フベク人ヲシテ異樣ノ感アラシムルモ精神障礙殊ニ一時性ノモノガ其發作後ニ於テ或ハ忽チ著ク表ハレ又ハ忽チ何事モナキ迄ニ輕度トナルコアルハ吾人ノ屢實驗スル所ナレバ其前後ノ精神狀態ノ確定セラレタル以上ハ之カ爲ニ彼意識溷濁ノ狀態ヲ以テ佯作擬

装ナリト斷言スルハ稍之ヲ偏重視スルノ嫌アリト云ハサルベカラス況ンヤ其書狀ニヨルモ被告人ハ彼ノ兇行アリシヲ覺リ之ヲ後悔スルノミニシテ當夜ノ事態ハ之ヲ明知セザルハ『出來得ベクバ巨細ノ事情ヲ承知致度存候』等ノ文字アルニヨリテ之ヲ察スベキナリ
猶ホ又注目スベキハ被告人ガ其病狀ヲ誇張セントシテ其病症ヲ佯作スルヿナリ五月十四日頃自己ノ手ニアル傷ヲ問ハレテ三四日間ヨリ此傷アルコトハ知リ居ルカ何時切リシカ覺エ居ラズト云ヒ兇行後警察署ヘ行キタルヿハ覺エタルガ其仔細ハ知ラズ何カ面倒ノヿガアリシ爲ト思フト云ヒ我妻ハ病院ニ居ルヿハ友人ヨリ聞ケリドーユー譯ナルカ余ガ彼ニ傷ツケタリナト云ヒテ其前法廷ニテ取調ヲ受ケ又來訪友人ヨリ事狀ヲ聞取リシヿヲ殆ント知ラザルモノヽ如ク言ヒ倣シ其他知覺、辨別、記銘力等著ク症狀ヲ呈シテ外見上意識ハ甚溷濁セシニモ關セス五月十七日ニハ余(鑑定人)ニ向ヒテ二三日前裁判所ニテ面會ジタリ裁判所ニ行キシハ十四日ナリシガあなたハ其時私ニ十四日ダト云ヒシナラント云ビテ明カニ十四日診察ノ際ニ意識ノ左程迄溷潤セシニアラザルヿヲ示シ猶ホ又入監ノ理由ヲ更ニ知ラサル如キ樣ヲナシ六月九日ノ豫審調ノトキモ法廷ニ於テ兇行當夜ノヿハ反省セサルカ如キ返答ヲナセリ此ノ如キハ恐クハ被告人ガ我犯罪ニ對スル責任ヲ輕減セントシテ殊ニ當夜ノ意識溷濁ヲ裝ヒテ何事モナルベク『知らぬ』『よく覺えぬ』ヲ以テ推シ通サント欲スルニヨラズンバアラズ是レ適吾人ヲシテ被告ガ兇行當夜ノ精神朦朧狀態ハ佯作擬裝ニアラスヤトノ疑惑ヲ起サシムルニ足レリ然レモ是レ實ハ左ニアラズシテ佯狂ハ兇行當日以後謂ハバ精神障礙ノ潤色トシテ附加シ表ハレタルニ過ギザルナリ目下被告ノ

病症ハ主トシテ慢性酒精中毒ノ身體症狀ヲ殘シ精神症狀ハ極メテ輕度ナリ

鑑定

以上ノ説明ニヨリテ即チ左ノ如ク鑑定ス

一、○一○ス○ン○ハ現時精神病ニ罹リ居ラズ

一、同人ハ明治三十六年五月七日午前○時三十分頃犯罪當時精神病ニ罹リ居リタリ

一、右精神病ハ慢性酒精中毒症ニ基クモノニシテ當時知覺精神ヲ喪失セシメ是非ノ辨別ナキニ至ラシムル程度ノモノナリ

明治三十六年七月十七日

東京市本郷區駒込西片町十番地

醫學博士　呉　秀　三

＊　＊　＊　＊　＊

右被告ハ免訴ノ言渡アリタリ

第十三例　故殺犯被告人○田○釜○精神狀態診斷書

明治三十七年六月十八日○○地方裁判所所屬辯護士○木○太郎君ハ余ニ囑スルニ○○府○○郡○○町大字○○○町○○○番地平民○下○之助方雇人○田○釜○(明治十六年六月十日生)ガ明治三十七年三月十八日同○○郡○○村○○○番地○田○鈴○方ニ於テ本人ノ實母○だ(嘉永六年八月十八日生)ヲ殺害シタル當時本人ハ知覺精神ノ喪失ニヨリテ是非ノ辨別ナカリシヤ如何ノ診斷ヲ以テセリ

余ハ其書類及ビ關係者ノ陳述ヲ案シ之ヲ考フルニ

第一節　家系及ビ犯罪迄ノ既往狀況

右○田○釜○ガ家系ニ於テ其父ハ酒亂ニシテ卒中風症ニテ死シ母ハ今回ノ被害者ニシテ神經病性ニシテ素行修マラス五十餘歲ニシテ男狂ヲナスノ噂アリ兄一人ハ酒亂ノ癖アリ

被告本人ハ幼時蟲氣アリ屢〻痙攣ニ惱ミタリ明治二十六年十月頃即チ十一歲ノ時ヨリ前記○下方ニ雇ハレ主人ヨリ讀書算盤等ヲ敎ハリ又十七八歲ノ頃一二年間許夜學ニ通ヒ高等小學二三年程度ノ讀本修身書ヲ學ビシカ記憶進歩ハ少キ時ヨリ甚ダ惡カリシト云フ幼時ハ惡戯ヲ好ミ近所ノ子供ト喧嘩ヲナシ雇主ハ屢之カ爲メニ其子等ノ父兄ヨリ交渉ヲ受ケシコトアリ惡戯ヲ以テ近邊ニ名高カリシ又常ニ不安ニシテ外出ヲ好ミ一時間モ店ニ安居セス間アレハ裏海岸ニ出テヽ逸遊ス(○下○之助語ル)本人ハ至極正直ニシテ品行モ善良ニ曾テ不良ノ行爲アリシヲ聞カス唯明治三十六年月日不詳品川ノ某妓樓ニ上リ遊

與ヲナシ主人ニ謝セシコト一回之アリシノミ（〇〇警察署警部〇直、巡査〇井〇吉ノ犯罪原因捜査口頭報告書）

猶〇警部〇井巡査ハ被告ハ一種奇異ナル性癖モノナリト聞キ雇主ノ言ニヨレバ被告ハ性質頗ル短慮ニシテ日常來客ト些細ノ事ヨリ口論ヲナスノ癖アリテ之カ爲メ主家ニ於テモ屢説諭ヲ加ヘラレタルコトアリ極小心ニシテ憤怒シ易ク人ノ言語ヲ妄想シ（？）氣ニ懸ケ或ハ幻夢ナドノ善惡ヲ思ヒ詰メ固リ解ケズ（？）厭フコトヲ命ズルト直ニ怒ル癖アリ又多年雇主家ニ居リテ我儘ナル爲メ主人不在ノトキハ其妻母ト口論スルコトアリ（〇下〇之助調書）

近年ニ至リ自姿ハ益甚ク主人ノ命ヲモ遵奉セス我意ニ適スレバ實ニヨク働ケトモ然ラサルトキハ再三命ヲ下シ終ニ纔ニ之ニ應ズル位ナリ一昨年頃ヨリハ刺戟性忿怒性トナリ主人ニ戒メラルヽトキ三日間モ憤懣スルコトアリ此時分ヨリ客ニ對シ切口上ニシテ節ヲ付ケ氣取ル樣ニナレリ昨年春ヨリハ其度殊ニ劇シクナリテ擧動一層甚シク變化シ且餘程慢心ノ樣子アリ外出スルトキハ一々衣服ヲカヘ或時ハ糠石鹼等ニテ顔又ハ手ヲ洗ヒ歩行スルニモ肩ヲ張リ兩手ヲ突張リ歩行シ近邊ノ者モ常ニ笑ヒ居タリ秋頃ニ至リ慢心ハ愈々加ハリテ見世ノ子供ヲ相手ニ私ハ是デモ見世ノ旦那ナリ奥ノ者ハ見世ノコトニ口出スルハ無用ナリ私ハ是テモ相庄（主家ノ屋號ナリ）ノ白鼠ナリサレバ外出スルトキナトハ頭ヲ下ケヌモノハナイ白鼠ニナルニハ何カラ何マデ心得テ漸ク其位地ニナルナリナドト語リ又本人ニ對シ彼是小言ヲ申聞カストキハ非常ニ立腹シ終日不機嫌ニテ容易ニ解ケス故ニ家内者カ可成小言ヲ云ハズ差支ナキ

コトハ默シ居タリ（○下○之助語）

一二年前博徒瘤松ト入質ノコトニ付キ口論ノ末命ノ取遣ヲナストテ出刃庖丁ヲ懐中シ外出セントスルヲ雇主ニ止メラレタルコトアリシ（○、○井聽取書）ナドモ其餘波ナルベシ又近隣ニ遊ビニ行キ雑談中婦人ノコト多ク近所娘子ノ美談ヲ噺シ或ハ其家ニ來リ合セシ若者ト一二言爭ヒタル時ハ兩眼ヲツリ上ゲ顏色ヲ變ヘ非常ノ様子ナルヲ見テ他ノ者ハ之ヲ避ケル位ナリ（○下○之助語）

是レヨリ先キ明治三十年頃ヨリ時々卒然大シタ理由ナクシテ家出シタルコト度々アリ明治三十年中最少シ學問シナケレバ一人前ニナレヌカラトテ無斷暇ヲ乞ヒ主人ノ説諭ニテ思ヒ止マリシコトアリ（○警部被告聽取書）

四五年前祐天和尚ノ話ヲキ、大ニ感奮シ主人ニ無斷ニテ成田不動尊ニ詣テ一週間ノ斷食ヲナシ後人ヲ以テ詫ビテ主人方ニ歸參セシコトアリ當時ノ言譯ニ祐天上人モ水行斷食ニテ英物トナリタレバ余モ之ニヨリ物覺エヨクナリ一人前ノ者トナラント思ヒ又商業上巧ミニ取引ノ爲シ得ラル、様祈願シタルナリト云ヘリ（○○井聽取書、○下○之助語）

明治三十五年春頃日暮ニ何事カ不平アリシカ無斷外出シテ翌朝早ク歸來シ暇ヲ呉レト云ヒシコトアリ（○下○之助調書）

明治三十六年一月三日見世ノ拭掃除ヲナス際一番ノ晴着ナル羽織ヲ着テセシ故主人ハマタ宿入前ナレバ汚ストイケヌカラ脱ゲト命ジ又妻ノ仕付ケアシキ爲メナリトテ主人夫婦口論ヲナセシニ本人聽クニ

忍ビズトテ卒然無斷ニ外出シ翌日歸宅スルヤ直ニ暇ヲ貰ヒタシト云ヒ種々說諭シ且尋問セルニ○京○町及ビ○○區ノ雇人請宿ヲ聞合セ他ニ奉公セント思ヒシガ口ナキ故店ニ歸リシガ入ル能ハズ又金錢ナキ爲メ警察ニ至リ一宿ヲ請ヒシモ許サレス再ビ店ニ歸リ戶ヲタヽキシガ開ケザル故他ニ一泊シタリ（○、○井被告聽取書、○下○之助語）

又三十七年一月中モ無斷家出シ雇主ノ家ニ歸來ルヲ得ズ人ヲ以テ詫ビ入レタルコトアリ（○、○井聽取書）

昨年以來從前ニ異リ人ヲ驚カセシハ

一、生物ニ對シ殘忍ナルコト　ペスト豫防ニテ鼠買上アリシ時分鼠ヲ生キタル儘又ハ殺シテ鬚ヲ引拔ク之ヲ問フニ筆ヲ作ルナリト云フ又生キタ儘鐵線ニテ縊リ殺スコトアリ又裏海岸ニテ蛇ガ出ルト常ニ之ヲ捕ヘ殺ス其殺シ方普通ナラズ或ハ尾ヲ持チ之ヲ振リ廻ハシテ後地ニ打付ケテ殺シ或ハ板ニノバシ釘付ニシテ海ニ投ジ又ハ火ヲ付ケテ之ヲ焚キ燃ル所ヲ尾ヲ搏リテ海ニ投シテ得々然タリ凡テ此ノ如キコトハ主人ノ目ヲ窃ミテ之ヲ爲シ主人之ヲ戒ムレバ蛇ヲ見ルト此ヲ虐待セザレバ心地惡シクカクスルトキハ心地ヨシト告グ

二、擧動ノ異樣傲慢ナリシコト。或ハ土藏ノ中ニ入リ刀ヲ拔キ窻ヨリ往來ニ客待スル人力車夫ニ示シ又ハ振リ廻シ劍舞ノ眞似ヲナシ武藏國ノ住人○○野○賴ナリト威張リタルコトアリ又昨年以來熱心ニ三國志十五卷ヲ讀ミ卷中ノ武人ヲ讃稱シ何度カ繰返ヘシテ讀ミタリ（以上○下○之助語）

昨年十一月營業仲間ニ入營スルモノアルトキ主人病ミシ故代理ヲ賴ミシ且行掛ケニ親戚ヘ寄リ行ケト云ヒシニ早朝其家ニ至リ帽ヲ被リ襟卷ニ面ヲ裹ミ表ヲ叩キ『加藤〳〵』ト呼ブ又先方ニ至ルモ家ノ中ニ入リテモ帽モ襟卷モ取ラズ人ニ注意サレテ之ヲ除キタリ

三、擧作ノ不靜安不沈着ナリシコト。其擧動ハ內外ニ於テ共ニ落付カス外ニ出ツルコト常ナラスシテ時トシテハ店ノ掃除ヲ仕掛ケタ儘はたき又ハ雜巾ヲ以テ出掛ケルコトアリ近所ノモノハ『どーかせしならん』ト異ミ居タリ

以上卽チ被告ガ當犯罪已前ノ事實ニ徵スルトキハ被告ハ近年ニ至リテ性質著シク變化シ刺戟性忿怒性トナリ自恣不安ニシテ且尊大自負ノ狀況アリ種々異樣ノ擧動アリタルモノナリ

第二節　犯罪事跡

今進ンデ更ニ明治三十七年三月十七日ヨリ翌十八日ニ至ル間犯罪當時ノ事跡ニ關シ之ヲ調査スルニ被告ハ十七日午後六時半カ七時頃（或ハ九時カ九時半頃）店ニテ雇主妻○下○ん（三十七歲）カ裁縫ヲナシ居ル側ニテ主人ノ子○か（十四歲）及友輩雇子僧○澤○兼ニ算盤ヲ敎エテ居リシガ○んハ○かノスル算用ガ違ヒ居ルトテ『我方に來て算盤をせよ自分か敎ゆる』ト云ヒタルニ○藏ハ『自分か敎えるから御神さんは人のすることに世話を燒かすとも自分の用をなさい』ト云ヒタレバ○んハ『奉公人として生意氣なことを云ふな自分のすることに指圖は入らぬ』ト云ヒ○藏ハ又々『生意氣なことはない少さい時分から此處に居て敎えて貰つたから其代りに敎えるのだ』ト云ヒ（調書其他）ナガラ尋テ大聲ニ二三度『惡

う御坐います〳〵』ト云ヒシガ又○兼ノ見居シ書物（○藏ノ所有ナリ）ヲ『自分で自分のことをするに差支はない』ト云ヒツヽ一枚一枚引裂キタリ（○下○之助調書）ソノ場ハ其デ濟ミタルガ○藏ハ之ヲ殘念ニ思ヒ其夜十二時頃主人ガ歸宅スルヤ解傭ヲ請求シタレバ主人ハ『一二年の奉公人ではなし請人もあるし今日は遲いから寢て其途を立てゝ來れば暇を遣る』トテ之ヲ止メタリ翌十八日午後二時頃主人外出セシニ被告ハ直ニ雇主妻ニ對シ自宅マテ行カンコトヲ求メタルモ主人不在ナル故ヲ以テ許サレス午時四時ニ至リ毎日店ヲ掃除スル時刻ナルニ掃除セズ店ニ在リテ腕組ヲナシ默坐シ雇主妻及ビ雇主母岩○み○（七十二歲）ガ命令スルモ猶掃除ヲナサントモセズ之ニ由リテ雇主母ハ自ラ掃除セントセシニ被告ハ『自分がするからしなくともよい』ト云ヒ雇主母ハ其無禮ヲ責メタル内雇主妻モ出テ來リ自分ガ掃除スルトテはたきヲ取リタルニ○藏ハ立腹シテ少シク口論シ突然廊下ヲ蹈鳴ラシ非常ナ勢デ『私ハ狂です』ト叫ヒナガラ藏中ニ駈込ミ雇主妻及ビ雇主母直ニ之ヲ見ニ赴キシニ中ヨリ戶ヲ押サヘ明ケザルヲ無理ニ入リタルニ被告ハ着物ヲ脫キ掛ケ居ル故之ヲ詰ルモ其理由ヲ答ヘズ無理ニ土藏カラ出シ主人ヲ呼ビニ行ケリ

　被告ハ云フ土藏ニ入リタルハ前夜雇主妻ト口論ヲシテ殘念デナラヌニ又雇主母ト口論ヲシ益〻堪ヘ切レズナリシ故豫テ密カニ懷中シ居タル短刀デ自殺セント思ヒ雇主母ニ對シ『今自分が自殺して見せるから左樣思ひ』ト云ヒ土藏ニ入リテ自殺セン積リナリシガ其聲ハ雇主妻ニモ同母ニモ聽キ取レサリキ

被告ハソレヨリ十分許モ默考シ居タルガ箒ト芥取トヲ以テ裏方ヘ出テシカ遂ニ窃カニ主人方ヲ出テ自宅ニ向ヒ午後五時半頃之ニ着セリ(本人調書、〇下〇之助調書、〇下〇ん調書、〇下〇す調書)

五月二十三日ノ公判ニ際シテ被告ハ判事ノ被告ガ歸宅セシ理由ヲ問ヒシニ答ヘテ『主人方に居つては隙がなくて自殺が出來ませんから自分の家に歸つて自殺を仕樣と思つて歸りました』ト答ヘタリ

其時被告ノ母ハ座敷ノ圍爐裏ノ側デ食事ヲナシ居タルニ(同日自首書調中ト少シク相違ス)被告ハ『主人の用で此邊まで來りし故寄りたり』ト告ゲ(被告云フ此時母ト爭ヒシコトナシ)母ガ食後其肩ヲ敲キ遣シケル内其隙ヲ伺ヒ兩手ニテ母ノ喉ヲ扼シ倒レタ所ヲ(主人方ヨリ持來リシ)九寸許ノ短刀デ母ノ頭ヲ一突キシ撞(?)放シテ自殺セントセシガ短刀ノ鈍カリシ爲メ思ヒ止マリ直ニ母ノ家ヲ出デシニ隣家ノ妻〇澤〇く(二十八歳)ガ物音ヲ聽キ付ケ來リシニ遇ヒ『人に知らせると手前も殺して仕舞ふ』ト威シ跣足ニテ〇川ノ方ヘ去リタリシガ同日午後六時三十分〇〇警察署ニ自首セリ其時被告ヲ見ルニ頭部及ビ襯衣ノ袖ニ血痕アリ右手ニ繃帶ヲ施シ居リ自ラ之ヲ母ヲ殺ス時短刀ヲ握ツタ爲メニ傷ケルナリト稱セリ(三月十八日〇川判事被告調書三月十九日〇警部〇澤〇く聽取書)實母〇だハ頭咽喉肩等大小九ケ所ノ孰レモ重傷ヲ加ヘ就中顳顬部耳後部頸部肩胛部ノ傷最重ク致命傷ナリト云フ(警察醫〇野〇次郎鑑定書)

第三節　犯罪當時及其後暫時ノ擧動言語

其當時被告ノ擧動言語ハ調書ニヨリテ之ヲ見ルニ甚シキ錯亂轉倒ハナカリシモノヽ如ク其陳述ハ左ノ如クナリキ

『私は是迄○○○宿ノ質商店○下○之助方に雇はれ居りましたけれどもどー考へても一人前の商人と爲る事か出來ぬと思ひ昨日即ち三月十七日にも既に自殺しようと思ひましたけれども一人の母もあることなれば昨日は決行せず今日愈〻其決心を致しましたが偖自分が死にましたら母か一人殘り居りて跡で難澁をするから先づ母を殺し而して自分も死なんと決心し今日午後四時半頃主人の宅を無斷外出し○○郡○○村字○鄕○○○番地に獨身で居住して居る母○だ（五十歳位）の宅に行き母に告げて今日は一寸此邊まで使に來たから立寄りたりと云ひ母は炬燵にあたり經木の眞田（?）を編んで居りましたから肩が凝るであらうから些と叩いて遣ると申し母の肩を叩きつヽありて豫て自分が懷中に持ち居りたる此短刀を以て母の頸を切り殺して了ひまして直に自分も死で仕舞ふと思ひましたけれども此短刀て死に切れず必す死に損ふであらふと存じましたから自殺に著手せずして此警察署へ自首しました次第で御座りますからドーカ御法の通り宜しき樣御處分を御願ひ申します次第であります私の母を切り殺しました證據には此通り短刀に血が付て居りますので御座ります此短刀は主人○下○之助方の土藏内に置きありしを今日私が取り出して持つて居りましたので御座ります』（三月十八日午後六時四十分○警部本人自首調書）

猶其數日後ニ判事ガ何ノ爲ニ歸宅セシカト問ヒシニ答ヘテ『母を殺害して自分が自殺しようと考へた』ト云ヒ此ノ如キ思考ヲ起セシハ何時ナリヤト問ヒシニ答ヘテ『昨晩の十時頃です』トイヒ如何ナル譯デ母ヲ殺害スルノ考ヘヲ起シタノカトノ問ニ答ヘテ『自分ひとりが死んで仕舞つては母は跡に非常に悲しむであろーと思ひましたから自分が死ぬのは母を殺してからと考へたのです』『何故自分がそんな考になつたかと云ふに昨年七月頃母に對して自分も暫くすれば一軒持つて母と一所に暮して行く樣にすると申しましたそんな譯ですから自分が死んで仕舞へは母は非常に困ると思ひましたのです』(三月十八日〇〇警察署ニ於ケル被告調書) 且被告ハ自分ト母トノ關係ニ就キテ母ハ自分ヲ非常ニ愛シテ居ル旨ヲ告ゲ(五月二十三日〇〇地方裁判所第六刑事部法廷公判)雇主及ビ其妻モ被告ト其母トノ間ハ惡イ樣ノコトハナク又母ニ關シ不平ヲ云ヒシコトナシト告ゲ(〇之助及其妻〇ん調書)被告ガ犯罪原因ノ捜査ニ任セシ警察官モ被告カ十八日母ト口論シタルコト等直接犯罪ヲ誘致シタル事實ヲ發見シ得ズ但被害者〇田〇さ〇ハ素行修ラズ年老ナガラ情夫ナドアリテ被告ノ兄〇吉モ之ガ爲ニヤアラン母ト關係面白カラザル趣ナレハ被告ガ或ハ之ヲ知リ得テ常ニ其念頭ヲ去ラズ自分ノ死後世ニアルトキハ或ハ悲嘆ノ境遇ニ陷キラヌカト慮カリ今回兇行ノ元トナリシカヲ報告セリ(〇〇警察署ニ於ケル〇警部〇井巡査殺人犯罪原因捜査口頭報告聽取書) 猶被告ノ言ニヨレハ母ハ兄〇吉カ養ヒ居ルモノニテ兄ハ〇〇縣ニ在リテ鐵道ノ工夫頭ヲナシ居リ時々母ニ仕送リヲナシ毎月カ年二三回カ三四圓ノ金ヲ母ニ仕送ルト云ヒ外ニ兄〇次郎ハ〇京〇山邊ニ奉公シ姉〇にハ〇京〇所トカニ奉公シ妹〇つハ〇玉ノ方トカニ奉公

シ居ルガ皆母ニ仕送リハセズト云フ（三月十八日調書）即チ三月十七日犯罪ノ當時及ヒ三月十八日犯罪ノ直後ニ於テ被告ノ精神狀態ハ如何ナリシヤト云フニ彼ハヨク自カラ言ヒシコト自ラ爲セシヿ及ビ之ニ對スル周圍ノ狀況ヲ逐一明白ニ知覺シ又之ヲ記憶シ居リ殺害ヲ敢テスルニ至リタル理由及ビ自己ノ考察ヲ語リ自己ガ既往ノ經歷犯罪前後ノ事情ヲ供述スルニ當リテ錯誤矛盾等ヲ見ス即チ此當時ニ於テ被告ノ知覺精神ガ明瞭ニシテ意識作用記憶作用等ハ少ナクモ著キ病的侵害ヲ蒙ムリ居ラザリシコトハ明カナリトス但之ヲ以テ未ダ精神異常ナシト速斷スルコトハ正當ト云ヒ難シ知覺精神ノ明瞭ナリトモ其異常ハ之ト竝立シ得ベケレバナリ

其後四月五日〇〇地方裁判所ニ於ケル被告調書ニヨルニ被告ハ猶ホ自己ト雇主家及ビ母トノ關係ヲ明答シ主人方ヲ無斷外出ヲセシコト二回ナルヲ知リ其時日理由ヲ知リ實母ト往來セシ狀況及ビ年内回數ヲ知リ又母ヲ 殺害スルニ 至リタル理由ヲバ『自分の兄は 豫備兵なれは自分か獨り 自殺した跡で若し兄か召集されて戰地に行く樣になれば母は獨りて困るだろーし兄が母に心を殘して思ふ樣に働けまい自分が母を殺せば兄は一時怒るであろーが後顧の患なく十分に働けるであろーと思ひ殺す氣になりました』ト告ケ（五月二十三日公判ニモ同意味ノ口述ヲナス）母ヲ殺シテ後自殺ヲ思ヒ止マリシコトニ關シテ『母を殺して血が澤山出たので驚いて是では自分獨りでは死ぬことか出來ないから警察へ自首すれば死刑の宣告を受けるに相違ないと考へ自首しました』ト辨解シ母ヲ殺シテ其家ヲ出ル時隣家ノ主婦ノ來ルニ遇ヒタルコトヲ記憶シ五月二十三日公判ノトキハ犯罪當時ノ事ヲ詳細ニ判事ノ問ニ應ジ三

月十七日十八日ノ自分及傍人ノナセシコトヲ順序ニヨリ話ス右ニ記述セル加害ノ狀況モ一部ハ被告ガ是日ニモ物語リタル所ニヨリテ委細ヲ知ルヲ得タルナリ

然ラバ即チ被告ノ知覺精神ハ啻ニ犯罪當時ノミナラス其後一月又二月ヲ隔テタル四月五日又五月二十三日ニ在リテモ明亮ナリシコト明カニシテ此頃ニ於ケル被告ノ精神狀態ハ少ナクモ犯罪當時ト同樣ノ狀態ニアリタルモノト推考スルコト至當ナルベシ

然レ𪜈辯護人○橋○太郎鑑定申請趣意書ニヨルトキハ被告ハ第一回公判ニ於テ即チ五月二十三日ニ於テ證據決定アルヤ辯護人カ辯護ヲ辭シ退廷シテ假監ニ行クニ際シ自カラ壁ニ頭部ヲ打チ付ケ又ハ石段ニ其身ヲ轉ビテ自殺セントシタル狀況アリ漸ク看守ノ制止ニヨリ思止マリタリト云ヒ其自殺方法ノ尋常ナラザルハ吾人ヲシテ轉被告ノ精神狀況カ尋常ニアルヤ如何ヲ疑ハシム猶其以前ニ於テ被告同監者謀殺犯○澤○次郎ハ被告ノ自殺セザル樣慰メタルコトアリ（第一回公判始末書及ビ○橋辯護人趣意書）又○橋辯護人趣意書ハ六月六日ノ日附ナルガ之ニ由ルトキハ被告ハ在監後母親ガ現出セルヲ幻視セリト云フ又○木辯護人ノ言ニヨレハ被告ハ四月下旬頃ニ於テ其叔父○田○之助ニ「我身ニ對シ辯護不必要ニ付此金軍用ノ爲獻上致度心得ル故金三拾圓也御送附願上候也」トノ通信ヲナシタリトノ事ニ徵スルモ已ニ其以前ニ於テ被告ノ精神狀況カ尋常ニアルヤ否ヤヲ疑ハザルヲ得ザルナリ

第四節　入監後ノ監獄醫ノ診査要領

被告ハ明治三十七年三月十九日○○監獄ニ入監シ五月廿五日被告ハ卒然大聲ヲ發シテ起立シ眼中張紅

シテ目視范々タリシヨリ監獄醫ノ藥ヲ受ケタルコトアリ又六月十七日ノ現症ニ就キテ〇〇監獄監獄醫〇山〇次郎ノ語ル所ニヨレハ被告ノ顏貌ハ常ニ喜悅ノ狀ヲ呈シ對話中被告ハ身體ヲ左右ニ動搖シ手ハ常ニ些細ナル動作ヲ營ムモ不隨意ナルガ如ク之ヲ問フニ何モセスト答ヘ觀念ノ聯合ニ障礙アリテ談話ヨク纒マラス感覺障礙トシテ幻視幻聽アリ幻視トシテハ不動尊ヲ見幻聽又錯聽トシテ認ムヘキコトハ被告ハ屢〻今日ハ琴ガナルトカ大變ニ大皷ノ音ガスルトカ三味線ヲヒク又囃ガアルナドト訴フ又同房者ヲ以テ自分ノ知人ナリト誤認ス又注意力ノ減弱ヲ認メ醫ト對話中獄丁ナド入來ルモ之ヲ覺ラス又指ナドニ針ヲ指スモ平然タリ針ガ刺リ居ルト注意ヲ促セバ驚イテ之ヲ取除クナリ指南力モ減退シ時日場所等ヲ確カニ知ラス知覺能力モ異樣ノ變常ヲ呈シ假ヘハ鋏ヲ見セルニ其ヲ稱呼スルコトヲ得ス布ヲ切ルモノダトカ裁縫ニ用フルモノダトカ云ヒ且手付キデ之ヲ擬ネテ見セル針ヲ見セレバ縫フモノダト手付ヲナス記憶力モ減退シテ犯罪當時ノコトヲ委細ニ知ラズ只母ト喧嘩シタルコトヲ追想シ得ルノミ學校ノコトヲ知ラズ又昨日ノ菜ハ何ナリシカ知ラス思考力理解力モ乏シク感情ハ愉快性ニシテ家ニ歸ラントモ思ハス苦痛モ感ゼス自負心アリテ算盤ガヨク出來ルトカ又ハ何デモ出來ルト告グ身體上ニハ觸覺、痛覺、溫度ノ感覺共ニ鈍ク膝蓋腱反射亢進ス

第五節　現在症狀

人ヲ視テ禮揖セス立タル儘ニ前ニ來リ强テ坐ヲ命シ漸ク之ニ就ク

顏貌ハ常ニ喜悅ノ狀ヲナシ且ツ輕ク左右ニ身體ヲ振搖シ常ニ不安不靜ナリ且ツ咀嚼運動ヲ營ム其理由

ヲ問フモ笑ッテ答ヘス開口セシムルニ日本紙塊口中ニ在リ唾棄セヨト命ズルモ應ゼス何故ニ紙ヲ咀嚼スルカト問ヘバ甘キ故ナリト答フ時々獨語ス

感情ハ表面的爽快ニシテ常ニ笑容ヲナシ擧作モ之ニ從ヒテ輕捷ニシテ對談モ活潑ナレ𪜈而モ其感情ハ深實ナラス監獄ニ在ルモ更ニ之ヲ憂ヒス主家及ビ兄弟親族等ノコトニ介意セス何時マテ捕囚トナリテアルヘキヤ自家ノ罪責カ如何許重大ナルヤ等ニ至ツテモ更ニ意中ニ忖度セザルモノヽ如シ此ノ如キ感情ノ鈍麻ハ啻ニ純精神上ノミナラス身體上ニモ波及シテ額上ニ針刺ヲ與フル等疼痛ヲ加フルモ眼ヲ抉セントシ舌ヲ鋏マントスル等ノ威嚇ヲ加フルモ毫末モ之ヲ嫌ハス之ヲ避ケス微動タニモ額目ノ上ニ現ハレス自家感覺ハ亢進シテ稍自尊ノ風アリ傍ナル人ヲ輕視シ縱マニ談笑動作シテ毫モ顧慮スル所ナシ

智識界ニ於テハ被告ニ入監來頻回幻視幻聽アリタルヲ認メ被告ハ屢亡キ父母ノ來ルヲ見又ハ不動尊ヲ見是等ノ多クハ雲ニ乘リテ來リ臨ムト云フ或ハ火ノ如キ紅キ毬ノ落チ來ルヲ見タリ又時々夜間我名ヲ呼ブモノアリ起ツテ見レハ不動尊等ナレバ之ヲ拜シ祈請スルコトアリト告ク

注意ハ散漫ニシテ一定點ニ向フ能ハス周圍ノ變化ニ應シテ直ニ之ニ轉シ易ク從ツテ事物ノ正確ナル認識ナク思想考慮モ亦之ニ連レテ變リ易ク一定確乎ナラス而モ分明ナル意想奔逸ノ症狀ナシ妄想ノ有無ニ至ツテハ之ヲ明カニスルコトヲ得ス但自家感覺ノ亢進ハ暗ニ誇大忘想ノ存セサルヤヲ疑ハシム被告自カラ云フ私ハ旦那ナリ倉モアリ金モアリ今ニ主人カラ貰フナリ『皆か私のことを旦那々々』ト云フト

指南力又記憶力ニ至ツテハ被告ノ余ノ問ニ對スル應答ノ常規外ナルヲ以テ之ヲ判知スルコト難シト雖モ甚欠亡セリトハ斷言スヘカラス時トシテハ其應答正鵠ヲ得ルモ時トシテハ之ニ反シ其正鵠ヲ失ヘル時ニ於テハ被告ハ全ク問題ト内容相當セザル無關係ノコヲ語レハナリ人ノ言フコトヲ理解シ問題ニ應シ相當ノ返答ヲナスコアリ同日場所ノ觀念略備フルモ殊更ニ直ニ返答ヲ與ヘス迂回シテ回答スルコアルカ如シ記憶等ニ關シテモ亦然ルモノヽ如シ之ヲ以テ其良否確定スルコト難シ是等ノ狀況ハ左ノ問答ヲ見バ自カラ明ナラン

問『何日此處に來たの』

答『せんに來た四月に來た』

問『四月の初か又は終か』

答『初めか終りか判らぬ』

問『今日は』

答『今はね……（考へて）……七月だよ』（正）

問『七月の何日か』

答『今日は……何日だよ……あー……今日は九日だ』

問『どーして九日といふことを知つて居るか』

答『明日は何かを買ふ日だから』（正、囚人ノ定期購買日）

問『此處はとこか』
答『もー知つて居る言はずとも判つて居るよ……可笑もの……此處は監獄さ』
問『何處の監獄か』
答『……○○の……』
問『此處は何區か』
答『彼處の字を書く所……筆記所に行けば判るよ……其處に書いてあるよ』
問『何と書てあるか』
答『何と書てあるか知らぬ其處へ行けば判る』
問『なせ此處へ來たか』
（笑ツテ答ヘス）
問『遊びに來たのか』
答『あー』
（監獄ニ遊ビニ來ル者カアルモノカトイヘバ應答セスシテ明日カ明後日ニハ判事サンノ處ヘ行クヨト言フ）
問『いつ歸るのだ』
答『家に歸るには雲に乘つて行く其時には劍と繩とか用る』

問『何といふ處か』

（……遂ニ答ヘズ）

問『どーして監獄へ來たのか』

答『喧嘩したから……虎（？）を切つたからだ喧嘩をしたら此處へ連れて來てさーして家へ歸へしてやるといつた』

問『誰と喧嘩をしたのか』

答『古きことだ古いことだからもーよし――おばけと喧嘩をした……（而シテ自分ノ著シ居ル「シャツ」ヲ示シ）之を看守さんに貰つた』（トイヒテ談話ヲ他ニ轉セントス重ネテ誰ト喧嘩ヲセシカト問フモ笑ツテ答ヘズ）

問『忘れたかえ』

答『何に忘れるものか』

問『忘れぼいか』

答『何に忘れぽくあるものか……海で喧嘩をしたことがあるよ其人は居なくなつてしまつた』

問『喧嘩の相手は誰かごまかしてはいかぬ、早くお言ひ』

答『喧嘩はしないよ昨日皆なか御前は此處へ隱居するのだといつたよ女の人と喧嘩し

た御母さんだつて此間は……云つたよ』

問『(傍ニアル醫員ヲ指シテ)此人は誰人だい』

答『居る人だよ』

問『(看守ヲ指シテ)此人は』

答『朝起ると……何とかで夜があけたといふ人だよ』

問『何をする人だい』

答『せんは先生であつた、もーすつかり判らなくなつた、あすこ(室ノ一方ヲ指シ)にて皆なが先生といふよ』

問『讀書か出來るか』

答『出來るよ手紙を書く時は下手になるよ』

問『廿五錢へ五十八錢をたせば幾何になるか』

答『一圓だよ御札かあるよ書物に御札かあり御前にやるよと書イテあつた今日は面白くないよ』

汝ノ姓名ヲ書テ見ヨトテ紙ト筆トヲ與フレバ被告ハ筆ヲ示指ト中指トノ間ニ一種異樣ニ挾ミ頻回筆ニ墨ヲ附ケ又ハ筆ヲ口ニ致シテ容易ニ筆ヲ下サス『何か無くては駄目たようまいよ、何かなくては駄目たよ何か敎へておくれ』トイフ『お前の名をお書きよ○下に居る時に習つたろー』ト言ヒバ『なに習ふものか敎へてやつたのだよ』ト云フ。漸ク『お團子を書いて見せよー』ト言ヒテ紙上ニ不正圓ヲ畫ケリ其際一手ニテ畫ク處ヲ隱シ人ニ書クノ狀ヲ見セシメザラントス『いろはを書て御覽』トイヘバ「八」ヲ書シ『是はこしらえた字』ナリト言フ『字も書けず算盤も出來ずそして質屋となれるものか』トイヘバ『先程算盤か出來たではないか』トイヒ又自ラ書シタル文字ヲ指シ『此字は何といふ字か敎へてやろう』トイフ

傍人ハ被告ハ舞踏ガ巧ミナリト言ヘルヲ以テ踊レヨト命スルニ尻ヲマクリ『なくなるといけない』ト言ヒツヽ穿チ居タル草履ヲ脫シ之ヲ揃ヘテ懷中ニ入レ腰掛(留椅子)ヲバ恰モ絃妓ノ大鼓ヲ持ツカ如クニ持チテ左肩ニ載セ體ヲ動搖シ拳ニテ打チ將ニ踊ラントスルノ狀ヲ爲セトモ容易ニ踊ラス何カ早ク踊レト促セバ『梅ケ枝の外何も知らぬ』トイフ梅ケ枝ノ踊ヲ踊レヨトイヘハ一二言之ヲ歌フノミニテ終ニ踊ラス診察終リ將ニ室ヲ辭シ去ラントスルノ時被告ハ曩ニ草履ヲ懷中セシコトヲ旣ニ忘レテ頻リニ室內ヲ探索ス(傍人ノ言ニヨレハ常ニ然リトイフ)

精神運動方面ノ症狀トシテハ反響言語、反響擧動アリかたれぷしハナシ反響言語トハ醫師ガ患者ニ臨ミテ單語等ヲ高唱スレハ患者ハ直ニ響ノ音ニ應シテ同一單語ヲ繰返ヘスヲ云ヒ反響擧動トハ同樣ノ症狀ニテ擧動ニ現ハルヽヲ云フ

猶一ノ奇異ナル徵候ハ被告ニ對シ眼前ニ諸物品ヲ提出スルトキノ被告ノ應答ナリ即チ左ニ列記スル所ヲ以テ之ヲ知ルヘシ

筆　被告『今書いたぺんだ』

鉛筆　被告『是はぺんだ』

墨　被告『(少シク考ヘテ)敎へてお呉れよ』

紙　被告『是は鹿だ』

時計　被告『此間誰かが見せだよ(胸ニ掛ケル眞似ヲナス)是は知てる是は是は(龍頭ヲ弄ス)是は家にもある是はこーやると廻はる(龍頭ヲ廻ハス)是は言はなくつたつて分てる是はね金時計

鍵　被告『是は手錠を開ける物だ』

巻烟草　被告『是はねぱいぷぱいぷじやないそれはね。それはね。烟草だ』

烟草盆　被告『是は火を入れるものだが、もーだめだ、火がない』

枕　被告『是はね寐る時にこーするんだ(枕スル眞似ヲナス)是は分らないよ』

帽子　被告『是は帽』

五十錢銀貨　被告『是は胸に掛けるんだ』

五錢白銅貨　被告『先に是で菓子を買つたよ』

一錢銅貨　被告『それはせんでぜにともいふ』

石鹸　被告『羊羹を見たよーだ湯に行けば貰えるよ』

マッチ　被告『（燧火ス眞似ヲナシテ）これだ』
（火ヲ點ゼヨト命ズレハ擦過シテ發火セシム）
問『時刻ハ』（午前十時十分）
答『今は八時だおまんまを先つき食べた許りだ』
問『此處は何所だへ』（醫務所）
答『是は家《ウチ》の中だ（彼處牢舍ヲ指シ）向ふは坐つてる所た是れは離れてるか矢張家《ウチ》だ』
問『年齡は幾何だ』
答『二十一だ』
問『何か時々見ゐるか』
答『神樣か見える』
之ニ何ノ神ナルヤヲ問フモ語ル能ハス唯手眞似ヲ以テ背後ニ火燄ノ騰起シ左右ニ劍ト繩トヲ手ニスル狀ヲ示セリ
此ノ症狀ハ即チ腦髓ノ一定ノ疾患ニ發スル所謂失語ニ類スルモノニシテ健忘性失語又場合ニヨリテハ錯語症ニ類スルヲ見殊ニ被告ガ手眞似ヲ以テ正ク問題ニ應スル對答ヲナスニヨリテ益然アルヲ覺ユルナリ
頭顱ヲ檢スルニ顳骨ハ著シク左右ニ突出シ爲ニ顏形ハ丸ク角張リタリ

周圍	五一・五	耳前頭圍	三二・〇
耳後頭圍	二一・二	耳顱頂圍	三二・〇
耳下體圍	二八・〇	前後徑	一八・〇
左右徑	一五・〇	鼻根後頭圍	三五・三
耳孔徑	一三・五	前後顴骨突起徑	一〇・五
耳孔鼻棘徑	一二・〇	耳高	一二・〇

體溫呼吸脈搏等ハ之ヲ檢査スルニ異常ヲ認メス胸腹ノ諸臟器モ又之ニ同シ顔面神經ニ異常ナク瞳孔ニモ異常ナシ被告ハ時々齘齒ス言語障礙ナシ手及ヒ指振顫シ四肢少シク厥冷シ時トシテちあのーぜヲ呈ス皮膚紋畫症(赤色)アリ胸筋ノ器械的刺衝性亢進シ膝蓋腱反射少シク亢進ス

以上ノ精神症狀及ヒ身體症狀ニヨレハ被告カ目下精神病ニ罹リ居ルハ明白ニシテ其症狀ノ系統的ニ具備スル所決シテ擬似佯作スルモノニアラサルハ毫モ疑ヲ容レス其病ノ何種ナルヤヲ問ハバ其ガ早發癡狂ト稱スル疾病ナリト答フルニ又躑躅スルヲ要セザルナリ被告カ指南力知覺力等ノ智能界ニ障礙少ナキ割合ニ其感情其意思及ヒ聯想構思上ニ於ケル異常等ハ其症狀中ノ尤モ較著ナルモノニシテ反響言語反響擧動失語類似症等モ然カリ

第六節　總括

以上五段ニ分チテ陳述セル所ヲ總括シテ之ヲ論ズルニ被告ガ目下精神病ニ罹リ居リテ知覺精神喪失ノ

狀況ニアリ是非ノ辨別ナキハ明ラカナリ何トナレバ被告ノ推理力構思力ハ著シク障礙ヲ蒙リ居ルコト前記問答ヲ見ルモ大凡推察スルヲ得ベク其狀態ハ非專門家ノ判斷ニ任スレハ恐ラク『錯亂トカ』『取リ留マラヌ』ト指稱スベキ程ノモノナレハ是非ノ辨別ナキ位ニ止マラズ其諾否サヘモ本心ヨリ出テタルモノナリヤ如何ヲ知ルベカラザレハナリ

又入監後ニ於テハ五月廿五日ヨリ稍異常ヲ呈シタルカ如キモ少ナクモ六月十七日以後ニ於テハ監獄醫ノ診視アリテ其症狀ハ爾後現在マテ持續スト云ヒ且其記載ハ余カ診査ノ要領ト略相一致スルカ故ニ其時以來被告ハ現在ト同一ノ精神狀況ニ在リタリト看做スベシ

然ルニ被告ハ犯罪當時及ビ其直後即チ本年三月ニ於テハ既ニ第三節ニ於テ反覆シテ精細ニ論シタルカ如クニシテ其言語擧動ニ關シテ甚キ錯亂轉倒ヲ呈セス其知覺精神ハ明瞭ニシテ意識作用記憶作用等ハ少ナクモ著キ病的侵害ヲ被ムリ居ラサル如ク又之ト同樣ニ裁判調書ニ基キテ余ノ判斷スル所ニヨレハ四月五月ノ頃ニモ其知覺精神ノ明亮ニシテ犯罪當時ト同樣ノ狀態ニ在リタルカ如シ但シ五月二十三日第一回公判後ニ於テ盲暴ニシテ無意味ナル自殺企圖ヲ敢テセントシタルカ如キハ被告ノ精神狀況ノ失常ナキヤヲ疑ハシム

要スルニ被告ノ精神狀態ハ恐ラクハ五月二十五日頃又ハ其前ヨリ次第ニ變化シ來リ六月中旬以降ニ至リ明ラカナル現在ノ狀態ニ移化シタルモノナルガ如シ然ラハ即チ犯罪當時及ヒ其後暫時被告ノ精神狀態ガ健全ニアリシヤ如何ト云フニ是レ余カ甚タ答辯ニ苦ム所ナリトス何トナレハ余ハ遂ニ之ニ關シテ

明確ナル參考材料ヲ有セサレバナリ

抑前記ノ如キ知覺精神ノ明瞭ナルヿ記憶作用推理作用ノ尋常ナルコト等ハ是レ程度ノ問題ニシテ明瞭ナルカ如キモ全然明瞭ナラス尋常ナルカ如キモ全然尋常ト云フベカラザルコトアリ專門家ノ異常ヲ發見スル場合ニ於テモ非專門家ニハ更ニ之ヲ發見シ得サルコトアルヘキハ理ノ見易キヿナリトス然カノミナラス精神知覺果シテ明瞭ニ記憶力推理力等略具備スルト雖モ是ヲ以テ一概ニ其人ハ精神健全ナリトハ斷言スベキモノニアラス世人ハ精神病換言スレバ癲狂者ハ躁暴ニアラサレハ悲泣シ無我夢中ニアラサレバ言談取留マラヌモノト考フルモ是レ大ナル謬見ニシテ精神病ノ種々雜多ナル躁グモアリ閉グモアリ夢中ナルモアレバ何事モヨク辨ヘテ思慮應對常ノ如ク穩和靜肅ニシテ而モ其知覺精神ノ根本ヨリ顚倒セルモノアリ又或ハ或事物ニ對シテハ是非ノ辨別アリナガラ一定ノ事物ニ對シテハ是非ヲ適當ニ判斷スル能ハザルモノアリ故ニ單ニ記憶ヨリ事實ノ陳述前後ヲ失ハズトスルモ其人ノ精神作用ハ一般ニ健全ナルベシトハ推論スル能ハス場合ニヨリテハ此ノ如キ人コソ却テ著シク精神ノ變調シ居ルコトアルモノナリ

今此被告本人ノ罹レル早發癡狂ハ前ニモ述ベシ如ク指南力知覺力等ノ障礙ナキニ感情ノ鈍麻著明ヲ特徵トスルモノニシテ殊ニ此ノ病症ニハ病勢ノ消長少ナカラズシテ其輕キ時ニ於テハ一見尋常人ト甚相近キモノナリ犯罪當時ニ於テ被告ノ精神狀況ニ關シテ疑ハシキハ被告ガ從來我儘勝手ナル外主人ノ家族ト全ク平和ノ常況ニ在リナカラ些少ナル原因ヨリ憤激ノ情堪ヘ難クナリテ忽チ方向違ノ母親ヲ殺害

スルニ至リタルヿ又法廷ニ於テ母ヲ殺害スルニ至リタル經過及ヒ事實ハ詳細ニ陳述スルニ關ラス毫モ主人ニ對シ又母親ニ對スル尊敬重愛又ハ悲嘆悔悟等ノ感情ノ發揚ヲ見サルヿニシテ被告カ感情界ニ於テ一面激發シ易キニモ關ラズ一面又甚鈍麻セルヲ推理セシム

且又被告ハ近年自恣ノ度ヲ加ヘ一昨年來刺戟性忿怒性トナリ且談話スルニ切口上ニ節ヲ付テ氣取ル樣ニナリ行クニ肩ヲ聳カシ兩手ヲ突張リ近邊ノ者モ笑ヒ居ルト云ヒ又慢心ノ樣子アリ人ニ對シテ傲慢不遜ニシテ自カラ見世ノ且那ト稱シ相庄ノ白鼠ト稱シ外出スルニ頭ヲ下ケヌモノハナイト稱シ或ハ土藏ニ入リテ刀ヲ弄シ然カノミナラス擧動不安ニシテ落付カズ時ニ相當ノ理由ナクシテ卒然外出シ又ハ濫リニ激發スルヿアリ性質又遽ニ殘忍トナリ鼠蛇ヲ慘殺スルヿアリ被告ノ性質ガ近年ニ至リ著シク變化シ從ツテ其結果トシテ異樣ノ擧動モアリシコト明カナリ

是等ノ病狀ニ關シテ余ノ意見ハ如何ト云フニ抑早發痴狂ハ青年者ニ發スルヿ多キ精神病ニシテ破爪時ト共ニ精神發育ノ尋常經過ヲ失シ其症狀躁狂又ハ欝狂ニ類スルヿアリ特ニ感情ノ刺戟性ナルヿ劇變スルヿ思想固定セヌヿ言語擧動ノ奇態異樣ニシテ不定不明ノ妄想アル等ヲ以テ其兆徵トスルモノナレハ被告ガ犯罪前ノ諸徵候ハ非醫者ノ看察ナルニモ關ラス吾人ヲシテ此病症ニハアラズヤノ觀想ヲ起サシムルモノナリ若シ此等症狀ニシテ孤立シテ犯罪前ノミニ存スルモノナラシメバ未タ診斷上ノ價値ヲナスヿ少ナケレバ吾人ハ現在症狀ニヨリテ被告ガ目下明カニ早發痴狂ニ罹レルヲ知レルガ故ニ其ト數月ヲ隔テタル前時ノ症狀ヲモ亦早發痴狂ノ病狀ナリト推測シテ甚ク失當ナラスト信ズ若シ果シテコレ迄

ニ推測スルヲ過度ノ憶測ナリトスルモ被告ノ現病ガ犯罪前少ナクモ已ニ發育中ニアリシヿハ何人モ最早疑ハザルナルベシ

若シ何人ト雖モ余カ此推定ヲ以テ不當ナリト思惟セサル以上ハ又必ズシモ被告ガ犯罪當時ノ精神狀態ヲバ一モ二モナク健全常人ノ如キモノトナスヿナカランカ然レモ亦被告本人カ犯罪當時知覺精神ノ喪失ニヨリテ是非ノ辨別ヲ缺キタルノ程度迄精神ニ異常ヲ起シ居タルヤ否ヤハ是レ亦實ニ余ノ容易ニ解答シ能ハザル所ナリ

第七節　診斷ノ主文

余ハ遂ニ遺憾ナガラ此問題ニ對シテハ左ノ如クニ結論スルヲ以テ滿足セザルヲ得ス

被告○田○○藏ガ明治三十七年三月十八日其實母○だヲ殺害シタル當時彼ハ恐ラク精神病ニ罹リ居リテ知覺精神ノ喪失狀況ニアリ是非ノ辨別ナカリシナラン若シ假リニ果シテ然ラズトスルモ其精神障礙ハ既ニ數年前ヨリ其狀態ヲ失ハントシ或ハ既ニ失ヒツヽアリシモノト認ムベク其異常ハ是非ノ辨別ヲ無クスル迄ノ程度ニアリシモノナルヤ如何ハ之ヲ確言スルヿ能ハザルモ余ノ信スル所ニヨレハ之ヲ其程度迄ニアラズト認ムルヨリハ之ニ反スル認定ヲナスヿ妥當ナリ

東京市本郷區西片町十番地に二十七號

明治三十七年九月二十日

醫學博士　吳　秀　三　㊞

右被告ハ明治三十七年　月　日無期徒刑ノ判決言渡アリ依テ上訴ナシタルモ取下ケテ服罪セリ

第十四例　謀殺被告人○藤○代精神狀態鑑定書

明治三十七年四月九日○區○○○町○○○○番地戸主○藤○松母○代○警察署ニ出頭シ實子○藤○代明治二十年五月八日生ガ數日前一子ヲ分娩シ之ヲ附近ノ井戸ニ投シ殺害シタルコトヲ屆出テタリ

右○藤○代ナルモノハ明治三十六年四月十七日○○區○○○町○○番地○誥○吉ノ媒酌ニテ○○郡○○村大字○○橋附近番地不明莫大小職○澤○助ニ緣付キタルガ同人ハ懶惰貧困且前科アルモノニシテ○代カ結婚後モ夜間友人ヲ訪問スルト稱シテハ連リニ外出シ又ハ毎日麥酒會社ニ出勤スト云ヒナカラ給金ヲ持還ラズ○代ハ已ムナク母○代ヨリ米薪小遣金ノ仕送ヲ受ケ居リタル程ナリ、又○助ハ一度某莫大小工場ニテ莫大小ヲ竊ミ取リ呵責放還セラレタルコトアリ行末モ到底同棲ノ見込ナキヨリ○代ハ母及ビ姉ニ相談セント同年七月十七日姉ノ夫○○區○町○○丁目居住○野○吉方ニ赴キ一泊シテ歸宅セシニ○助ハ其家ヲ逃走シテ行衞不明トナリ媒酌人タル○誥○吉ニ交涉セントセシニ同人モ姿ヲ隱シタレバ已ムコトヲ得ス兄〇藤〇松方ニ寄食シ一、二ヶ月ヲ過ゴス内ニ其身懐胎セルコトヲ覺リタリ(四月九日〇警察署警部〇村〇〇六檢證調書及ヒ五月十九日同警部被告人聽取書)又或時ハ夫〇助ガ某麵麭店ニテ窃盜ヲ働キ監獄ニ入リシト傳聞シ盜賊ノ子ガ生ルヽカト且ハ愧チ且ハ憂ヒ又到底子供ノ始末ハ六ヶ敷事ト見込ミ獨リ自カラ苦勞シ居リ憂思煩惱セシガ母ノ言ニヨレハ傍告ハ平素内氣ニモアリ傍母ハ〇代ノ懐胎後ハ種々之ヲ慰メ居リタリシガ明治三十七年三月頃ヨリぼんやりシ少シク氣拔ノ如ク心配スルナト云ヘバ唯泣ク許デ氣ガ狂ツテイカヌト思ヒ家内中デ心配シテ慰メ毎夜十二時迄ハ起キテ居タリ(豫審廷ニ於ケル被告ノ母ニ對スル調書)然ルニ四月六日午前二時〇代ハ住居ノ裏口ヨリ忍ヒ出テ一丁許リ隔タリタル畑中ノ廢井ニ身ヲ投ケント赴キシニ途中俄ニ產氣ヲ催シ畑中ニテ分娩セリ依テ繦絆ト前掛トニ裹ミ井戸ニ投ケ込ミ自分モ續テ入水セントセシガ不圖死ヌコトヲ思止マリ家人ノ起キ出テヌ間ニ窃ニ家ニ歸リ爾後其事ヲ隱シ居タリ母ハ〇代カ其後臥牀セルヲ見シモ體ノ工合惡キ爲トセシカ何トナク擧動異ムベキニヨリ追々嚴シク尋問シテ四月九日ニ至リ〇代ハ遂ニ生兒ヲ殺シタルヲ語ルニ至レリ(〇村警部檢證調書)被告ガ赤子ヲ投ケシト云フ井戸ハ〇〇町二十六番地ノ畑中ニアリ周圍ニ桑樹ヲ植エテ掩ヒ隱サレタル水深二丈五尺ノモノナリ〇村警部ハ兒屍(男子)ヲ引キ上ケタル後〇〇地方裁判所〇添檢事ノ許可ヲ得テ之ヲ〇〇帝〇大〇醫〇大〇法〇學〇室ニ託シテ剖檢且鑑定スルコトヲ求メ(〇村警部檢證調書)タルニ其鑑定人トナリシ〇島〇二、〇永〇而ハ『本兒ハ成熟兒ニシテ出生後充分呼吸ヲ營ミタルモ窒息ノ爲ニ死亡シ其窒息ハ疾病ニ基因セサルコト明カナレ氏如何ナル人工方ニ由來セシヤハ不明ナリ』トノ鑑定ヲ與ヘタリ（鑑定書）以上ハ被告○藤○代カ殺兒事件ノ大略ナルガ明治三十七年六月六日○○地方裁判所豫審判事○恒○郎ハ右事件ニ付左ノ事項ノ鑑定ヲ余ニ命シタリ

一、○藤○代ノ精神狀態殊ニ明治三十七年四月六日午前二時頃自己ノ分娩セシ嬰兒ヲ殺害セシ當時知覺精神ヲ喪失シ居タルヤ否ヤヲ明カニスルコト

余ハ之ニ由リテ被告ヲ收容セル○○監獄ニ就キ又被告自身ヲ○○府○○病院ニ召致シ數回被告ノ精神身體ヲ診査シタリ今其概要ヲ列記スレハ左ノ如シ

第一　既往症

先ヅ被告人ノ血統ハ如何ナリヤ之ヲ尋究スルニ被告ノ父ハ五十三歳肺病（？）ニテ死セシガ平生酒客ニテ毎日二合ヲ常飮セリ母ハ五十六歳ニテ今健存シ持病ナシ父ノ系統ニ於テ父ノ弟一人ハ若キ時急ニ差込ミ死亡シ一人（○藤○藏）ハ發狂シ三十三歳ノ𪜈死セリ此發狂セシ弟ハ他家ヨリ子トシ養ヒシモノニシテ只祖母ノ乳ニテ育テラレタリ父方祖父（○藤○次郎）ハ七十七歳ノ𪜈發狂ニテ死シ兄弟ナク祖母ハ六十五歳ノ𪜈腸胃病ニテ死シ弟一人ハはやうち肩ニテ死ス母ノ系統ニ於テ母ノ異母兄一人同母兄弟六人アリ異母兄ハ遠ク離レ住ヰ四十餘歳ニテ死セリ他ノ兄姉各一人ハ健存シ弟一人ハ疱瘡ニテ死シ妹一人ハ四十七歳ノ𪜈腹膜炎ニテ一人ハ產後ニテ死亡シ又一人ハ目下生存スルモ肋膜炎ニ悩ム母方祖父ハ七十七、八歳ノ𪜈老衰〆死シ其兄弟十三人アリシカ皆夭死シ母方祖母ハ臟躁性ニテ五十一歳ノ𪜈死シ

其兄弟三四人アリシモ皆死因不明ナリ被告本人ノ兄弟ニ付キテハ兄二人姉二人妹一人ハ健存シ姉ノ一人ハ（〇藤〇イ）二十九歳ノ𪜈産後發狂セリ（六月六日豫審廷ニ於テ余ニ對スル被告ノ母ノ陳述）之ヲ約メテ言ヘハ被告人ノ血統ニハ精神病ヲ出セシコトアリ姉ノ一人ハ産後發狂セシガ父方祖父及ヒ父ノ弟モ發狂セリ

本人自身ノ既往ニ關シテハ被告ガ最幼時母ノ泌乳ノ不足ナリシ爲カ羸弱ニシテ四歳ノ𪜈ニ漸ク立ツコトヲ得種痘痲疹ヲ經過シ七歳ノ時熱病ニ罹リ全治後百日咳ニ罹リ醫治ニヨリ全癒セシモ（〇地〇監獄醫記）十五歳マテハ殆ント絶間ナク病ミ居タリ（〇判事ノ被告ノ母ノ調書）本人ハ又九歳ノ頃目ヲ病ミ物ヲ視ル能ハザリシヿアルヲ告グルモ母ハ之ヲ告ゲズ月華ハ十五歳ノ秋ヨリ初メテ來潮シ其後時々滯止セシコトアリ其持續ハ毎回三日間許ニシテ經行ニ苦痛ナシ（被告ノ陳述）明治三十六年四月十七日結婚シ七月十五日最終ノ月經アリ（母ノ陳述）三十七年四月六日成熟一男子ヲ分娩ス母ノ言ニヨレハ被告ハ三月二十日頃ヨリ精神變調シ『ボンヤリ』トシテ坐リキリ又ハ立タ儘ニテ何カ話シ掛クレバ泣キ出スタメ家内中忙カシキ時モ更ニ心ニ掛ケス之ヲ助ケントモセス二十八九日頃ヨリハ精神變調愈甚クナリ月日サヘ分ラヌ位トナリ何カ云ヒ掛クレバ『氣がくしや〱』スルニヤ獨リ忽チ泣キ出テヽモ他人ニ悲ヲ訴ヘルヿ更ニナク茫然トシテ唯坐リ又ハ佇ミ居リテ用ヲ言ヒ付ケレハ唯々ト云フモ氣拔セシ如ク忘レタルカノ如ク立ツタラ立ツタ切リテ其用ヲナサズ時々『ちよいと用かある』ト云ヒテハフラリト外出ス（余ニ對スル母ノ陳述）サレド普通ノ用事ノ分ラヌ樣ニマテボンヤリセシコトハナシ母ガ言ヒ付ケテ

子供ノ著物ヲ拵ヘ居タリ（母ニ對スル調書）三月末迄ハ子供ノヿ又夫ノヿナト云ヒテ母ト共ニ話セシコトハアルモ其後ハ語リ出テス只泣クノミ夜分ハ家人ガ皆起キテ番ヲナセリ三月末ヨリ水氣出テ四月二日ヨリ水氣ノ爲メ臥牀セリ食事ハ不定ニテ或時ハ多食シ或時ハ少食シ又或ハ絶食セリ睡眠ハ十分ニシテ大抵午後九時ヨリ午前五時迄眠リタリ便通モ尋常ナリキ（六月六日母ノ余ニ對スル陳述）

本人ハ妊娠後産前ノ自己ノ狀態ニ關シテ陳述スラク

『（夫に）別れてからそれつきり月のものはなし、媒人の親へそう言つたんてす。もうね私は二度と亭主は持たない氣で其子を育てゝ世話になるつもりでした。それでも殘念で〳〵そればつかり思つて居りました。他の考へなしに殘念だとばかり思つて居りました煙草屋へ行つて卷煙草の仕事をして居ながら殘念でたまらない口惜しくなると仕事だか何だが譯が分らなくなる。それからよして宅に居たんです』

『矢張宅に居てもくやしいと思ふと氣がうか〳〵つとして來るんです、もしや〳〵となつて來るんです（胸ヲ押ヘテ）何か物か上つて來る樣な氣かすると頭かぼんとなつて人のいふ事も聞えなけや覺えもない妹は何もしないに酷い目に遇はしたんです後で可憐そうなことをしたと思ひました湯呑だの何だの投り付けたんです』

『それでもつて寢ても起ても口惜しいことを思出すと獨りて起きて考へ出して何故こんなに起きてるんだらろと思ましてね又時々には心細くなりましてね夜になると其樣でねられません』

之ヲ一括スレハ被告人ガ産前ノ精神狀況ハ抑鬱性昏迷性ニシテ且刺戟性ニテアリシカ如シ

明治三十七年五月二十三日○○監獄ニ入監セリ體格中等榮養中等ナルモ皮膚ハ枯燥シ手指振顫ロベルトソン氏症候及ビ歩行時共同運動障碍アリ又左前膊後側兩下腿ニ知覺障害アリ頭骨ヲ前方ニ屈シ稍憂鬱ノ狀アリ入監ノ理由ヲ尋ヌルモ初メハ應セス反問度々スレバ漸次應答シ終ニハ自身ノ悲境ヲ進ンテ訴フルモノヽ如シ（○○醫○地○康○記）其症狀ハ監獄醫ニヨリテ歇斯帝里ナリト診斷セラレタリ（○地○○○醫診斷書）又入監ノ頃ハ家ニ歸ランコトヲ切望シテ絶エス垂泣シ五六日後ハ泣クコトヲ止メシカ碌々食事ヲセス精神症狀ヲ認メズ（○○醫○山○次郎語）

第二　現在證

（甲）　精神症狀

本人ガ目下ノ精神狀態ヲ診査スルニ彼ハ月日指南ナク又周圍ニ對スル指南ヲモ十分ニ有セズ七月七日診査ノ時今ハ五月三日ナリト云ヒ余ガ七月七日ナリト云ヒ聞カセシニ對シ『こんな寒いのに七月と云ふことはない』ト訴り『寒くはない暑いのだ傍の人は扇子を使ふて居るではないかお前は單衣を着てるではないか』ト詰リタルニ『袷を着て居たのだが單衣を著ろと云はれたから著て來のです』ト云ヒタルナド月日モ誤マリ又寒暑ノ差別ヲ辨ヘザルガ如シ場所ノ指南力モ薄弱ニシテ久ク居リシ所ノ何處ナルヤハ辨知スルモ初メテ臨ミタル場所ノ如キハ確カニ之ヲ判知スル能ハス又知ラズシテモ平氣ニテ傍ノ人ニ問ヒ質サントモセス

注意力ハ散亂ニシテ周圍ノ事物ニ對シテ茫然タリ何物カアレハ一寸目ヲ之ニ向ケ輕ク之ヲ批評スルモ其印象ハ十分ニ記銘サレスシテ直ニ又注意圏外ニ去ル

記憶モ亦之ニ從ヒテ茫莫ニシテ一旦逢遇セシ人又ハ物モ再三注意ヲ促スニアラザルヨリハ再知スルコト能ハス彼ガ前生活ニ關シテハ結婚前後ノコトモ善ク記憶シ順序ヲ立テ、略正ク陳述スルコトヲ得彼ガ結婚後亭主ノ擧動ヲ異ミ其盗人ニアラザルヤヲ疑ヒ初メ後兄ノ家ニ引取ラレシ迄ノ事柄ヲモ逐一物語ルコトヲ得然レ𪜈分娩前後ノコトニ關シテハ追想ノ力甚缺亡シ被告本人ハ唯曖昧ニ之ヲ記憶スルノミナリ今之ヲ明カニ示サンカ爲メ余ト本人トノ問答ヲ掲ゲンニ被告本人ハ余カ彼ニ對シ生兒ヲ井戸ニ投ケ棄テ殺シタルヿヲ問ヒタルニ答ヘテ

『はつきり日は存じません』ト云ヒ

暫ク答ヘズ『ちよくり思出せませんから』トテ深ク考ヘ込ム

問『大凡いつ頃だえ』

答『四月か五月でしたらう』

問『その時どうして棄てたんだ』

答『それも覺えてる所もあればない所もある、赤ン坊とは少つとも氣がつきません、自分で死なうと思つて前に通つた道を通りましたが其時手水しやうと思つたんです、其時に出たんでせう自分の着てる寢衣はじやまと思ひまして何だかぶよぶよしたも

のが出たからそれで包んで井戸へ棄てたんです赤坊と思つたら棄てやしません』

問『其時方々よごれたらう』

答『自分じや汚れたか如何だか氣がつきませんでした』

問『どうして監獄へ來たんだ』

答『やつぱり私が惡い事を致しまして』（泣く）

問『どうしてこゝへ來たの』

答『愛宕下へ行くんだつておつ母さん伴れて來て其處から此處へこんな處へ……』

問『どうして愛宕下へ行たの』

答『おつ母さんにつかまつて歩いて行つたんです、警部さんが家へお出でになつて色々お聞きになつたんです』

問『いつ？』

答『私が惡くてねて居つた頃です』

問『こゝへ來たのはいつだえ』

答『何日でございましたがもう十日か十五日になるだらうと思ひます』

問『此間裁判所へ行つたのは何日頃だえ』

答『もう忘れて了ふ程立つてよ何でも十日か二十位立つてませう』

計算能力其他學校習得ノ智識ニ關シテハ凡ソ尋常可然ノ程度ニアリ

判斷ノ力ハ大ニ薄ラキ監獄ニアルヲモ氣ニ掛ケス平然タリ自己ノ犯罪ニ關シテ深ク其結果其影響ニ考ヘ至ラス重ク自カラ責メ又ハ自カラ悔イルノ狀況ナシ七月八日診察ノ際ナトニハ本人ハ獨リシテ卒然語リ出テ、『昨日御祭か在つて面白かつか提燈がどつさりついて居た(大山元帥出發ニ付キ市中之ヲ祝セリ)其面白い處を通行して御醫者樣に行つた(〇〇府〇〇病院ニ來レリ)また行きたい』ト言ヒテ椅子ヲ離レントス依テ此處ヲ出ルコトハ出來ヌト言ヘバ『出られるとも』ト答ヘ此衣服(淺黃未決囚衣)ヲ著テ居テハ出ルコト叶ハズト言ヘバ『赤き衣服でないから差支ない出られるとも』ト答ヘタリ

思想ノ進行ハ稍遲滯スルモ其他ノ異常ヲ認メズ妄想ノ存在ヲ認メズ唯周圍ノ事物ヲバ多少自身ニ牽附ケ考フルコトアリ診察中本人ハ『今朝人が自分を指してあれは死刑だと言つた、自分は殺して貰はずとも、獨りで死ぬ事か出來る』云々ト話ス

問『何處で何人が斯く言ひしか』

答『直き彼處で指して斯く言ひたり』

問『汝ではなく他の人を指して言つたのではないか』

答『否、自分を指して言ひたり』

妄覺ハ入監以來時々之アリシ如ク本人ハ告ゲテ曰ク

『お蔭樣で大變よくなりました足と頭が。足がまた引張れます、頭もいゝ時と惡い時とありま

す色々な音がしまして心地が變になつて來るんです、色々な音がするんです、カアーンといふのもなればチーンといふのもあればワァワァワァと鳴るのもあるんです』

問『人の聲は』

答『此節しません、先にはしましたけれど前にはねかゝると誰か來たやうな氣かしました煎餅がいくつも來て弱つちまつた大きいのや小さいのが人の頭の上に一杯に乘つて推のけても／＼乘つて來て媒人みたいに人をいぢめた、おつかない顏して煎餅が來るんです』

問『煎餅が來たのは何時頃だえ』

答『監獄へ來てから』

問『外には何事もなかつたかね』

答『恐ろしい蛇か來た事もある大きな目で丸い鱗かある大きな蛇だつた』

『又晩になると火事になつてぱつとするから急に起きて見ると火は少しきない』

『或はあたりが赤くなり衣物か燃えてると思ひ起るなともあつた』

問『お前さんの家ぢやどうだつたね』

答『隣の子供が來ていろいんな事をいつて』

問『いくつ位の小供』

答『八ッか九ッ位』（是ハ事實ナルベシ）

意識ハ清明ノ度ヲ缺キ茫然トシテ自失スルノ狀アリ外界ノ認識不全ニシテ且記銘力薄キ爲ニヤ余ガ『誰か面會に來りしか、母は面會に來らざるか』ト問ヒタル片被告ハ『母は死でしまつた』ト答ヘ『僞るな』ト言ヘバ『僞ではない母は自分の九歳の時に死でしまつた』ト答ヘ反覆尋問ノ後漸ク氣ガ付キテ『否な死だのは父であつた、母は生きて居る自分は母か死なぬ樣に祈つて居るのだそれ故につい間違へた』ト答ヘタリ

本人ハ感情柔脆ニシテ溫容人ニ接シ大抵微笑シツヽアル中又卒然啼泣又ハ恚怒ス槪シテ其思想ヲ結婚當時又其以後ノ不幸ニ囘ハストキ落淚シ又ハ怨嗟痛恨ノ言ヲ漏ラス『媒人に騙されたのです私が姉さんの所へ相談に行つてるうちに私の著物やなんか媒人と亭主と二人いゝやうにして了つたのです』ト云ヒ或ハ『看護の人が言ふことを聽いて呉れぬのがじれつたくつてにくらしくつて堪まらぬ』トテ右側乳坐ノ上緣ニ於テ皮膚ヲ搔ムシルニ至レリ又〇〇府〇〇病院ニ來リテ癲狂院ナリト聞クヤ其瞬時前マテ去就人ニ任セテ平氣ナリシ本人カ卒然身ヲ起シ叫聲ヲ發シテ『狂ぢやないいやだ』トテ傍人ヲ推退ケ去ラントセシガ人ノ制シ止ムレバ又忽ニ靜ニ返ヘリタリ又足痕檢査ノ際患者ハ前進ノ半途ニ於テ突然『足をこんなに汚して步めくと言ふ、にくらしい』ト言ヒ、怒リ且泣キテ、前進ヲ中止セントセリ、然レ𪜈右ノ如ク時々激怒スルニモ關ラス感情ノ長續スルヿナク忽又靜止シ又其意思モ外人ニヨリテ容易ニ影響ヲ受ケテ變化ス反響言語反響擧動かたれぷしー等ナシ

本人ガ擧動中異ムヘキハ兩腋毛ヲ牽キ切リシコトニシテ本人ハ之ヲ『理由はないよ』ト說明ス又糞中ニ長キ木綿絲ヲ入レタルモ亦本人ノ擧止ガ尋常範圍外ナルヲ證スベキカ又本人ハ通常東京語ヲ用フルモ時トシテハ人ト談話又ハ獨語中『だつぺー』『おらー』『べー』等ノ如キ田舍語ヲ交へ東京ニ生レ東京ニ育チシモノト思レザリシガ是レ患者ノ同檻者ニ田舍人アリ、患者ハ其人ノ言葉ヲ聞キ覺エタルモノナリト云フ

七月七日被告本人ハ○視○巡査一人附添ヒテ○○監獄ヨリ○○府○○病院ニ送致セラレテ余ノ診察ヲ受ケタルガ其歸監後或ハ笑ヒ或ハ泣キ醫員室內ニ入リ診察セントセバ只今『御客がある筈だから』トイヒテ診察ヲ拒ミ檻外ニ人ノ足音スレバ『そら御客が來た』ト云ヒ其間又憤怒ノ狀ヲナシテ『くやしいくやしい』ト連呼シ言行一變甚不穩トナリシヲ以テ多日同檻シテ親密ニ暮セシ一婦人モ之ヲ恐レテ爲メニ他檻ニ轉居スルニ至レリ又七月八日朝ニ至リ『人が自分を指してあれは死刑なりと云つた』ト訴へ一層不穩ヲ增セリ此間被告ハ『にくらしく仕方がない』『子供を殺しもせぬに子供を殺して犢鼻褌に包みて捨てたと、昨日同車して、あちらの方へ行つた人が車夫に話して聞かせた、にくらしくく堪まらぬ』『往きがけにも話したが復りにも話した』トノ趣ヲ告ゲテ涕泣頻リナリシ要スルニ本人ハ附添者ノ語ニ激シテ病狀一變シタルモノヽ如シ又七月九日ニハ○○府○○病院ニ參院後暫時間興奮シ『散步に行きたい』トテ頻リニ外出セントシ又『團子が食ひたい』等ノコトヲ喋々ス、正午ニ至リ晝食ヲ與フルモ食セズ其理由ヲ問ヘハ『他の家に行つて御膳なとを食るものぢやない』ト云ヒ空腹ナラザルヤト問フモ然

ラズト答ヘタリ然ルニ診査終リ退院ニ臨ミ菓子二片ヲ喜色滿面再三再四低頭謝シ去レリ

十二日ニハ晝飯一椀ヲ食セリ何故ニ今少シク多量ニ食セサルカト問ヘバ他ノ家ニ行キテハ遠慮スベキモノナリトイフ

八月八日微笑シ且輕キ笑聲ヲ發シ輕度ノ發揚狀態ニアリ卒然余ニ向ヒ『昨日は御馳走で有りかたう』ト云フ(一ケ月前ノ菓子ノヿヲ謝スルナリ)入監ヲ憂悶セス『いつまで居てもい丶』ト云ヒ入監セシヲ『昨日』ナリト云ヒ又『昨日ハ遣ひに行つた玉子を買つて來た』トカ『石を枕の下に入れ置いたのを取られた』トカ『芋を堀りに行かうとしたら止められた』トカ『母親が昨日來た』トカ云フモ皆事實ナキコトニシテ精神症狀ハ依然一ケ月前ト異ナラズ

(乙) 身體症狀

態度少シク屈伏シ頭首ヲ前方ニ垂レ時々點頭運動ヲナス診察室ニ入ルモ傍人及ビ物品ニ向フテ毫モ注意ヲ拂ハス、初診後五分過時々眉間ニ攣縮(蹙眉)ヲ認メ悲哀ノ狀ヲ呈シ或ハ長大息ヲナスモ亦其間ニ破顏一笑スル事ヲ得脈搏七十八至、整、强、中等大、體溫三十六度九分、體長四尺六寸六分、體重四十七基瓦

頭形測定

周圍	五二・五仙迷	耳前頭圍	二八・〇仙迷
耳後頭圍	二一・五仙迷	耳顱頭圍	三六・五仙迷

耳下顋圍	二六・〇仙迷	前後徑	一七・〇仙迷
左右徑	一四・五仙迷	鼻眼後頭圍	三四・〇仙迷
耳孔	一一・〇仙迷	前頭骨顴起徑	一二・〇仙迷
耳孔鼻棘徑	一〇・〇仙迷	耳高	一一・〇仙迷

顏色帶黃蒼白ニテ兩側顴骨部微ニ潮紅ス顏面ノ皮膚ハ四肢ヨリモ四肢ノ皮膚ハ軀幹ヨリモ其色白シ舌ニ苔ナシ口ハ常ニ半開ノ位置ニアリテ上齒列上下兩唇間ニ露出ス

右眼内眥ノ下方一仙迷ノ部ニ四分一仙迷直徑ノ小黑痣一個アリ

左眼内眥ノ内方ノ四分ノ一仙迷ノ部ヨリ始マリ内下方ニ去ル小凹瘢痕アリ全形橢圓形ニシテ縱ニ長ク（米粒狀）長徑四分三仙迷、幅四分一仙迷ナリ、胸腹及ビ其諸臟器ヲ檢スルニ異常ヲ認メズ唯心臟鼓動ハ比較的强ク左乳房ハ心動每ニ震動ス

乳房ハ左右共ニ中等大ニ膨滿シテ皺襞ヲ呈ス其皺襞ハ殊ニ左乳房ニ於テ著明ナリ、乳坐ハ深褐色ニ著色シ細キ縮緬樣ノ皺襞アリ、乳嘴ハ左側ニ於テ右側ヨリモ善ク發育ス

右側乳坐ノ上縁ニ於テ乳房皮膚ニ搔爬痕ヲ見ル

右乳房下邊心窩部左季肋部（乳腺ノ内方二三仙迷ノ處）色素ニ乏シキ皮膚瘢痕アリ其周圍ニハ著色帶ヲ繞ラス

腹部ハ臍以上ニ於テ膨隆シソレヨリ以下ハ平坦ニシテ多數ノ皺襞ト線トヲ有シ、就中線ハ幅廣クシテ

縱走シ其半數ハ屈曲ス（妊娠瘢痕）
右側卵巣部ヲ壓迫スレバ疼痛ヲ訴フ
左前膊尺骨線ノ上下中央部ニ帶黑色ヲ呈スル小斑文身二個アリ
左ノ下腿ノ上半部ニ於テ腓骨頭ノ後面相當ノ部ヨリ前下部ニ向ヒ脛骨前緣ニ達スル長サ八仙迷幅三仙迷ノ瘢痕アリ小兒ノ時腫物出來タル結果ナリト云フ其上緣ハ盲管樣ニ臨メリ
感覺及ヒ運動ニ關スル檢査ハ左ノ如シ

第一　嗅官ニ關シテハ左ノ如キ檢査成績ヲ得タリ

檢査材料	第一回本人ノ所言	第二回本人ノ所言
樟腦	無臭無香	樟腦の香かする
醋酸	鼻孔くすぐつたし	鼻孔くすぐつたし
桂皮油	無臭無香	變な臭がする
百露拔爾撒謨	無臭無香	變な臭がする

第二　視官

（い）視力ハ左眼ニテハ四迷突ニテ始メテスネルレン視力表ノ二十號ヲ見、右眼ニテハ一迷突ト七十八仙迷ニ於テ同表同號ヲ見ルヿヲ得
（ろ）視野ノ檢査所見ハ左ノ如シ

第一回

		外	内	上	下
左眼	白色	四一・五	二九・〇	二七・〇	五〇・〇
	紅色	二八	一六	一八	一八
	緑色	一六	二一	八	一二
右眼	白色	三一	三三	三二	二四
	紅色	一一	二〇	九	一七
	緑色	一〇	二一	一〇	一二

第二回

		外	内	上	下	外上	外下
左眼	白色	四六	三五	一九	四一	三〇	五五
	紅色	三七	三二	二三	三七	二二	三八
	緑色	四〇	二四	一九	三九	二四	四一
右眼	白色	三八	三二	一一	二六	二九	二七
	紅色	一九	三二	一一	三六	一三	三六
	緑色	三八	三五	一三	三四	一三	三〇

内上	三〇	一七	二五	二三	二二	二五
内下	二三	二八	三三	三三	三〇	三〇

(は)眼底ニハ記スベキ變狀ナキガ如シ

(に)眼運動ハ上下ニ異常ナク又右方ニ向テノ運動ニ異常ナキモ左方ニ向テノ運動ハ稍困難ニシテ左方ヲ凝視スルヲ得ス即チ若シ左方ヲ凝視セシムル時ハ直視ノ位置ニ復シ而モ右眼ハ少シク内斜視ヲ呈ス復視アリタルコトナシ

第三　聽官、左右共ニ二十四仙迷ニテ袖袂時計ノ音ヲ聞クコトヲ得、外聽道ニハ耳垢堆積ス鼓膜ハ尋常ナリ其他ノ檢査ニモ異常ヲ認メズ

第四　味官ノ檢査所見ハ左ノ如シ

檢査材料	本人ノ所言
鹽酸	すつぱい
食鹽	からい
杜皮鹽	あつい(舌を負傷させる積りなのか)
規尼涅	にがい、あゝにがい〳〵ひどひことをする
砂糖	あまい、をいしい

第五　皮膚感覺

（一）觸覺　顔面ニ於テハ或時ハ左側ニ於テ右側ヨリモ敏ク或時ハ右側ニ於テ左側ヨリモ敏シ軀幹四肢ニ於テハ一般ニ右側ニ於テ右側ヨリモ鈍麻スルヲ認ムルモ亦不定ナリ軀幹中胸部ハ右側ニ於テ左側ヨリモ敏シ

（二）部位神觸覺檢査用兩脚器ヲ以テ檢スルニ其成績不定ナリ第一次（七月七日）檢査ノ際ニハ左右上肢ニ於テ兩脚ノ距離十四五仙迷以上胸背ニ於テハ十五六仙迷以上ニアラサレハ之ヲ二點ト感セス其他身體ノ諸部ニ於テ二十仙迷以上ニテ初メテ二個ノ感ヲナス位ナリシニ第二回（七月九日）檢査ノ際ニハ其距離ハ胸背ヲ除キテ大抵五仙迷又ハ十仙迷ニテ二箇ト感シタリ其モ或ハ同一肢節ノ屈面ト伸面トニテ著シク相異シ或ハ手掌足蹠等ニテ前膊屈面ヨリ鋭敏ナルヲ見

（三）痛覺、刺針、又ハ感傳電氣ヲ以テ刺戟スルニ全身到ル處ニ痛覺鈍麻シ、刺針ニ於テハ出血スル程感傳電氣ニ於テハ一仙迷距離迄刺戟スルモ殆ント疼痛ヲ訴ヘス就中電氣ヲ通スル場合ニ於テハ却テ洵ニ心地良ト稱ス一般ニ身體ノ右半部ハ左半部ヨリ痛覺甚ク鈍麻スル如シ又左記ノ諸部ニ於テ痛覺尋常ヨリモ亢進スルガ如ク第二第八ノ部位ニ於テ殊ニ然リトス

手掌足蹠ニ刺針スルモ一向平氣ニテ只左足蹠ヲ刺ストキ『くすぐつたい』トイフノミ然ルニ其後再診セシ時ハ右手掌ニ於テ何所ニモ疼痛ヲ訴ヘタリ

右側卵巣痛ノ他ニハ全身ニ壓痛點ヲ發見セサルモ猶注目スベキハ身體諸所ニ左ノ如ク觸覺及ビ痛

覺過敏ノ部夥多アリシコトナリ即チ
(い)左鎖骨上窩
此部ニ於ケル感覺過敏部ハ略卵圓形ニシテ其鈍端ヲ鎖骨ニ向ケ、鎖骨上窩ノ中央ニ在リ長徑五仙迷横徑四仙迷
(ろ)左鎖骨下窩
此部ニ於ケル感覺過敏部ハ略菱形ニシテ其隅角ヲ上下左右ニ向ケ左右徑共ニ四仙迷
(は)右鎖骨下窩
此部ニ於ケル感覺過敏部ハ長方形ニシテ其長徑ヲ左右ニ向ケ五仙迷横徑ハ四仙迷ナリ
(に)同乳外下前腋窩線第六肋骨部
此ノ部感覺過敏部ハ楕圓形ニシテ天保錢大ナリ位置横位ニアリ
(ほ)兩側肩胛骨下隅下約五指横徑脊柱ヲ去ル亦五指横徑ノ部
此ノ部感覺過敏部ハ左右兩側共ニ圓形ニシテ略二十錢銀貨大ナリ
(へ)左大腿內面ノ一小部
左側大腿內面ハ一般ニ感覺鋭キモ其下三分一ノ部ノ中央一ノ小部ハ特ニ疼痛ヲ感スルコト甚シ其形ハ小雞卵大ニシテ長徑ハ上下ニアリ
(と)右下腿外面ノ一小部(後日審査ノ時ハ已ニ消失セリ)

右下腿外面下三分一ノ部脛骨前緣ニ近キ部ニアリ長圓形ニシテ長徑四仙迷橫徑三仙迷ヲ算ス

（ち）左肩胛間部

上方上部背椎ヨリ約五指橫徑外、肩胛骨內上隅ノ上內方ニ當ル所ニ約一錢銅貨大ノ痛覺過敏部アリ、刺針、叩打、電氣刺戟ニ應シテ疼痛ヲ訴ヘ且ツ此部ヲ叩打スレバ其都度同側ノ肩胛上擧ス

（四）溫覺、試驗管ニ熱湯ヲ入レ健康人ニテハ僅ニ手ヲ觸レ得ベキ溫度トシ溫覺ヲ檢スルニ感覺過敏部中第一、第二、及ヒ第六ノ部ニ於テ之ヲ感スルモ第六部ニ於テハ『暖かい』ト稱スルノミニテ熱キト稱セス其他左大腿內面ニ於テハ溫熱ヲ感スルモ其他部ニ於テハ『なんともなし』ト稱ス

（五）冷覺、試驗管ニ氷水ヲ入レテ之ヲ檢スルニ感覺過敏部中ノ第一、第二、第三、第四、及ヒ第六ノ部ニハ冷キヲ感シ第六ノ部ハ弱ク之ヲ感ス

左大腿內面ハ溫覺ト同シク一般ニ之ヲ感スルガ如シ其他ノ身體部分ニハ冷ヲ感スル部分ナキガ如シ兩側大腿內面、兩乳房下、左鎖骨下窩ハ特ニ寒冷ヲ感シ左手掌ハ右手掌ヨリモ之ヲ感スル⼃强ク足蹠モ又然リ

左大腿內面上三分一ノ部左胸（感覺過敏部第四號）左右鎖骨下窩（同第二、第三號）ニ於テハ之ニ對シテ熱ヲ感シ其他ノ感覺過敏部ニ於テハ溫ヲ感ス（溫度感覺ノ倒錯）試ニ試驗管ヲ握ラスルニ著シク手掌潮江スレモ熱ヲ告ケス潮紅ノ度ハ兩手掌共ニ同一ナリ

第六　運動能力　顏面ニ時々電光樣ノ瞤瞤ヲ發ス、殊ニ口圍就中左口角ハ屢吸氣時ニ於テ著ク左方ニ牽引セラレ頰肉亦顴骨筋方向ニ屢下正ニ攣縮ス其他上下兩脣ハ時々橫ニ攣縮シ、眉筋亦顰蹙ス舌ハ不安ニシテ輕ク震顫ス

上肢、環指小指ハ急速ニ攣縮性屈伸運動ヲナシ手及ヒ指ハ輕ク震顫シ其間ニ不正運動反復往來シ又稍粗大ナル內轉外轉運動ヲナス

下肢、蹢趾、第二趾、第三趾モ亦時々不正ニ屈曲ス閉目直立セシムレバ身體恰モ棒狀トナリテ後方ニ倒レントス、開眼直立時ニ於テモ亦然リ後方ヨリ支持スルトモ亦棒狀トナル

步行ノ際、兩脚共ニ輕度ニ屈曲シ、身體ハ動搖ス、殊ニ右脚ニテ體重ヲ支ヘ、左脚ヲ前進セントスル際甚シクシテ後右方ニ顚倒セントスルヲ見ル、此際右足蹠ノ上半部ハ常ニ直立位ニアリ而シテ身體ノ

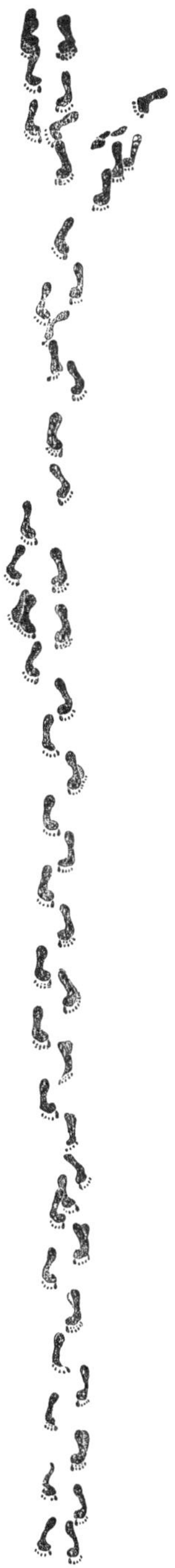

転倒セントスルハ側方ニ椅子、卓子等之ニ頼レハ能ク転倒ヲ免レ得ベキ物體ノ存在スル處ニ於テ著シ
足痕、足蹠ニ墨汁ヲ塗布シ白紙上ヲ歩行セシメテ得ル處ノ足跡ハ別紙ノ如シ（前頁圖參看）
筋力　上下肢ノ被働運動ニ對スル力ハ普通ナルカ如キモ概シテ右方ノ筋力少シク弱キヲ覺フ
握力ハ左、九、右（十分ニ力ヲ入レシメテ）八
筋肉ハ全身ニ於テ一モ萎縮セルモノナシ
感傳電氣平流電氣ヲ以テ顏面神經、尺骨神經、撓骨神經、正中神經、腓骨神經、坐骨神經、股神經等ノ攣縮狀況及ビ反應狀況ヲ檢スルニ異常ナシ
第七　反射作用ヲ檢査スルニ
鼻粘膜ハ紙捻子、綿、或ハ小棹ヲ以テ刺戟スルモ噴嚏セス又顰蹙セス平然タリ瞳孔反射ハ諸種共ニ存ス
結膜反射ハ減弱ス、咽頭反射紙捻子、指かてーてる綿球等ヲ以テ舌根、口蓋弓、軟口蓋咽頭後壁ヲ刺戟スルニ左側ニ於テハ何レノ部分ヲ刺戟スルモ殆ント嘔吐運動ヲ起サスト雖𪜈右側ニ於テ其口蓋弓部ヲ稍久シク刺戟スレバ嘔吐運動ヲ起ス
足蹠反射腹壁反射ハ之ヲ提起シ得ス
膝蓋腱反射ハ兩側共ニ尋常上肢ノ腱反射ハ左右共ニ亢進ス、顏面神經現象ナシ
第八　血管反射ハ輕度ニ於テ之ヲ胸壁ニ認ム
第九　兩足ハ厥冷ス

第十　腋毛ハ兩腋共ニ短クシテ四分ノ一仙迷許ニナリ剪切セラレシモノヽ如シ
陰毛短クシテ且甚シク疎生シ陰阜以外ニ生セス內診上膣加答兒及子宮頸加答兒ノ存在ヲ認ム、其內外
生殖器ノ畸形、會陰破裂痕等ヲ認メズ
第十一　尿ハ反應弱酸性、比重一〇一四、蛋白糖分等ナシ
第十二　大便ハ暗褐色硬軟性ニシテ臭氣著ク糞塊中長サ五六尺ノ細キ木綿絲ヲ認ム顯微鏡下ニ於テハ
鞭蟲及ヒ蟯蟲ノ卵子ヲ認ム十二指腸蟲卵ナシ

第三　註論

以上記述シタル所ヲ總括シ且之ヲ解釋センニ
被告本人ハ精神病者及ビ神經病者數人ヲ出タシタル血統ニ生レタルモノニシテ姉一人ハ產後ニ發狂シ
祖父及ビ叔父モ發狂シ其他父ハ酒客ニシテ外祖母ハ臟躁家ナリ
本人自身ハ明治三十七年三月中旬マテハ身體上著キ疾患ナク精神上ニモ健全ナリシガ母ノ言ニヨレハ
同二十日頃ヨリ精神變調ヲ來タシタリ其症狀ハ憂鬱悲哀鍼默的ニシテ且輕キ昏迷狀態ニアリタルモノ
ノ如ク時トシテ絕食アリ又每度不眠アリシモ特別ニ幻覺(實際ナキ物象ヲ五管ニ觸ルヽコト)妄想(事
實ナキヿヲ意中ニ空想スルコト)等ナク醫治ヲ受ケシヿモナケレハ其他ノ症狀ニシテ診斷ノ補足トナ
ルベキモノヽ如キハ不明ナリシガ合併症トシテハ下肢ノ半痲痹及ヒ水腫ヲ呈セリ是等ノ症狀ハ三月末
ヨリ四月ニ跨カリ殊ニ重キヲ加ヘタル如クナリシガ四月二日ニ至リテ當犯罪事件ヲ惹起シタリ

本人ガ入監後ノ症狀ニ關シテハ○○井監獄醫ノ診斷ニヨリ彼ガ歇斯帝里症ニ罹リ居リテ著シキ精神症狀ナカリシヲ知ルヘキモ本人カ陳述ニヨルトキハ耳鳴、色視症及大蛇ノ幻覺數多鹽煎餅ノ夜襲ノ如キ奇異ナル幻覺アリタルモノヽ如シ

又現在證ニ於テハ其證狀ハ被告自身及ヒ其母ノ言ヨリ推定スヘキ三月末四月初ノ證狀ト相似タレハ其精神症狀ハ三月末ヨリ今日迄依然トシテ續キ存シタルモ而モ餘程其時分ヨリハ其程度輕減シタルモノナルベシ、今ハ指南力モ不十分ニシテ周圍ノ事情ヲ領解スルヿハ正當ナレ𪜈遲ク又淺クシテ被告ハ多クノ場合ニ於テ茫然自失スルノ狀態ニアリ思想ノ進行ハ遲徐ニシテ思路滅裂等ノ症狀ヲ呈セス且目下ハ感情動キ易クシテ時々從前ノ悲運ヲ想起シテハ悲ミ周圍ノ些事ニ感シテハ激スルヿハアルモ敢テ憂鬱狀態、制止狀態ヲ認メス却テ多クハ輕ク快樂狀ニシテ常ニ微笑シ又時々輕ク發揚シ或ハ感動（忿激）ノ爲メニ促サレテ運動上ニモ活潑トナルコトアリ

此ノ如クニシテ其症狀ヲ一括スレハ其ハ確乎具體的ノモノニモアラス從ツテ臨牀上ノ一定病形トナサス寧ロ不定ノ病症タルヲ標示スルナリ果シテ何程ノ精神病ナランカ是ハ其身體症狀ニヨリテ推定スルヲ得ンカ、其身體症狀ヲ見ルニ顏面ニ現ハル、夥多ノ攣縮、舌、指、足趾ノ震戰攣縮等ハ明カニ被告本人ガ神經性ノ人物タルヿ知ルニ足リ又感覺滅却ガ半身性ナルヿ掌蹠等ニ限局スルヿ、感覺過敏部ガ神經區域ニ準セサル所ニ斑紋性ニ存スルヿ溫冷ノ感覺ガ身體ノ大部分ニ不正形ニ缺乏スルヿ感覺異常ノ部位ガ時々ニ變動スルヿ、視野ガ四方ニ限狹シ且其程度時ニヨリテ相違スルヿ、齅覺ガ時トシテ絕

無時トシテ不定ナルヿ粘膜反射ガ減却スルヿ歩行ガ困難ニシテ特ニ其安全ナル場合ニ著シキヿ、閉目直立ノ際直身顚仆スルカ如キコト、以上ノ症狀アリ、而モ一個ノ機質性疾患タルヲ標榜スベキ徵候ナキ等ハ吾人ヲシテ被告本人ノ神經的疾患ガ臟躁症ナラサルヿヲ推測セシム

抑婦人ニ在リテハ其生殖作能時ニ際シ著キ神經作能及ビ精神作能ノ顚欹シ易キ傾向ヲ呈スルモノニシテ常態ニ於テモ多少ノ精神病的徵候神經病的徵候ヲ發スルモノナリ、妊娠時モ亦其重要ナルモノ、一ナレハ婦人ハ尋常ニテモ此間ニ神經性傾向ヲ生シ刺戟トナリ反射興奮性增進シ苦悶ヲ生シ又ハ鬱憂シ或ハ失神狀トナリ或ハ感情ノ倒錯ヲ來スヿ少ナカラサルモノニシテ嗜異性トシテ孕婦ガ異味ヲ好ミ欲スルハ人ノ知ル所ニシテ甚キハ竊盜殺人ノ傾好ヲ生スルサヘアリ此際ニ於テ臟躁性病徵ノ發スルハ殆ント普通有リ勝チノヿナリ況ンヤ其人神經病性體質ヲ備ヘタルニ於テヲヤ此際通常ノ稀ニ見ル所ノ著シキ精神上ノ震動ヲ蒙ルニ於テヲヤ被告本人ノ場合ニ就テ之ヲ考フルニ彼ハ血統上ヨリ生來神經病性素質ヲ有シタル上稀ニ逢遇スベキ程傷ハシキ婦人ノ本性的榮譽ヲ傷ケラレタルガ如キハ明カニ其精神ニ非常ノ痛擊ヲ加ヘ之ニヨリテ其精神的常態ヲ傾倒顚覆セシメ得タルハ之ヲ想像スルニ難カラス

臟躁ハ最多ク遺傳性ニ起因スルモ感動ハ之ヲ誘發スル原因トシテ著シク有動ニシテ且其基礎ノ上ニ精神病ヲ發スルヿ少ナカラス其精神病タルヤ單純ナルアリ複雜ナルアリ或ハ苦悶發作トナリ或ハ幻覺症トナリ或ハ精神朦朧狀態トナリ或ハ發揚シ鬱憂シ又ハ妄想性精神病モアリ要スルニ多種不定ノモノナリトス故ニ此被告ノ精神症狀ノ如キハ恐ラクハ臟躁性ノモノト認ムルモ差支ナカラン

抑妊娠中ニ於テハ種々ノ精神病ヲ發スルコト多キカ中ニモ鬱憂性ノモノヲ最モ多シトシ且リッピンク氏ノ如キハ妊娠狂者ノ多分ニハ一種夢狀狀態アルヿニ注目スベキヿヲ稱セリ又此種ノ病症ハ妊娠ノ後月々發狂スルモノ多ク妊娠ノ第五月以後殊ニ分娩ノ直前ニ多シト稱セラル、精神感動殊ニ其長續ノモノハ其誘因中ノ有力ナルモノト認メラル、而メ其精神感動ニ關シテ從來諸家大抵妊娠ノ爲ニ或ル不品行ノ暴露センヿ後來ノ家計困難ヲ增加センヿ分娩ノ危險ナルベキヿ等ヲ擧ゲタルガ今此被告本人ニ於ケルカ如キハ實ニ其婦人タルノ品位節操ヲ沒却スヘキモノ、中殊ニ非常ナルニ逢遇シタルモノナルヲ見バ其感動尋常一樣ノモノニアラスシテ本人ノ精神ヲ擾亂シタルノ劇甚深重ナリシヿ知ルヘキナリ分娩モ亦婦人ノ精神ニ著シキ影響ヲナスべキハ一考シテ已ニ推シ知ルヘキヿニシテ破水ノ際ニ從來健康ナルモノ一時發狂スルヿサヘアリ然レモ亦分娩ハ妊娠狂ノ經過豫後ニ對シ更ニ影響ノナキヿアリ今此例ニ於テモ分娩ハ被告ニ著キ精神的激動又ハ之ヲ從來ノ失神狀態ヨリ脫スルヿナカリシナリ、之レニヨリテ余ハ被告ヲ以テ目下精神病ニ罹リ居ルモノト認メ且其精神病ハ鬱憂性昏迷性臟躁性ニシテ妊娠ヲ機會トシテ發シタルモノト認ム之ニ次キテ起リ來ル問題ハ即チ此病症ガ果シテ產前ヨリ產後ノ今日マテ絶エス持續シ居リタルヤ否ヤニシテ是レ余ガ甚タ解答ニ困難ナル所ニシテ產前ノ病症ハ醫師ノ診斷ヲ受ケタルヿ更ニナキト其症狀ノ提供ハ一々被告本人及ビ其母ノ言ニヨルノミナルコトハ其困難ヲ致スニ付テノ最要ナル理由ナリトス

此點ニ關シ重要ナル根據トナルハ疑モナク娩產當時ノ被告ノ擧動及ビ被告ガ之ニ關スル追想能力ノ狀

況ナリトス是ハ被告ノ違法行爲ニ責任能力アルヤ否ヤト直接ノ關係アレバナリ
抑本人ハ盜賊タルヲ知ラスシテ某ヲ夫トシ痛恨遣ル方ナク產時ニ及ハヾ寧ロ其兒ヲ殺サンカト決心セシコトアルハ被告ガ自ラ〇村警部ニ答ヘシ所（同警部聽取書）五月廿三日〇判事ニ答ヘシ所（調書）ニヨリテ明ラカニシテ五月十九日ニハ被告人ハ『子供を殺そーと決心したは久き以前でありますが時々心が變りましたから確かと定めたのは何時頃でありましたか記憶致しません』ト〇村警部ニ語レリ且四月六日即チ嬰兒殺害ノ當日ニ於テ兒ヲ殺サントノ意思一度被告ノ心中ニ……確カ不確ガ兎ニ角ニ……起リシモノ、如ク五月十九日〇村警部ニ對シ『先月六日の夜二時か三時頃俄に腹痛を感じ出產に迫りたることが分りました依て窃に家を脫け出で井端に赴き人知れず分娩し井に投げ様と思ひ井の手前十間斗りの所まで參り云々』ト答ヘタルカ（聽取書）是ヨリ先キ嬰兒殺害ノ當時乃チ其翌日四月九日ニ於テ被告ハ同警部ニ對シ井ニ投シ自殺セントテ家ヲ出テシガ途中出產セシ爲メ兒ヲ井ニ投シ自分モ投身セント思ヒタルモ卒然思ヒ止マレルヿヲ語リ（檢證調書）テ初メヨリハ殺兒ノ意思ナカリシヿヲ告白シ其後又五月二十三日ニハ豫審廷ニ於テ『泥棒の子を生んでは世間へ顏出しが出來ぬと思ふて常に案じて居りました臨月にもなると、寧ろ其子を殺して仕舞はんかと思ふたのですが本年四月六日午前二時俄に產氣が付たから氣がむら〳〵と致し寧ろ井戶に身を投して死なんと企て……畑に到つたるに子を產み落しました其處で又氣が變り赤子を井戶へ投げ込んで仕舞はんと思ひ云々』ト云ヒテ平生ヨリ其殺兒ノ意思ナキニモアラサリシカ其當夜吾家ヲ拔ケ出ツル片ニハ其意思ナク嬰兒ヲ產ミ落シタル卒然此意想再現シタルモノナルヿヲ語リ要スルニ被告ハ自カラ孰レヲ孰レトモ精確ナルヿヲ記憶シ居ラサルガ如シ猶ホ其分娩ノ瞬間ノ精神狀況ニ關シテハ被告ガ『產んだものは男か女か又完全なるものか否か能く見ませんでした何でもフヨ〳〵したもの丶樣に思ひました初め繻絆に包みましたが洩れる樣でありましたから更に前掛にて其上を包みました其前掛は平常枕の覆にして居ましたが死するとき履物を包みそれを持て入水し死後履物より自分の死場所を覺らるゝの無き樣致す考へにて家出の際携へて參りました』ト云ヒ五月二十三日豫審廷ニ於ケル『子供を井戸に投げ込む前其子の鼻又は口を押へて息を止めたのではないか』ノ問ニ對シ『左樣なことは致しません只闇黑の處て繻絆に包んで井戸に投げたのです假令泥棒の子でも私の生んだのですから其時其子の顏でも見たら殺す氣には成らなかつたでせう』ト答ヘ『泣き聲でも立てたなら捨てる氣には成らなかつたのです』（調書）ト云ヒタルガ如キヨリ考フ或點ハヨク記憶シナカラ或點ハ全ク曖昧ナリトス蓋シ此時ニ於テ被告ノ意識ハ或一部ニハ追想明亮ナルカ如キモ又他ノ一部ニハ追想甚冥晦ニシテ分娩前ニ於ケル又分娩後ニ於ケルト似テ全ク明亮ナラスシテ多少朦朧タリシモノノ如ク被告ガ憂愁苦悶ノ餘リニ分娩ノ期ノ近ツクト共ニ感動益烈クナリテ遂ニ戶外ニ逸出スルニ至リシヨリ自カラ井ニ投セントシテ却テ嬰兒ヲ投セシ迄ノ間ノヿハ其記憶特ニ曖昧ナルカ如シ

此ノ如キ狀態ハ屢精神病者ニ見ル所ニシテ殊ニ此ノ如キ發作ノ起リテヨリ或事件ヲ遂行シテ其內悶ノ外ニ迸發スルト共ニ輕快シテ平和狀態ニ復スヲ通常トス

其直後ノ狀況ニ關シ被告人ノ母ハ曰ク『四月六日の朝であつた樣に思ひますが〇代の眼が非常に充血して居り樣子が變であるから何うしたのかと聞きましたら千代は半ば夢の如き樣にて赤子を生んだと云ひスヤ〳〵と眠て仕舞ましたそれより千代が眼を覺ませば樣子を聞かんと勉めたるも只寢言の樣に赤兒が生まれたがヒロ〳〵する樣な氣味惡ひものであつたといふのみにて要領を得ず漸く八日の夕刻に成て赤子を生んだが變なものであつたから井戸へ投込だと云ひました依て隈なく近邊を搜索し九日に成て始めて分たから御訴したのです』（豫審廷ニ於ケル母調書）是等ノ證言ハ一見虛僞ノ如クナレ𪜈之ヲ被告ノ精神狀況ニ比較スルモ能ク又相一致スルヲ以テ推考スレハ被告ガ妊娠ノ後月ニ於テ發病シ分娩ノ爲ニ促サレテ卒然危險ナル犯罪行爲ヲナシ其後ハ引續キ分娩前ト同一ノ精神狀況ニアリ以テ今日ニ至リタルモノト想定スルヲ得ン

啻ニ此ノミナラス被告ハ其後ノヿニ關シテモ記憶ノ缺漏性ナルヿ明白ニシテ自己ガ監獄ヘ來リタル狀況ノ如何何レノ處ヲ經テ此處ヘ來リシカ等ニ付キ明答スル能ハス唯雖々ニ警部ガ我家ニ來リ種々問合シタルヿ自分ガ母ニスガリ母ノ語ニ從ヒテ何處トモナク立出テタルヿ途中芝愛宕下邊ニテ某大衙ニ立寄リタルヿ某家ニ巡査警部居リタルヿ其家ヨリ直ニ歸ルベシト思ヒシニ圖ラズモ馬車ニテ此處（監獄）ニ來タリシヿ等ヲ述べ而シテ其陳述ノ內容ハ甚概括的ニシテ是以上ノ精細ナルヿニ亙ルヿヲ得ズ是レ吾人ヲシテ此際ニ於ケル被告ノ精神狀態ガ同ク朦朧曖昧ナリシヲ推知セシム從テ又吾人ハ被告ノ精神狀態ガ即チ犯罪前及ビ犯罪後數月ノ今日ニ於テ相類似スルノミナラス其犯罪ノ直後ニ於テモ亦乙ノ時

ニ於ケルト相類似シタルヿヲ略ミ推知シ得ルナリ
抑被告ノ精神狀態ガ此ノ如ク抑鬱狀昏迷狀、朦朧狀ナリトスルトキハ被告ハ所謂知覺精神ノ喪失ニヨリテ是非ノ辨別ナキモノト云フヲ得ベシ抑鬱狀ナルトキハ凡テノ思想意志トモニ抑鬱セラレテ正當ニ發展スルヿヲ得ズ殊ニ悲哀的觀想ノ甚キ極度苦悶ノ狀態ニ陷イルトキハ精神昏晦シテ前後ノ分別ナク身ヲ以テ此苦悶ニ殉スルニ至ルヿ屢アリ精神ノ昏晦ナルハ叉昏迷狀態ノ特徵ニシテ精神ハ前夜ノ如ク朦朧トナリ我思フヿ我爲スヿニ關シ其程度ノ强弱如何ニ從ヒテ不完全ニハ之ヲ辨識スルカ或ハ辨識シ能ハザルカニシテ到底自カラ眞行爲ヲ統御スルヿ能ハサルモノナリトス

第四　鑑定

以上縷述スル所ニヨリテ之ヲ結論スルニ被告ハ目下臟躁症（即歇斯帝里症）ニ罹リ且之ヲ基礎トシテ精神ノ變調ヲ來タシ居ルモノニシテ其精神症狀ハ恐ラクハ本年三月末頃ヨリ今日マテ持續シ居ルモノナランヨ從ツテ余ハ鑑定ノ主文ヲ左ノ如クセントス

明治三十七年四月六日午前二時頃○藤○代ガ自己ノ分娩セシ嬰兒ヲ殺害セシ當時同人ハ知覺精神ヲ喪失シ居リタルモノナリ

明治三十七年八月十二日

東京府巣鴨病院長
醫學博士　呉　秀　三

被告人ハ明治三十七年八月十五日刑法第七十八條及刑事訴訟法第百六十五條ニヨリ免訴ノ決定ヲ宣告セラレタリ

第十五例　放火犯被告人○本○太郎精神狀態鑑定書

明治三十七年八月三十一日○○地方裁判所豫審判事○田○作ハ余ニ命スルニ○○府下○○○郡○○村字○中○○○番地平民農○本○郎○衞○長男○本○太郎（明治六年三月廿六日生）放火犯被告事件ニ關シ同人ノ精神狀態ヲ鑑定シテ左ノ二問ニ答辯スヘキコヲ以テセリ

一、○○監獄ニ在監セル○本○太郎ハ是非ノ辨別ヲ有スルモノナルヤ否ヤ

一、若シ辨別ヲ有セサルモノトセハ何ニ原因スルヤ

（甲）　事　歷

其事跡ヲ尋ヌルニ是ヨリ前明治三十七年八月八日午後十一時頃右○本○郎○衞○方ニ出火アリテ同家ノ木小屋肥小屋及ヒ其住宅燒失シ隣家○方○次郎ノ宅モ半燒トナレリ是時○○警察署○屋（○太）○持（○之助）兩巡査ハ直ニ現場ニ馳付ケ消防ニ盡力シ未タ鎭火セザル前○本○郎○衞○ノ次男○太郎ニ

就キ出火ノ原因等ヲ尋問スルニ彼ガ『自家は他人より恨を受くる覺えなければ他人の放火する筈なし自分兄○太郎は曩に放火犯にて處刑せられしのみならす是日晝間私と些細のことより口論をなし立腹したる様なれば或は彼が放火せしかも知れざる』旨ヲ答フ仍テ右二巡査ハ又同人○本○太郎ヲ取調ヘタルカ其報告ニ『本人は元來無口なる上に稍白癡の如き者にして最初は唯首を垂れ何等申立ざりしが段々取調べたるに自分が「マッチ」を以て居宅に接せる木小屋に放火したる旨申立てたり仍て同人を放火犯として引致せり』ト記セリ(逮捕告發調書)猶同日○○警察署ニ於テ○口警部ガ被告人ヲ訊問セシ際ニモ同シク『便所に火を付けた』『「マッチ」で木小屋に付けた』ト答ヘ(被告人聽取書)八月十一日○○地方裁判所檢事局ニ於テ○芝(○吉)檢事ノ訊問ハ『弟○吉と喧嘩して悔し紛れに自宅に火を付けしや』ニ對シ『はい』ト云ヒ且「マッチ」ヲ以テ木小屋ノ中ナル木ノ葉に火付ケシト辯シタリ(訊問調書)八月十六日○○地方裁判所ニ於テ○田(○作)判事ガ取調ヘタル時モ我家ニ放火セシコヲ自告シ但其際木ノ葉ト云ハス枯木ト云ヘリ又『「マッチ」は臺所にあつた』ト云ヒ放火ノ理由ハ『弟と喧嘩をして口惜いから』トシ其喧嘩ハ同日午後十時頃家ニテナシ『口で只云ひ爭をしたのです』『私も弟も酒を飲みましたが常から私を馬鹿に致しますので喧嘩をしたのです』ト云ヒ父モ母モ其時傍ニアリシト告ケ弟ト喧嘩シタルニ父ノ家ニ放火セシハ『其家か弟の名前に成つて居るから其で火を付けたのです』ト云ヒ木小屋ニ放火セシハ居宅ヲ燒カントスル意思ニ出デシヤヲ問ハレ『はい』ト答ヘヌ是ニ於テ○田判事ハ更ニ被告カ父○郎○衞○被告カ弟○太郎ヲ訊問セルガ其調書ニヨレハ○郎○衞○

ハ兼テ○太郎ニ對シ○太郎ハ『足りない人物』ナレバ『能く氣を付けろ』ト云ヒ付ケ置クヲ以テ○郎○衞○在宅ノ時ハ○太郎モ○太郎ニ『逆らつたり喧嘩をする樣な事』ナキモ是日ハ○郎○衞○不在ナリシ故ヨリ事情ヲ知ラザレ𪜈彼ハ○太郎ヨリ『夕刻○太郎か○太郎に湯の水を汲めと云つた所が○太郎かそれを汲まなかつた』ヿハ之アリタリト告ケタリ又之ニ關シテ○太郎ハ其時○太郎ガ『怒つて薪を取り私を打とうと致しましたから私は逃けました』トノヿヲ申立テタリ（參考訊問調書）是ニ由リテ之ヲ觀レバ被告人○本○太郎ハ其實父ノ言ニヨレハ『足りない人物』ニシテ些細ナル事故ノ爲メニ自家ニ放火スルニ至リタルモノヽ如クナレハ其『足りない』程度ハ幾何ノモノナリヤ知覺精神ノ喪失ニヨリテ是非ノ辨別ナキマテノ程度ノモノナリヤ否ヤハ此鑑定ヲ必要トスルニ至リタル理由ナルヘシ

抑『足りない人物』ハ世俗ニ於テ白癡者ヲ指スノ通用語ニシテ明ラカニ其精神ノ薄弱ガ生來ナルカ又ハ極幼時ヨリノモノナルヿヲ示スモノナリ所謂白癡ナルモノハ即チ一定ノ原因殊ニ出生ノ前後ニ於ケルモノニアリテ起リ又一定ノ徵候ヲ有スルモノナルカ故ニ先ツ第一ニ其遺傳歷ヲ取調ブルノ必要アリ

（乙）　既往症

今其家系ニ付テ疾病史ヲ尋ヌルニ

父ハ六十九歳（天保七年三月）ニシテ健存シ嘗テ著シキ疾病ニ罹リタルヿナシ性質樸直ナルモ酒客ニシテ獨酌ナラハ三合對酌ナラハ五合ヲ日常ノ飮量トシ（鹽野金吾等編成ノ鑑定書ニハ酒癖アリテ醉フ𪜈ハ動モスレバ他人ト喧嘩口論ストアレ𪜈本人自カラハ之ヲ非認ス）母ハ五十九歳（弘化四年八月）ニメ

健存シ沈默ニシテ幼時ヨリ輕度ノ耳聾アリ兄弟五人アリ姉一人ハ三歳ノ時病歿シ弟一人(〇太郎)二十八歳ニテ健存シ妹(キヨ)二十八歳弟一人(〇三郎)ハ十八歳共ニ健存ス父方祖父ハ六十二歳ノ時喘息ニテ死シ父方祖母ハ八十二歳ニシテ神思少シク耄セシモ著カラス老衰シテ死シ父ノ兄弟ハ五人アリ兄二人姉一人喘息病ミニテ六十歳近クナリテ病歿シ兄一人健存ス喘息持ナリ父ノ兄ノ子一人逃亡ス外祖父ハ五十餘歳ノ時痰ニテ死シ外祖母ハ八十歳ニテ健存ス母ノ兄弟三人ヨリ兄一人ハ高度癡呆ニシテ言語モ十分ニ發達セス歩行モ不確ニシテ二三歳ノ小兒ノ如キ精神發育ノ程度ナリシカ三十二三歳ニテ死セリ弟一人ハ(嘉永六年二月)四十二歳ニテ健存ス(父母ノ陳述、戸籍謄本、鹽野金吾等編成鑑定書)被告本人ハ出生後健全ナリシモ三歳ヨリ五歳ニ至ルノ間俗ニ云フ枯癎ニテ甚タ痩削シ一晝夜三四回痙攣發作ヲ來シ失神セリト智力甚タ遲クシテ言語ハ四五歳ニシテ僅カニ發シ次テ歩行スルヲ得七歳ノ頃痲疹種痘ヲ經過セリト云フ七歳頃ヨリ稍健全ニ復シ爾來記スヘキノ疾患ナシ早クヨリ口吃ナリ(又ハ生來ナリト云フ)明治十六年六月(弟〇太郎ト共ニ父某ノ農作ヲ助クルノ際畑中ニ於テ些少ノ原因ヨリ突然忿怒シ弟ノ帶ヒシ)鎌ヲ以テ左手中指無名指ノ掌面第一關節部ニ負傷シ出血甚ク醫治ヲ乞ヒシカ六十餘日ヲ經過シテ治癒シ今尙ホ腱切斷セラレシ爲メ畸形ヲ殘セリ明治二十七年三月中旬熱病ヲ患ヒ喃々譫語シ一時危篤ニ陥キリシモ二週日ヲ經過シ治癒スト云フ生來中等量ノ飲酒家ニシテ對酌五合位ヲ傾ケ且煙草ヲ嗜ム性質暗愚ニシテ憤怒シ易ク獨居シテ他人ト交通談話スルヲ好マズ親族知己ノ偶訪問スルアルモ一隅ニ潜伏シ少シク自己ノ意ニ適セサレバ相貌ヲ變シ母ト雖モ敵シ時トシテ毆打スルヿアリト云フ他人ニ對スルモ禮義ヲ知ラス自カラ角帶ヲ帶フルコト能ハズ平素農事ニ從事スルモ父母ノ命ニヨリテ初メテ之ヲ行フ平素ハ藁ヲ編ムヲ仕事トシ倦厭スレハ『ふら〳〵』ナシ居ル又一人前ノ仕事ハ出來ヌ故水汲ミ位ノヿヲナシ居ル幼時三四年間學校ヘ通學セシモ落第セシヿ二回外ノ人ノ半分モ出來ズ當時猶ホ自己ノ姓名ヲ記スルヿヲ得ルモ學力ハ幼時ヨリ退歩ノ傾ヲ有スト云フ（鹽野金吾等編成鑑定書父母ノ調書及陳述○島吉及ヒ隣家○方某調書）父曰ク『處刑を受ける前の方がまた少しは分つて居りましたが監獄へ這入つてから一層分らない人物に成なつて仕舞ました』（調書）弟曰ク『以前ハ吃音ながらも家のものには分りましたが出監後は家の者にも何を云ふのか分りませんです』（調書）ト然ラハ家人ノ意見ニヨレハ被告ノ精神狀況ハ前回在監後ニ於テ其前ヨリ一層增惡シタルモノナリ而シテ此在監云云ハ即チ被告人ガ明治二十七年中數件ノ放火ヲナシタルニヨリ同年九月十八日○○地方裁判所ニ於テ重懲役九年ニ處セラレ同年同月同日ヨリ三十六年九月十八日迄小菅集治監ニ在監セルヲ指セルモノニシテ其放火ノ事跡ハ左ノ如シ

一、明治二十七年五月十六日夜十二時頃同村大字○○○方市○郎居宅外側掃集ノ木ノ葉ヨリ發火シ直ニ消止メタリ

二、同年五月十七日午前一時頃同村字○方○右○門方薪小屋ヨリ發火シ居宅蠶室物置幷ヒニ小屋等計七棟及隣家ニ延燒セリ

三、同年五月二十三日午前一時頃同村同字ノ○島○藏所有木小屋ヨリ發火シ燒失セリ

四、未ダ分時ナラサルニ同村〇〇橋〇平〇郎庇下樅粗朶ヨリ發火セシカ直ニ消止メタリ
五、同年五月二十五日午前四時頃同〇本〇次郎居宅ノ北側下家ヨリ發火シ直ニ消止メタリ
六、未ダ分時ナラス同村〇方〇助宅外側ヨリ發火シ居宅一棟燒失セリ
七、同年同月二十六日午前三時頃同村〇〇川〇善〇衞〇所有田面中ニ堆積セル〇本〇郎〇衞〇所有杉樅等ノ枝葉ヨリ發火シ凡廿束許リ燒失セリ(〇〇警察署警部〇村〇享意見書)

(丙) 現在症狀

一 精神症狀

被告本人ハ監房ヨリ醫師ノ前ニ招致セラルヽモ茫然入リ來リテ辭義ダモセス然レモ多少周圍ノ事情ヲ見馴スルヿヲ得テ緩慢ニモ醫師ノ命シタル儘ニ適宜ノ坐位ニ就キ之ト問答スルニ低聲ニ單調ニ簡易ナル應答ヲナス周圍ニ對スル指南力即チ我ト對話スル人ハ誰ニ我旁ニアル人ハ誰、監獄ハ如何ナル處、我ハ何カ爲ニ此處ニ招致セラレシカ等ヲ略悟得シ又場所ニ關スル指南力モ略存シテ此處ノ監獄ナルヿ此室ノ診察所ナルヿヲ了解スルモ月日ノ指南力ハ不明ニシテ此年此月此日ヲ明確ニ正ク告クルヿ能ハス事物ヲ知覺スルヿ稍弛緩ニシテ之ニ注意ヲ馳スルヿ遲徐ナリ記憶ハ缺漏性ニシテ十分ニ正當眞實ニ精神內ヘ銘勒セラレ居ラズ自己ガ生年月ヲ悉知セス父母ノ名及ヒ兄弟ノ名ヲ擧ゲ稱スルヲ得ルモ悉ク之ヲ列擧スル能ハス又從來ノ經歷セシヿニ付テ彼ハヨク事實ヲ記憶スルヿアリト雖モソハ甚少數ニシテ具形的ノモノノ幾小部分ニ止マリ且之ヲ經驗シタル時ノ前後ヲ明ニ辨スルヿ能ハズ思想ハ貧弱單一

ニシテ概念ノ發育極メテ少ナク高尙ナル道德ト及ビ法律上ノ理義ハ勿論總テ無形的觀念ハ殊ニ發達セス具象的觀念ト雖モ亦甚缺乏シ即チ彼カ日常實履スル事物ニ付テスラ之ヲ正確ニ理解スルヿ能ハス一ヨリ數ヘテ次第ニ高數ヲ云ハシムルニ五以上ハ既ニ困難ニシテ十以上ハ更ニ澁滯シ十五以上ハ折數フル指ハ數ノ順序ト合セス三十以上ハ屢催促シテ纔ニ之ヲ云フヿヲ得算法ハ極簡單ナル加法モナシ得サル位ナリ思想ノ進行ハ遲滯シ吃語ナキ時モ應答ハ遲延シ一旦答ヘ出シタル後猶ホ甚緩慢ナリ幻覺妄想等ノ症狀ハ一切之ヲ認メス感情界ニ於テハ目下著キ變化ヲ認メス意思界ニ於テモ又然リ

二　身體症狀

頭部ヲ檢スルニ左前顱頂部輕ク扁平トナリ其代ニ右側後顱頂部及後頭部輕ク隆起シタル爲メ輕度ノ斜顱形ヲナセリ顏面ニ於テハ兩顴骨體部側方ニ隆出シ下顎部ノ發育稍小ナル他ニ記スヘキ程ノヿナク顏貌ハ柔和滿足ヲ表シ常ニ微笑ス眼運動尋常ニシテ斜視ヲ認メス右眼角膜ニ瘢翳アリ石灰白色ニシテ凸面不平ナリ左手ノ中指及ヒ無名指第一節第二節間ノ關節ニ於テ伸面ニ屈曲シ爲ニ著キ畸形ヲ呈シ且物ヲ把握スル能ハス關節ニハ異常ナクシテ之ヲ矯メテ尋常位置ニ持チ來スベシ左足拇趾ノ爪ハ退縮シテ豌豆小ナリ且一部粗雜肥厚ス右側同趾ノ爪モ亦稍之ニ類スルノ狀況ニアリ脊椎ヲ檢スルニ下胸部腰部ニ於テ龜背ヲ呈ス全身ノ感覺運動ニ兩指ヲ除キ異常ナシ反射作用又然リ

三　總合症狀

本人ガ目下ノ症狀ハ精神能力ノ薄弱ナルヲ表示シ身體症狀モ亦之ニ適合シタルモノニシテ其病症ハ所

謂白癡ノ症就中其稍重キモノニ屬シ其能力ノ量積ヨリ判斷スル時ハ凡ソ十歳以下ノ敎育ヲ受ケタル兒童ニ相當セルモノトス而シテ此精神ノ薄弱ハ白癡ナル專門語ヲ以テ已ニ之ヲ知ルヘキカ如ク精神ノ一旦發育シタル後ニ起リシモノニアラスシテ却テ先天性又ハ最幼時ニ發シタルモノトス

被告人ノ病症ヲ先天性又ハ最幼時ニ得タルモノナリトスルニハ父ガ酒客ナルヿ母方叔父ガ高度ノ白癡ナリシヿ父方祖母ガ老耄ナリシヿ等ノ遺傳史之ニ多少ノ根據ヲ與フヘク更ニ又本人ガ三五歳ノ間每日數回ノ痙攣發作ニ惱ミシヿ精神身體ノ發育ノ遲滯セシヿ殆ント生來ニ吃リナルヿ幼年及少年時代ニ智力ノ尋常兒童ヨリモ遙カニ劣等ナリシヿ成年ニ達セントスルモ日常ノ業務ニスラ從事スルヿ能ハザルヿ等ハ本人ノ白癡症カ前揭ノ原因アル上ニ猶ホ最幼時ニ於テ重キ疾病ニ罹リテ其精神ニ深キ甚シキ作能ノ障礙ヲ惹起シタルモノナルヿヲ示シ被告人ノ白癡症カ遺傳ニ淵源シ最幼時ノ腦病ノ結果タルヿ明ラカナリ

（丁）說明

以上解說スル所ニヨレハ被告人ハ先天性ノ精神薄弱症ヲ患フル者即チ白癡ニシテ其病症ハ頗ル重大ナルモノトシ殊ニ形而上觀念ニハ貧弱ナルモノナルヲ以テ自己ノ所爲ニ關スル外圍トノ關係其外圍ニ及ボス影響等ヲ酌量スル能力ヲ全然具有セサルモノトス

本被告事件ニ關シテハ被告ハ弟○太郎ガ常ニ自分ヲ馬鹿ニスルヲ憤リ些細ノヿヨリ喧嘩シテ其悔シ紛レニ自宅ニ火ヲ付ケタルヿヲ是認シ且其所謂自宅ガ弟○太郎ノ名義ニナリ居ルカ故ニ之ヲ放火セリト

自白セリ抑白癡者ハ精神力ノ不十分ナルト共ニ精神容量狹小ニシテ感情ハ些細ノ事ノ爲ニモ激動シ易キモノナルカ故ニ些細ノ原因ヨリシテ測ラレサル重大ノ事件ヲ惹キ起スヿアリ白癡者ノ犯罪就中放火犯殺人自殺等ノ如キモノハ屢此ノ如クニシテ實行セラレ而シテ其理由ニ至リテハ殆ント發見シ得サル程ノモノナルヿ多シ此犯罪タル放火ノ如キモ或ハ本件ノ如ク些細ナル喧嘩ノ爲メ又ハ主人兩親ノ叱責ヲ怨ミタルカ爲又ハ放火後ノ饗應ヲ目的トシ或ハ火焔騰擧ノ壯觀ヲ目的トシテナト企圖又ハ遂行セラル丶モノアリ要スルニ其智力ノ薄弱ナル結果知覺精神ノ喪失トナリ是非ノ辨別ナキニ出ツルモノナリ而シテ此被告本人ノ犯罪モ彼ガ智力ノ程度ヨリ考ヘテ決シテ此種ノモノナリト認メサルヲ得ス

明治二十七年九月中放火犯被告人トシテ取調ヲ受ケタルトキノ調書ニヨレハ被告人カ所爲ト認メラレタル數件ノ放火ハ單ニ衣類又ハ製茶ヲ得ンヿヲ欲シタルニ基ツキタルモノニシテ被告カ放火ノ傾向ハ旣ニ十年前ニ勃發シタルモノナルヿヲ推量セシメ從ツテ又吾人ヲシテ其傾向ハ其後入獄ノ爲メニ長ク潛伏シタルカ近時ニ至リ又々再發ノ傾向ヲ生シタルニハアラサルカノ疑念ヲ抱カシム白癡者等ニ在リテハ屢情慾ノ如クニ放火ノ傾向ヲ具有シテ自己自カラ制シ能ハサルモノ多ケレハナリ故ニ此被告本人ノ如キハ時ニ公衆ノ安寧ヲ危殆ナラシムヘキ行爲ヲナスヲ得ヘキモノト云フヘキカ故ニ余ハ家人ヲシテ嚴ニ之ヲ監督セシムルノ必要アリト認ム

（戊）　鑑定文

之ニヨリテ余カ鑑定ノ要領ハ左ノ如ク之ヲ約言スベシ

一、放火犯人〇本〇太郎ハ是非ノ辨別ヲ有スルモノニアラス

一、犯罪ノ原因ハ彼ガ遺傳ニ淵源シ最幼時ニ得タル腦疾患ノ爲メニ精神ノ極メテ薄弱ナルニアリト云ハサルベカラス

而シテ余ハ彼ガ病症ハ公衆ニ危險ヲ生スルノ虞アルコヲ附言セントス

東京市本郷區西片町十番地

東京帝國大學醫科大學教授醫學博士

明治三十七年十一月十八日

鑑定人　呉　秀　三

※　※　※　※　※

被告〇本〇太郎ハ右鑑定ニ基ツキ明治三十七年十一月二十二日免訴放免セラレタリ

猶ホ被告カ放火事跡ノ參考圖ハ左ノ如シ

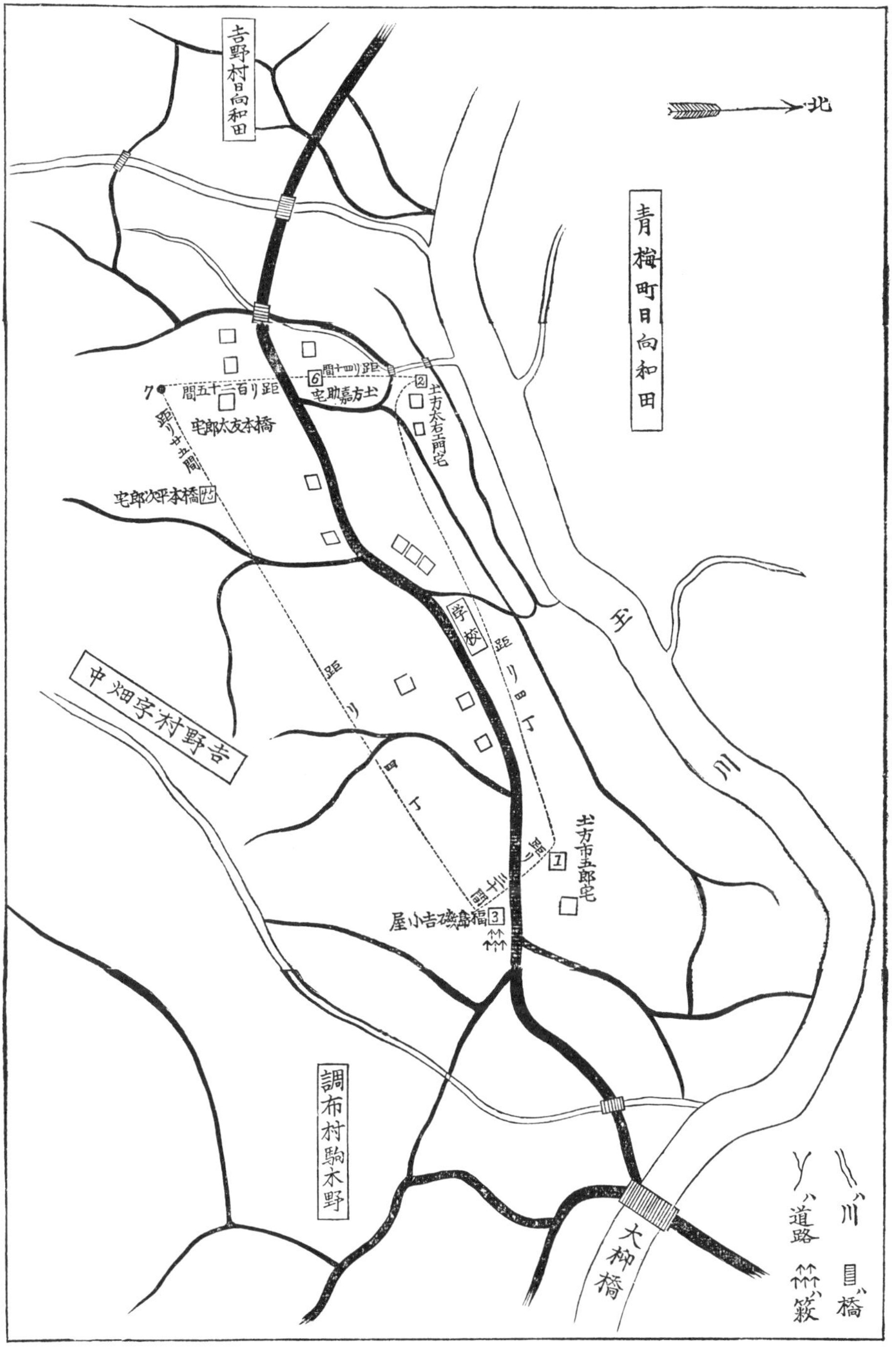

吉野村日向和田
北
青梅町日向和田
土方嘉助宅
距リ四十間
距リ二百五十間
橋本友太郎宅
距リ廿五間
橋本平次郎宅
土方太右エ門宅
学校
距リ四丁
吉野村字畑中
土方市五郎宅
距リ三十間
福島磯吉小屋
玉
川
調布村駒木野
大柳橋
ハ川
ハ道路
ハ橋
ハ簗

呉　秀三精神病鑑定例

第一表

疾患別・犯罪別分類

	放火	殺人	強盗	暴行致死	恐喝	家宅侵入	窃盗	詐欺	脱獄	監視違反	禁治産
白癡(10)	6	1	1				1				1
癡愚(3)	2	1									
白癡癲癇(1)											1
癲癇(1)	1										
幻覚性偏執狂(1)				1							
緊張病(3)							1		1		1
早発癡狂（呆）(6)		3				1			1		1
譫妄性躁狂(1)										1	
発揚狂(1)											1
躁鬱病鬱憂状態(1)		1									
発揚状態(1)									1		
定期性暴飲狂(1)		1									
慢性酒精中毒（狂）(3)		2			1						
臓躁症(3)		3									
老耄病(2)		1					1	1			
麻痺狂(1)								1			
不明(1)	1										
佯(2)		2									
無病(5)	2	2						1			
合計	(12)	(17)	(1)	(1)	(1)	(1)	(3)	(2)	(3)	(1)	(5)

精神病鑑定例（上）　本体価格 1,500円

2003年7月1日第1版第2刷発行

呉　秀三　著
発行者　秋元波留夫
発行所　社会福祉法人「新樹会」創造出版
〒151-0053　東京都渋谷区代々木1-37-4　長谷川ビル
電話 03(3299)7335　FAX 03(3299)7330
E-mail sozo@alles.or.jp　http://www.artlink.gr.jp/souzou/
振替 00120－2－58108
印　刷　社会福祉法人「新樹会」創造印刷

乱丁・落丁はお取り替えいたします。
ISBN 4－88158－282－8　C3047　￥1500E